U0264651

转化医学中的中药关键科学问题研究（Ⅱ）

药性热力学观及实践

第 2 版

肖小河　赵艳玲　主编

科学出版社

北京

内 容 简 介

中药药性理论是中医药最重要的基本理论之一，是中医药临床处方遣药的重要依据，也是中医药转化医学研究的关键科学问题。近年来，肖小河研究员及其领衔的课题组，首次从能量代谢和热力学角度对中药寒热药性进行了一系列探索性研究，创造性地提出并初步论证"药性热力学观"（thermodynamic concept on nature of traditional Chinese medicine）的药性研究假说，构建了基于能量代谢转换和生物热动力学表征的中药药性寒热评价方法体系，系统地考察机体新陈代谢过程中的能量（热）变化即热活性及其不同寒热药性中药的干预效果；结合循证医学研究，科学阐释中药寒热药性差异的客观性以及"寒者热之，热者寒之"的优效性，为客观审视和研究中医药关键科学问题特别是中药药性理论提供了新的视角和方法。

本书可供从事中医药基础研究及相关学科科研和教学人员参考。

图书在版编目(CIP)数据

药性热力学观及实践／肖小河，赵艳玲主编.—2版.—北京：科学出版社，2015.2

（转化医学中的中药关键科学问题研究；2）

ISBN 978-7-03-043262-9

Ⅰ.①药… Ⅱ.①肖…②赵… Ⅲ.①中药学–药性–研究 Ⅳ.①R285.1

中国版本图书馆 CIP 数据核字（2015）第 018978 号

责任编辑：郭海燕 曹丽英／责任校对：刘亚琦
责任印制：李 利／封面设计：范璧合

科学出版社 出版

北京东黄城根北街 16 号
邮政编码：100717
http://www.sciencep.com

北京盛通印刷股份有限公司 印刷
科学出版社发行 各地新华书店经销

*

2010 年 11 月第 一 版 开本：787×1092 1/16
2015 年 1 月第 二 版 印张：21 1/2
2015 年 1 月第二次印刷 字数：432 000

定价：188.00 元
（如有印装质量问题，我社负责调换）

《药性热力学观及实践》编者名单

主　编　肖小河　赵艳玲

副主编　王伽伯　郭玉明

编　委（按姓氏笔画排序）

山丽梅	马骁	马莉	王立福
王仲霞	王伽伯	王睿林	牛明
孔维军	代春美	邢小燕	朱云
任永申	刘义*	刘士敬	刘红宇
刘红虹	孙琴	孙玉琦	李远
李筠*	李丰衣*	李永纲	李会芳
李建宇	杜宁	杨宏博	杨慧银
肖小河	何婷婷	余惠旻	张宁
张萍	张琳*	张学儒	陈哲
林娜*	罗生强	金城	郑全福
周灿平	周韶华	赵艳玲	赵海平
胡艳军	宫嫚	袁海龙	贾雷
郭玉明	唐进法	曹俊岭*	程丹红
鄢丹	楚笑辉		

---

* 常务编委

序　一

　　21 世纪初叶，信息科技尚未达到鼎盛状态，高概念时代便悄然而至。人们敏锐地感受到沉寂了五六百年的中国式的思维模式令全球科学家瞩目。当今是东学西渐与西学东渐并存，在传统理论与现代科学的交融与博弈中，凸显出中医药学科的优势，所反映的不仅是其强大的生命力，也是对人类健康的有效呵护，更是人类对自然和谐的追求与向往。中医药的博大精深蕴藏于浩瀚的典籍之内，凝集于处方遣药的精妙之间，也实证于当今科学规范之中。百年以降，中医药学人在传统中医药理论的指导下引入新思路、新技术、新方法，不断推动中医药学科的进步与发展，用现代科学诠释与揭示经典理论的科学内涵，取得了丰硕的科研成果。特别是近年来，转化医学（translational medicine）的理念在国际生物医学领域陡然兴起，它的兴盛将在基础研究与临床医疗之间架起一座更加直接便捷的桥梁，也将为中医与中药协调发展创造新的重大机遇。

　　小河教授身在医院，转化医学中，致力于解决中药临床应用的关键科学问题，以寒热药性评价、品质生物评价和量效关系评价为攻关点，探索建立了一套转化医学中的中药标准研究模式和方法，在中药学领域中率先践行现代转化医学的思想。特别是他在中药药性研究，探赜索隐，悟道深刻，创造性地将热力学观与中医药理论链接起来，运用于药性理论的科学阐释。丛书之一《转化医学中的中药关键科学问题研究（Ⅱ）：药性热力学研究及实践》中，系统介绍了药性热力学观，成功创建了基于能量代谢转换和生物热动力学表征的中药寒热药性评价方法体系；证实了中药寒热药性差异的客观性和"寒者热之，热者寒之"中医治则的科学性，成功实践了"源于临床，证于临床，回归临床"中药药性理论研究模式和路径，为审视和研究包括寒热药性在内的中医药关键科学问题提供了新的视角和技术平台。其团队发表的数篇论文颇见学术影响力，堪称佳作，在国内外同行中引起重要反响，所创立的理论假说、模型方法和技术装备也为中医药研究提供了参考和借鉴。

　　"形而上者谓之道，形而下者谓之器"，小河教授对医学理论的基础研究于崇尚国故追思前贤之后力求创新发展。既不止步于传统典籍之囿，又不落于现代还原论之窠臼。其中"道"是作者对中药药性热力学观的整体设计与理论升华，"器"是作者对科学实践与检测工具的原始创新。一篇篇高水平论文、一组组客观翔实的数据，正是小河教授科学求真、人文求善的治学理念的厚积与薄发，中医药薪火能在一代一代的炎黄子孙手中传承与光大，需要这样的科学家、这样的科学精神以及这样的大科学时代。

　　我曾有幸与小河教授共同发表《从热力学角度审视和研究中医药》一文，从中医药学现代理念层面提出"中药药性热力学观"这一新见解新学说，从能量转移和代谢诠释药性理论及干预的效用原理，以推动"品、质、性、效、用一体化"系统工程的实施。我对小河教授在该领域的探索性工作一直充满信心和期待，并且坚信，只要中医药同仁一起努力，抓住良好的发展机遇，我主人随融入大科学之中，加强学科建设，稳定与创新学科研究方向，将宏观与微观、综合与分析、实体本体论与关系本体论结合，坚持系统论导向下的还原分析，就能够为构建未来统一的新医药学做一份有意义的前期准备工作。

　　书濒脱稿，备感欣慰，愿与同道共勉；乐观厥成，爰为之序。

中国工程院院士

中国中医科学院名誉院长　王永炎

2010 年 4 月

序　二

　　中药在我国应用已几千年，积累了丰富的经验，至今仍发挥着重要的治疗保健作用。它源于天然的特色，复方用药的理念，多组分、多途径、整合调节的作用模式，安全、有效、个体化辨证用药的学术优势，强烈地吸引着海内外学者们的研究热情。中药到底是依赖化学物质"谨察阴阳所在而调之，以平为期"来防治疾病的。但中药化学成分十分复杂，即使单味中药，往往也有几种、十几种、甚至几十种化学成分。这些化学物质进入人体后，是如何吸收、代谢、分布、排泄的？它们是如何发挥作用的？它们之间的关系又是什么？……这些中药的"哥德巴赫猜想"既是研究难题，也是前沿和热点问题。一批多学科的学者正在辛勤地探索着，研究着。肖小河教授及其团队就是这批队伍中的杰出代表。他们坚持"以临床问题为中心，以科学应用为目标"的研究策略，围绕中药药性理论这一中药理论的难点问题开展了系统研究。

　　中药的药性就是指中药的四气五味、升降浮沉和脏腑归经。中医治病就是利用中药这种特性来驱除病邪、消除病因，纠正阴阳气血失衡，调节脏腑功能的平衡而治愈病证恢复健康的。故云"借药物一气之偏，以调吾身之盛衰，而使归于和平，则无病也。"中药这种与治疗有关的性质和作用，称之为中药的偏性，也是特性。其中寒热药性是中药的首要药性，并据此总结了"寒者热之，热者寒之，劳者温之，燥者濡之"等系列用药法则。

　　以小河教授为首的研究团队针对临床问题，系统梳理研究思路，提出寒热药性是否客观存在？是否可以建立一套可客观评价寒热药性的方法？这些研究成果如何应用到临床实践中去？并以此为切入点，坚持中医理论指导，大胆借鉴自然科学研究成果，勇于开拓，善于创新，引进热力学理论和方法，对中药寒热药性进行了一系列的探索研究，并取得了重要成果。首次提出并论证了"药性热力学观"，创建了冷热板示差法、微量量热法和药性循证医学分析法等系列研究及评价方法，从基础到临床，从理论到实践，较系统探索了机体在健康及病理状态下的新陈代谢过程中的能量变化，研究了多种具有寒热药性中药的干预作用，初步揭示了中药寒热药性的客观性，科学评价了寒热药性的作用规律，初步揭示了"寒者热之，热者寒之"的现代科学内涵，开拓了中药药性理论研究的新途径，丰富了中药基础理论研究内容，是中药现代化研究的重要成果。相关研究成果先后发表在《中国科学》、《药学学报》、*Analytica Chimica Acta*、*Thermochimica Acta*、*Journal of Ethnopharmacology* 等，引起了国内外同行们的关注和兴趣。

　　小河教授主编的《转化医学中的中药关键科学问题研究（Ⅱ）：药性热力学观及实

践》，正是其课题组有关药性长期研究工作的阶段性总结。该书是我国第一本寒热药性研究专著，思路独到，方法新颖，证论严慎，深入浅出，图文并茂，具有较高的学术意义和应用价值，对中药药性理论研究将起到良好的示范作用，也是从事现代中药研究的学者、研究生的有益参考书籍。

　　善本已成，付梓在即，不避疏浅，勉为之序。

中国工程院院士
中国中医科学院院长

2010 年 4 月

序 三

　　基础研究是人类文明进步的动力，是科技与经济发展的源泉，是新技术、新发明的先导。中医药学是我国最具有原创空间的科技领域之一，遵循自身规律与特点，加强中医药理论的基础研究，对于推动理论创新、提高临床疗效、丰富和发展中医药理论体系，进而促进中医药现代化和国际化发展至关重要。

　　我多年关注肖小河教授的创见，并对此深感兴趣。肖小河教授勤谨实践、奋发有为，打破了中药药性研究长期以来的沉寂，在中医药理论指导下，创建了"源于临床，证于实验，回归临床"的中药寒热药性研究模式，并在该研究领域取得了新进展、新突破。《转化医学中的中药关键科学问题研究（Ⅱ）：药性热力学观及实践》一书翔实介绍了其近十余年的科研成果。在总结前人科研成果的基础上，严谨却又大胆地引入了热力学思想和方法，首次提出药性热力学观，成功创建了基于能量代谢转换和生物热力学表征的中药寒热药性评价方法体系，实验揭示了中药寒热药性差异的客观性以及"寒者热之，热者寒之"的科学性。无论从基础理论、研究思路，还是方法技术上，既继承和发扬了中国传统文化的整体观与方法论，又将现代科学实验理论方法与中医药临床实践融为一体，形成了融合与变革的思维方式，为审视和研究中药药性乃至整个中医药基础理论提供了新的科研视角和技术平台。其突出成就为中医药基础理论特别是中药药性研究提供了开创性的思路和方法，也将对中医药临床实践与中药研究开发产生重要而深远的影响，为全面推进中医药标准化建设及现代化进程做出了贡献。

　　肖小河教授博通医药，衷中参西，精勤不倦，创新思维，以深刻的悟性和理解力，总结并诠释了中医药现代化发展的精髓，犹如春风扑面，让人耳目一新。我甚感欣慰与鼓舞，殷切期盼该书早日付梓，也希望肖教授再接再厉，企盼《转化医学中的中药关键科学问题研究》系列专著尽快问世。故乐为之序。

国家 973 计划中医理论专项专家组组长

国家中医药管理局原副局长

世界中医药学会联合会常务副会长

2010 年 3 月

序　四

Traditional Chinese Medicine (TCM) has been practiced for thousands of years. The principles and practices evolved through human experience. The basic principles established at least 1800 years ago, are based on a holistic approach. To the contrary, the principles of Conventional Medicine, which evolved no more than 150 years in the western world, are built on a step by step accumulation of molecular knowledge of human biology. Conventional Medicine has advanced recently to the state of system biology based integrated medicine. Many of the new concepts of Conventional Medicine are consistent with the basic principles of TCM. The substantiating of the TCM concepts with evidence based modern technology will accelerate the development of future medicine and the understanding of human biology based on the essence of TCM.

This book, written by Professor Xiao, provides arguments that one of the basic principles of TCM, "Hot" and "Cold" is consistent with a principle of modern science—open system thermodynamics theory—the concept of energy, entropy, enthalpy, free energy, in regulating open systems taking a macroscopic view.

The concept proposed by Professor Xiao is original, innovative and novel. It suggests a new approach in developing Chinese Medicine practices and remedies used for the well being of an individual using thermodynamic principles in open systems. Dr. Xiao and his colleagues have tried to provide experimental evidence for many years. In this book, he summarizes their experience and provides future directions. He points out the importance of quality control of either Chinese diagnosis or materials to be studied. One may not agree with all the experimental designs such as the systems to be used or surrogate markers to be measured and some of the conclusions, but the idea is an important and worth while concept to be explored. It may take time and effort for him and others to prove it. The outcome of such studies could be helpful in understanding one of the key principles of TCM based on today's scientific knowledge. This will advance the practices of TCM and make it acceptable globally and complement Conventionial Medicine for the benefit of mankind. I highly recommend this book.

Yung-Chi Cheng, Ph. D.

2009/11

Henry Bronson Professor of Pharmacology

and Professor of Medicine

Director, Developmental Therapeutics Program

Yale Comprehensive Cancer Center

Chairman, Consortium for Globalization of Chinese Medicine (CGCM)

中药全球化联盟主席、美国耶鲁大学终身教授　郑永齐

前　言

　　自古道，中医中药不分家；药为医所用，医因药而存。然而，随着社会时代的快速发展，学科专业的快速分化，在包括中医药在内的生物医学研究领域里，药学与医学之间鸿沟不断加深，基础医学与临床医学之间屏障不断加厚，使得基础医学和药学研究成果难以真正有效地指导和服务临床。

　　转化医学（translational medicine）是进入 21 世纪以来国际生物医学领域出现的新概念和新动向，试图在基础研究与临床医疗之间建立更直接且有效的联系，使实验室基础研究获得的知识、成果尽快转化为临床诊断和治疗的新方法、新手段。转化医学概念的提出与推进，必将为医药结合、基础与临床结合提供自然的"绿色"通道，也将为中医中药协调发展创造新的重大机遇。在国际转化医学的推动下，我院遵循"中医中药不分家，科研临床一体化"的中医药学科建设理念，组建了集门诊、病区、中药房和研究所四位一体的中西医结合医学中心暨全军中医药研究所，形成了独具中医药特色的临床–实验室–临床双向转化医学研究模式。

　　在中药研究方面，我们致力于临床导向的中药现代化与新药开发研究。逐步形成了"生物评价辨品质，热动力学辨药性，有故无殒辨毒性，基于临床研肝药"的中药研究特色和学术成果，架起了中药基础性研究与临床应用之间的桥梁，促进中药现代化从田间走向临床。

　　为了便于与国内外同行开展学术交流并提供参考，课题组将近年来有关转化医学导向的中药现代化研究成果进行系统整理，集中出版了《转化医学中的中药关键科学问题研究》系列专著：（Ⅰ）中药现代研究策论；（Ⅱ）药性热力学观及实践；（Ⅲ）中药大质量观及实践；（Ⅳ）有故无殒毒效观及实践。本书主要为中药寒热药性的现代研究部分内容，权且为《转化医学中的中药关键科学问题研究》"四部曲"之第二部"曲"吧。

　　下面重点谈谈中医药转化医学中的中药药性评价的科学问题。

　　中药药性理论是中医药最重要的基本理论之一，是中药形成与发展的基础，是中药区别于植物药和天然药物的突出标志，是联系中医与中药之间的重要桥梁和纽带，是中医赖以遣方用药的重要依据，也是中医药转化医学中最重要的科学问题之一。

　　中药药性有广义和狭义之分，广义的药性包括四气、五味、归经、升降浮沉、补泻、润燥、有毒无毒、配伍、用药禁忌等。狭义的药性包括四气、五味、归经、升降浮沉、有毒无毒，其中四气或称四性（即寒、热、温、凉）是药性理论体系的核心内容之一，是认识和说明药物作用的主要理论依据之一。

中医药基础理论特别是中药药性理论研究一直是中医药研究的难点和热点，也是制约中医药现代化发展的瓶颈之一。20 世纪 70～80 年代，中药药性研究方兴未艾，我国学者及日本学者从不同角度对中药药性特别是寒热药性进行了一系列探索性研究，但尚未取得突破性进展。1992 年高晓山教授主编出版《中药药性论》一书，迈出了中药药性现代理论与文献研究的重要一步，为中医药及相关学科学者认识和研究中药药性提供了重要参考。但是，此后的中药药性理论研究几乎处于停滞和沉寂状态。进入 21 世纪，肖小河课题组从能量代谢转换和热力学角度开展了中药寒热药性评价方法和科学内涵研究，推动了新一轮中药药性研究热潮。2006～2007 年国家科技部连续将中药药性理论研究纳入"973"计划中医专项并投入巨资，人们正在期待中药药性理论研究的新进展、新突破。

寒热药性为中药的首要药性，寒热辨证为中医的首要辨证，"寒者热之，热者寒之"是中医首要治则。中药寒热药性研究的关键科学问题可概括为：

（1）中药寒热药性及其差异是否客观存在？

（2）能否/如何建立一套客观可行的寒热药性评价方法体系？

（3）如何以药性理论指导中医辨证论治和中药研究开发？

围绕上述关键科学问题，本团队在国家自然科学基金、国家"973"计划、国家中医药管理局科研基金等课题支持下，独辟蹊径，主要从热力学角度对中药寒热药性进行了一系列探索和研究，首次提出了中药药性热力学观，建立了"源于临床，证于实验，回归临床"的中药药性研究模式，研创了一套基于能量代谢转换和生物热动力学表征的中药寒热药性评价方法体系；结合循证医学研究，从微观到宏观、从体外到体内、从实验到临床，系统考察机体新陈代谢过程中的能量（热）变化即热活性及其不同寒热药性中药的干预效果，初步揭示了中药寒热药性差异的客观性以及"寒者热之，热者寒之"的科学性，为审视和研究中药药性乃至整个中医药基础理论提供了新的视角和技术平台。相关研究成果先后发表在《中国科学》（中英文版）、《中华医学杂志》、《药学学报》、《中国中西医结合杂志》、*Journal of Ethnopharmacology*、*Analytica Chimica Acta*、*Thermochimica Acta* 等国内外重要刊物以及重要学术会议，引起国内外同行们的较大关注和兴趣。

本书在回顾性分析和前瞻性研究的基础上，重点总结整理并结集出版近 10 年来本团队有关中药寒热药性研究的思路、方法、内容、结果和结论，以期与广大同行交流切磋，抛砖引玉，推动中药药性理论的深入系统研究。由于研究者和著作者水平有限，书中疏漏甚至谬误在所难免，热切期盼学术同道批评和指正。

本书的研究工作是在国家自然科学基金、国家"973"计划等项目课题支持下完成的，衷心感谢基金委中医中药学科原主任许有玲教授和王昌恩教授，他们独具慧眼、鼓励大胆创新，从 20 世纪末以来，持续立项支持本团队从热力学角度开展中药寒热药性的现代科学内涵与客观表达研究。在药性研究 10 余年的孜孜探索中，本团队先后得到王永炎院士、肖培根院士、张伯礼院士、美国耶鲁大学终身教授郑永齐先生等著名专家、学者的指导，他们从传统到现代、从继承到创新、从理论到实验、从数据到推论，不吝"发难"和不乏期许，正是他们的悉心指导和无私帮助，让本团队多了一些思考和解数，少走了一些岔路和弯路，更让我们增添信心和勇气。在此谨向他们表示崇高的敬意和衷心的感谢。

在本书的编写过程中，承蒙中国中医科学院中药研究所高晓山教授、北京中医药大学高学敏教授和钟赣生教授等字斟句酌地审阅书稿，为本书提出了许多中肯而宝贵的意见和建议，同时也让我们感受和分享了他们从事中医药特别是药性理论研究的道悟与心得；著名物理化学专家、北京大学侯新朴教授，著名化学热动力学和生物热动力学专家、武汉大学刘义教授，分别从热力学和动力学专业角度对本书进行了认真细致的审阅，并匡正了一些专业术语。诚挚感谢他们耐心细致的赐教和修正。

"路漫漫其修远兮，吾将上下而求索。"中药药性理论的现代研究已婆娑起步，我们将沿着这个方向，一如既往，踯躅前行，为中医药走向现代、走向世界而做出吾辈应有的努力和奉献。

肖小河

2010 年 7 月

目　　录

第一篇
总　　论

第一章　中药药性的基本涵义及研究意义

第一节　中药药性基本涵义概述

　　吃狗肉上火，吃鸭肉泻火；吃人参上火，吃西洋参不上火。这是为什么？药性使然。对于"药性"一词，几乎所有的华人都有所耳闻，所有的中医药学人都耳熟能详。但是至今，中药药性尚没有一个统一和公认的定义。一般认为，药性是药物具有的特性和作用的概括和抽象，前人常称之为药物的偏性，亦有学者采用中药性能这一术语。有关药性理论形成、演变与发展历史在《中药药性论》、《中华临床中药学》、《中华本草》以及历版中药学教材中已有不同广度和深度的论述，本书在此不做赘述。综合上述权威著作的定义，本书认为：中药药性是中国传统医学对药物性质和作用基本属性的高度概括。中药药性有广义和狭义之分。广义的药性包括四气、五味、归经、升降浮沉、补泻、润燥、有毒无毒、配伍、用药禁忌等。狭义的药性包括四气、五味、归经、升降浮沉、有毒无毒，其中四气或称四性（即寒、热、温、凉）是药性理论体系的核心内容之一，是认识和说明药物作用的主要理论依据之一。

　　几千年来，人们在长期的医疗实践中，随着人们对中药的性质和作用特性的逐步认识、分析、归纳，最终抽象、升华而成药性理论。可以说，中药药性理论是中医药学最重要的基本理论之一，是中药学形成与发展的重要基础，是中医与中药之间的桥梁与纽带，是中医临床遣方用药和中药制药遵循的主要依据，同时也是中药区别于植物药、天然药物的突出标志。

　　必须说明的是，药性应该是中药本身所具有的客观属性，而药性理论是人们对药性的主观认识。理论必然随研究者的知识背景和看待问题的视角不同而改变，这也是历代医家总结的"药性"不断变化的原因之所在。将药性和药性理论区分开来，有助于明确研究的主体，客观地对待古代医学典籍中所载药性理论的疏漏、矛盾甚至错误，吸收和消化先进科技手段用于现代中药药性理论的建设，指导中医临床辨证论治和中药研究开发。

第二节 中药药性研究的关键科学问题

中药药性理论一直是中医药基础研究的难点热点。中药药性理论需要研究的问题众多，从研究对象看，有四气、五味、归经、升降浮沉、配伍、用药禁忌、有毒无毒等，从研究目标看，有提出和论证新理论新学说，创建新思路新方法、制定技术标准和规范等。

中药药性理论是中医理论体系的核心内容之一，中药四性（寒、热、温、凉）理论是中药药性理论体系的核心。中医学理论认为，寒为凉之甚，热为温之极，认为寒与凉、温与热之间只有程度的差异而无本质上的区别。从本质属性而言，中药四性可只分为寒、热两大属性。

在药性理论中，对药性寒热的认识较早，并一直为医药家高度重视。临床上，寒热药性是中药的主要药性，寒热辨证是中医主要辨证纲领，"寒者热之，热者寒之"是中医主要治则。因此，开展中药药性的现代科学研究，可把寒热药性作为首选的研究对象和目标，寒热是纲，纲举目张。

举一个也许不太恰当的例子：古人说"上医医国，中医医人，下医医病"，也就是说医家用药之道与兵家用兵之道有异曲同工之妙。用兵讲求"知人善用"，医家讲求"辨证用药"。用兵首先要"分男女"，在战场上，区分男兵女兵是很重要的，也是很容易的；用药首先要"辨寒热"，在临床上，区分寒热药性是很重要的，也是相对容易的。"分男女"，"辨寒热"，其实都是二元论，非此即彼，比较好处理。中药的"五味"（辛、苦、酸、甘、咸）相当于士兵的技术本能（拳术，剑术，枪法，箭法……），中药的"归经"相对于士兵的价值取向（荣誉、地位、金钱……），等等。这些也都很重要，但是都是多元的，比较难以把握准确（图1-1）。

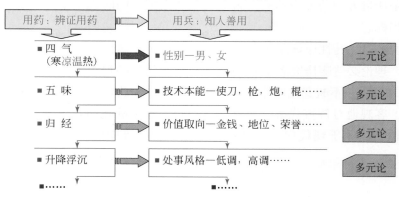

图 1-1 用药之道与用兵之道

由此，课题组认为，中药药性理论研究不应全线出击，试图各个突破，近期可考虑以狭义药性特别是寒热药性为主要突破口，以期为其他药性的研究提供参考和借鉴。即便如此，中药寒热药性研究要解决的科学问题也很多，概括起来有如下三大关键科学问题。

（1）阐明中药寒热药性的客观真实性，建立寒热药性的评价方法体系。

（2）阐明中药寒热药性生物学机制及可能的物质基础。

（3）如何运用药性理论研究成果，指导和支撑中医临床辨证论治与新药研究开发等实践活动？

为进一步推进中医药事业的传承与创新，科技部在国家重点基础研究发展计划（"973"计划）中设立了中医理论基础研究专项，并将中药药性理论研究列入中医理论基础研究专项的重点支持方向，连续给予大额度研究经费资助，企望进一步阐明中药药性理论的科学内涵，建立符合现代科学认知规律的中药药性表征体系及其规范标准，从而为临床用药和实验研究提供理论指导，为提高中医药临床疗效提供重要支撑和保障。当今，人们正在期待中药药性理论研究取得新进展、新突破。

第二章　中药寒热药性研究的主要进展

中药药性理论研究始于 20 世纪 60 年代，70～80 年代中药药性研究日趋活跃，我国学者如凌一揆[1]、梁月华[2]、姜廷良[3]、李钟文[4]、张廷模[5]、李祖伦、高学敏[6]、岳凤先等教授及日本学者从不同角度对中药药性特别是寒热药性进行了一系列探索和研究，取得了一些重要进展。但是 20 世纪 80 年代末至 90 年代，中药药性研究几乎处于徘徊甚至停滞状态。

进入 21 世纪以来，肖小河等从热力学角度研究中药寒热药性内涵和实质，提出了"中药药性热力学观"，建立了基于生物热力学表达的中药寒热药性评价方法[7]，引发了新一轮的中药药性研究热潮。乔延江等[8,9]建立了中药药性数据库，在此基础上利用统计学分析和模式识别方法，对中药药性理论知识和规律进行了较深入的数据挖掘和整理。

几十年来，中药药性的研究尽管没有取得突破性的重大进展，但中药的化学、药理、毒理研究已经积累了很多的基础资料和依据。目前中药药性研究虽处于探索期，但已蕴育了突破，化学、物理学、药学及生物学的理论和技术为中药药性理论研究的突破提供了有价值的科技支撑。

第一节　中药药性文献信息挖掘

中药药性文献数据库研究的主旨是通过对古代大量文献的搜集和整理，再结合现代对中药药性研究成果，建立数据库，从中抽提出中药药性理论的科学内涵。如沈映君等[10]采用统计学方法分析了《神农本草经》中所列药物四气与功效、自然属性、五味、毒性、三品的关系，以数据反驳了历史上认为《神农本草经》中四气主要是参照功效而确定的认识，并从一定程度上揭示了古人认识和标定四气的依据。翟双庆等[11]对古今名医 589 例病案进行统计分析，发现治疗精神疾病药物的归经与神志活动（症状）间有一定的对应规律，其中以归心、脾胃经为主，与《黄帝内经》中心主神明，为君主之官的认识相符。

近年来，随着计算机技术的发展，中药药性文献信息挖掘能力不断提升，所挖掘出来的信息内涵也更加丰富和有价值。如乔延江等[8,9]将人工神经网络和决策树技术引入到药性研究中来，通过建立核心数据库和反复训练计算机程序，对中药学教材中收载的四百余种药味进行了重新归类与预测。结果表明通过选择合理的量化策略（如多值量化优于二值量化）可以得到与文献基本一致的预测结果，对有争议的药味也可给出具体的量化数据，为中药药性的再归纳与药物重新归类提供了参考依据。

但应当注意，计算机分析策略、方法和标准有时会影响数据库信息挖掘的最终结果和结论，中药药性文献挖掘如能与实验研究相互配合、相互验证，将有望最终建立可为各家认可的分析策略和评判标准。

第二节　中药药性实验研究概述

从 20 世纪 60 年代以来，我国学者及日本学者先后从不同角度对中药寒热药性进行了一系列探索性研究。课题组认为，中药药性研究与中医寒热证候本质研究密不可分，本节对四十多年来有关中药寒热药性及中医寒热证候本质现代研究的主要进展综述如下：

一、中药寒热药性的生物学效应研究

1. 基于动物整体水平的寒热药性生物学效应

中医寒热证候本质研究主要在中枢神经系统、植物神经系统、内分泌系统、能量代谢、免疫系统、血液流变学等方面，取得了一些初步结论。如寒证和热证主要有以下特征：寒证时中枢特别是丘脑下部兴奋性降低，交感神经紧张性低下或副交感神经偏亢，肾上腺皮质、髓质功能低下，能量代谢及耗氧量降低[12,13]。在整体平衡失调时，神经内分泌的变化最快也最持久，是早期症状发生发展的基础，免疫功能对内环境的变化很敏感且脆弱，较早的出现功能低下，使抵抗力降低[14]。血液流变性的变化轻也较晚[15]。而热证时，交感-肾上腺髓质系统功能偏亢而副交感神经紧张性低下，肾上腺皮质、髓质功能增强，能量代谢及耗氧量增加，免疫功能紊乱，血液流变性增强[16~18]。

不同寒热药性中药的生物学效应主要表现为：温热药有中枢兴奋作用，寒凉药有中枢抑制作用[19]。现代药理实验研究已证明，清热药的清热实质就是纠正体内交感神经系统功能异常亢进的病理反应状态，祛寒药的祛寒实质就是纠正体内副交感神经系统功能异常亢进的病理反应状态。这就是说交感和副交感神经系统的调节作用是中药药性本质的一个方面。温热药对内分泌系统、基础代谢也有一定的促进作用；而寒凉药对内分泌系统、基础代谢表现为抑制作用[12]。也就是说，不同寒热药性中药具有不同的生物学效应和机制。温热药主要是兴奋机体的功能活动，寒凉药主要是抑制机体的功能活动。也就是说中药是通过这种最基本的性能（温热性和寒凉性）调节机体失调的脏腑功能，使之恢复正常的阴阳平衡，从而达到治愈疾病的目的。

红外热扫描成像（thermal texture maps，TTM）是一种检测机体新陈代谢强度的国际新型功能影像医学评估技术，其原理是利用红外热辐射接收扫描器实时接收机体细胞新陈代谢过程中的红外线辐射信号，经计算机处理、分析，基于特定规律和算法重建出对应于人体所检查部位的细胞相对新陈代谢强度分布图，并加以断层，测量出热辐射源的深度和数值。该技术运用于医学具有全面、整体、动态地采集和分析人体信息的特点，近几年来，红外成像技术在中药药性与能量代谢关系研究方面取得了一定的成果，有可能为科学阐释中药药性理论提供一个相对直观的可视化的技术平台[20]。

2. 基于生物信息学的寒热药性研究

近年来，随着系统生物学和生物信息学的发展，基因组学、蛋白组学、代谢组学等理念和方法已逐步引入到中药药性理论研究中，且进行了一些有益的探索。证候是人体在病理条件下的外在表现，有学者认为其根源在基因组中。宏观的证候在基因组整体中有特定的微观反映，微观的基因组整体是宏观证候的内在根据。近几年来，有部分学者应用基因芯片技术从基因组学的角度对中医寒热本质进行了初步的探索，发现中医寒热证候有其基因组学基础，异常表达基因主要涉及能量代谢、糖代谢、脂及酯类代谢、蛋白质代谢、核酸代谢、免疫和内分泌 7 类基因[21~24]。

有学者认为，热性和温性中药可以激发基因组的活性，增强基因组的演化功能，促进内分泌等；而寒性和凉性中药则相反[25]。有研究发现，温热药可通过提高腺苷酸环化酶（AC）mRNA 表达，从而导致 AC 活性增强而引起环磷酸腺苷（cAMP）的合成增加，而显示药物的温热作用；寒凉药则相反，它能降低 AC mRNA 表达，从而导致 AC 活性抑制，引起 cAMP 的合成减少，显示药物的寒凉作用[26]。更有学者认为，生理性基因是人体"阳气"相关基因，病理性基因是人体"邪气"相关基因。热药治疗后，寒证患者"阳气"得到补充，免疫力增强，表现为"虚寒"的症状得以改善，生理性基因高表达，而"邪气"受到抑制表现为病理性基因表达降低[27]。

二、中药寒热药性的物质基础研究

中药寒热药性的物质基础近年来成为国内外学者孜孜以求的热点，但研究进展十分缓慢。初步研究提示，辛味药物含有较多的萜类及易挥发成分，苦味药物多含有生物碱、皂苷、黄酮成分等[28]。但同一类成分结构的细微改变可能使药效作用的强度甚至性质发生巨大变化，从而导致此类研究的结果和结论往往经不起反推。研究药性相同或相近的一类中药中化学成分的类群特征，不失为揭示药性实质的有效途径。此类研究以文献及工具书为统计源分析成分类群与药性的相关性，对确认药性的物质基础有一定的启示作用。

还有学者从微量元素角度研究中药药性。此类研究多见于 20 世纪 70~80 年代，虽广受质疑，但仍不乏学者后继研究，如近年金日光等[29]提出用微量元素的丰度和原子序数、水化离子亲电强度等计算得到的统计学参数作为描述中药药性的指标。

有学者联合应用阴、阳离子交换色谱技术，将特定 pH 条件下中药的全部水溶性蛋白的色谱峰呈现出来，形成全电性离子色谱图，平行比较不同药性中药的全电性离子色谱图，筛选出相同药性中药间共有的药性标识峰，对药性标识峰组分作 SDS-PAGE，比较分析药性相关的共有蛋白条带，作为中药药性的蛋白质分子标记，提出基于全电性离子色谱的中药药性蛋白质分子标记研究的新方法[30]。

第三节　中药药性临床研究概述

传统中医以"望、闻、问、切"作为诊断方法，以临床症状和体征描述中医寒热本质，以四气、五味、归经等表述中药药性实质。多年来，中药药性研究在传统研究的基础上，注重采用现代科技手段和方法，中西医结合，医药结合，药性理论内涵不断丰富，药性理论在中医药临床实践的指导作用得到进一步体现，有效促进了中医药现代化的发展。本节重点论述了新中国成立以来有关药性的中医药临床研究的主要进展及存在的问题，以下按生理解剖系统分类介绍如下。

1. 中枢神经系统

一般认为，热证患者常见中枢兴奋症状，相反，寒证患者表现为中枢抑制状态。临床观察发现温热药如附子、干姜、肉桂、黄芪、五味子、麻黄、麝香等有中枢兴奋作用[31~33]。麝香具有明显强心作用，提高心肌收缩力，临床可用于治疗心绞痛和缺血性心脏疾病[31]。麻黄、附子能兴奋心脏，治疗心动过缓[32]。有些寒凉药表现出中枢抑制作用，如黄芩、黄连、苦参等有降低血压作用。苦参对心脏有明显的抑制作用，可使心率减慢、心肌收缩力减弱、心排血量减少。有些寒凉药如钩藤、羚羊角有抗惊厥作用[33]。这些作用均反映出具有寒、热不同药性的药物对中枢神经功能的影响。

2. 自主神经系统

交感与副交感神经的功能活动在机体的正常的生理条件下，应是一个动态平衡。当机体处于寒、热不同证型时，二者的功能状态是不同的。早在 20 世纪 70 年代末，有学者通过对寒证和热证患者经中药治疗前后植物神经平衡状态的测量，以及尿中儿茶酚胺（CA）系统与 17-羟皮质类固醇（17-OHCS）的测定，提出抑制交感神经介质和肾上腺皮质激素的合成和释放可能是寒凉药的基本作用之一[34]。现代药理实验研究已证明，清热药的清热实质就是纠正体内交感神经系统功能异常亢进的病理反应状态，祛寒药的祛寒实质就是纠正体内副交感神经系统功能异常亢进的病理反应状态。这就是说交感和副交感神经系统的调节作用可能是中药药性本质的一个方面。

3. 内分泌系统

内分泌激素水平的高低是形成寒证、热证的病理生理基础之一。热证患者在甲状腺激素、性激素、糖皮质激素及肾素-血管紧张素系统（RAS）方面的生物效应均增强，而寒证相反[15]。许多温热药可使动物甲状腺、肾上腺皮质、卵巢等内分泌系统功能增强，而寒凉药则可使这些内分泌系统功能受到抑制。如附子、肉桂、紫河车、鹿茸、补骨脂、冬虫夏草、蛇床子、仙茅、巴戟天、肉苁蓉、海马、刺五加、五味子、淫羊藿等能增强下丘脑-垂体-性腺轴（肾上腺皮质轴、胸腺轴）等内分泌系统的功能。寒凉药黄芩、黄连、黄柏、石膏、知母等可抑制垂体-甲状腺系统、垂体-性腺系统及垂体-肾上腺系统[12]。

4. 基础代谢

一般认为，热证患者基础代谢率偏高，寒证患者则偏低[36]。研究发现，寒凉药生地黄、知母、黄连、黄柏、大黄、栀子等具有抑制红细胞膜钠泵活性的作用，可抑制热证（阴虚证）患者的产热[12]。而温热药能增强物质代谢，使产热增加。临床用附子、干姜、肉桂治疗脾胃虚寒证[37]。某些寒凉药如葛根、知母、黄连、黄柏、丹皮、麦冬、玉竹等有降血糖作用[6,12,38]。大黄、桑叶、葛根、黄芩、玉竹、决明子等还有降血脂的作用。而温热药麻黄、桂枝、附子、干姜、肉桂、麻黄汤、桂枝汤、麻黄桂枝细辛汤、小青龙汤等能促进糖原分解，使血糖升高[6,12]。

5. 抗感染作用

对感染伴发热证，许多寒凉药具有抗菌、抗病毒、抗感染、解热等多种与抗感染相关的药理作用，如穿心莲、鱼腥草、野菊花、金银花、黄连、牡丹皮等能增强巨噬细胞的吞噬能力，能加速病原微生物和毒素的清除[12]。气营两清汤（生石膏、知母、元参、生地、地骨皮、青蒿、黄芩、金银花、芦根、生甘草）对持续性高热患者有明显退热作用，明显降低血象白细胞、中性粒细胞、淋巴细胞含量至恢复正常，作者认为可能与养阴清热药多具有抗菌及抗病毒作用、可调节机体免疫功能有关[39]。

6. 血液流变学

一般认为，热证患者血液流变性增强[40,41]。凉血止血药性如大蓟、小蓟、地榆、槐花、侧柏叶、白茅根、苎麻根、羊蹄性属寒凉，均可明显缩短出血时间和凝血时间，促进血小板聚集和增高凝血酶活性[42]。活血药无论寒性、热性和平性，均能抑制血小板聚集[43]。寒凉药如丹参、益母草、虻虫等，温热药如红花、泽兰、鸡血藤等能降低血浆黏度，缩短红细胞电泳时间，抑制血小板聚集，增加纤溶酶活性[43]。

7. 问题与建议

目前，人们还未曾找到异病同证的特异指标，或是同病异证的不同特异指标。这说明，中医的"证"包含多脏器、多系统的功能及病理改变，它是一套综合机制，用单一指标或单一系统评价寒证、热证是不科学的。同样，中药的功能也不是对单一脏器或单一系统的调节和治疗，中医的整体观要求对中药药性的临床研究应采用多系统指标综合分析。建立基于中西医临床指标的中药寒热药性评价方法体系，是中药药性研究首要关键科学问题之一[44]。

中药药性的临床研究应与中医证的寒热本质研究相结合。中药的寒热药性是根据所治病症的寒热性质相对而言的。"治寒以热药，治热以寒药"的用药原则，明确提出药物寒热之性与辨证论治之间的关系。通过对中医寒热证的生理生化评价指标（包括临床指标与实验指标）的变化趋势和规律研究，可以筛选出中药寒热药性相关的生物学指标，为建立中药寒热药性评价的指标体系奠定基础。也可以通过药物（方剂）反证探讨不同寒热药性药物（方剂）对临床寒热证候干预后证候变化的规律性，寻找中药寒热药性表达的特征，探索中药寒热药性的本质[45]。

中医的"证"在疾病的发病过程及治疗过程中都可能会发生变化，"寒"与"热"、"阴"与"阳"、"正"与"邪"、"实"与"虚"都会发生相互转化。因此，临床研究要辨别在治疗过程中的证候变化，遵循不同的治疗原则，采用不同的治疗方法。中药或方剂的寒热性质也会随着中药的选择与配伍产生变化。因此，有必要根据疾病的动态变化对中药药性进行动态研究[45]。

中药药性的临床研究还应与实验研究有机结合。临床既是药性研究的起点，又是药性研究的终点，但由于临床研究的局限性，尤其在指标测定、病例数、病种多样性和试验结果重复性上的难度，使中药药性理论的临床研究十分薄弱。实验研究恰好能够补充临床研究的不足，而临床研究又可以指导实验研究的进行和验证实验研究的结论[45]。

第四节　近年来药性研究新学说

进入 21 世纪以来，国内外学者们对中药药性理论进行了深入思考和探索，掀起新一轮的药性研究热潮。针对中药药性理论相关基础问题，一些学者提出和建立了一系列新假说和新方法。

1. 中药"性–效–物质三元论"和"药性三要素"假说

欧阳兵、王振国等[46]以中药整体调理寒热病证和中药多成分共存状态下的药性–药效–物质相关性为前提，提出中药四性"性–效–物质三元论"假说。认为构成中药四性理论的三个核心元素是药性、物质、功效，三者间相互联系、相互作用、相互依存。表征中药四性理论的基本要素是成分要素、功效要素、性状要素、经验要素；标识要素量、阈区的差异，以及标识要素间关联度的差异，可以并能够作为判定和认知中药寒凉、热温的现代标准与规范。

张冰等[47]从"三要素"理念探讨中药药性之核心构成，即中药药性研究应遵循以临床用药特点为前提，从药物固有的化学成分、药物作用的机体状态及其产生的生物学效应三要素切入，研究三者内在的关联关系，整体把握"药性是药物作用于不同状态机体、与化学成分相关的生物学效应的概括和归纳"的工作理念。

2. 分子药性论和药效团药性假说

王米渠[48]等提出"中药分子药性"学说，认为分子具有药性，其药性是有规律的。分子是特定中药所含有的有效成分，往往是指一定骨架的同类化合物群体或不同类型成分组成的分子群。中药化学成分具有分子多样性的特点，即分子骨架的多样性和特定骨架分子个数的多样性。中药化学成分的分子多样性决定了中药药性本质上的多样性，组成中药的分子多样性及其药性的多样性，决定了中药对机体的作用是多靶点机制。"分子药性假说"将传统中药药性理论中的性味与归经之间的关系上升到分子水平的中药中特定分子骨架的有效化学成分（药物小分子）与受体（生物大分子）之间的关系，为建立现代中药理论体系做了新的尝试。

李爱秀等[49]提出"药效团药性假说"，认为药物分子的药性蕴含在药物分子的特定结构中，这里的"特定结构"指的是药物分子与某个受体产生相互作用时所具有的"药效团"；中药所含有效成分具有分子多样性和药效团多样性的特点；中药有效成分所含药效团的多样性，决定了中药药性的多样性；中药药性的多样性，决定了中药对肌体的作用是多靶点的作用机制。"药效团药性假说"将药物微观的三维分子结构特征与其医疗作用的分子机制一一对应起来，按此假说将中药有效成分的药效团识别出来，并将中药有效成分按药效团进行分类，有望将来能在分子水平指导中医临床遣医用药。

3. 中药寒热药性"一药二气"学说

张廷模、王建等[50]以前人实际用药经验及部分实验研究为依据，从药材的加工炮制与配伍应用、给药剂量、给药途径及一药多效等方面，阐释了药物的寒热二气（即"一药二气"）客观存在，受各种因素的影响相互转化，指出即使是同一味药物的寒性或热药性并非一成不变，在一定条件影响下发生变化，旨在理论上揭示中药寒热药性具有相对性。但事实上，药有"二气"的现象客观存在。阐明这一药性规律，有助于充分理解"四性"理论。重视药有"二气"之说，并非主张于各药性下一定要标注二性、甚至三性。而作为理论探讨，则具有一定的学术研究和参考价值。药性并非一成不变，在各种因素影响下，可由寒变热，或由热变寒，而呈现寒热"双向性"，由此反映出药物寒热

"二气"（药性）的相对性。

4. 中药药性可拆分学说

匡海学[51]等提出中药性味具有是可拆分性和可组合性，遵循中医药学基本理论，根据"一药 X 味 Y 性（$Y \leq X$）"的假说，建立基于中药性味可拆分性和可组合性的研究思路，阐明中药性味的科学内涵，丰富中药药性理论的内容，构建中药性味研究的新模式。

5. 中药药性的生物组学探讨

刘培勋[52]等提出四性生物组学是研究中药药性中与寒、凉、温、热 4 种性质有关的物质组成、在生物体内的作用、变化规律及其相互关系的学科。根据药物作用于人体的治疗效应四性生物组学又可分为寒（凉）性物组学、温（热）性物组学。根据中药四性物质组的特点，研究四性物质组学应综合应用经典和现代天然药物化学、现代波谱学、基因组学、蛋白组学、比较基因组学、比较蛋白组学、生物芯片、生物信息学、数据挖掘等手段、方法、技术，发现并指认四性物质组的组成，表征其在四维世界中的功能及其相互关系，从在整体、细胞、分子水平上探讨寒（凉）热（温）证的本质，丰富寒（凉）热（温）证的病理模型科学内涵，尽最大努力复制或建立既有客观定性、定量指标又符合中医证型的病理模型。

6. 寒热药性与电子得失有关学说

盛良教授[53]认为中药的四气五味和能量有关，中药的寒热温凉四性反映了物质在化学反应中电子得失（包括偏移）的能力，一般说来给出电子而吸收能量者为寒凉，得到电子而放出热量者为温热；给出电子为碱为寒凉，接受电子为酸为温热，酸碱有强弱之分，故有四性，酸碱平衡者即为平性。并从量子化学角度提出三个假说：电子得失吸斥阳–酸–气、阴–碱–味说；中药四气五味宏观化学成分说；中西药量化结合说[54]。

7. 中药药性热力学观

中医药学与热力学"灵犀相通"，二者在研究内涵属性、思维方式方法、解决问题策略，均是十分相似甚至相通的。在此基础上，肖小河、王永炎等提出了中药药性热力学观[7,44]，为科学审视和研究中医药特别是中医药基础理论提供了新的视角和方法（详见本篇第三章）。

8. 西药药性观

在中药药性研究的大潮中，有学者大胆提出了"西药中药化"理念，即赋予西药以中药寒热药性，认为胺碘酮、雷尼替丁、青霉素属于寒性药，土霉素、阿托品属于热性药[55]。尽管这种提法未能被多数学者认可，但课题组认为不失为中西医融合的一种蹊径或另类之策，特别是对课题组探索中药寒热药性的客观性及其物质基础不无裨益。

第五节　中药药性研究存在问题与对策

一、中药药性研究存在的主要问题

中药药性理论一直是中医药基础研究的热点和难点，但至今尚未取得重要突破，原因是多方面的。概括起来不外乎两个方面：一是中药药性理论本身的客观性和复杂性；二是研究思路、方法和技术条件的局限性。

（一）中药药性本身的客观性和复杂性

笔者认为，中药药性既是客观存在的，又是人为抽象的；不同药性之间的差异既是间断的，又是连续的；同一药物的药性既是变的，又是不变的。即中药药性的客观本质具有两重性。

一方面，中药药性是中药性质、功能、疗效的高度概括，无论是广义药性还是狭义药性，均有较明确的定义和所指，无论在中医临床实践还是在人民日常生活中，均存在较广泛的客观性、显示度和认同感。譬如，服用人参上火，西洋参不上火；附子上火，黄连去火；橘子上火，橙子去火；狗肉上火，鸭肉去火。这就是中药四性（寒，热，温，凉）使然。并且这些现象已被部分现代科学试验所证实；一般来说，温热药作用于机体一般表现为功能的亢奋，机体功能亢奋则需要消耗较多的能量，就会产生较多的热量；反之，寒凉药作用于机体一般表现为功能的抑制，机体功能抑制，则消耗能量较少或抑制产热。

另一方面，中药药性理论是一种基于中药药性功能的高度抽象、哲学思辨和人为赋予的产物，具有多义性、随意性、模糊性、相对性、可变性。如狭义的药性有四气说（寒，热，温，凉），三性说（寒，热，平），还有的归纳为寒、热、温、凉、平，等等。五味一般归纳为"辛、苦、酸、甘、咸"，有的认为有七味甚至十味："辛、苦、酸、甘、咸、涩、淡……"。即使同一药物，不同文献、不同医家认识不尽相同，如人参：《本经》"微寒"；《名医别录》"微温"；《本草备要》"生，甘，苦，微凉；熟，甘，温"。

加工炮制可以改变药物的药性，如黄连类：生黄连（寒）、酒制黄连、姜制黄连、萸黄连（从制：以热制寒），醋制黄连、胆汁黄连（反制：以寒促寒）；人参类：红参（温），生晒参（平）。

配伍也可改变方药的药性。如麻黄及其类方：麻黄汤（辛温解表），麻杏石甘汤（辛凉解表）；左金丸及其类方：左金丸（黄连：吴茱萸=6：1，主治胃热证）、反左金丸

（黄连：吴茱萸＝1：6，主治胃寒证）、甘露散（黄连：吴茱萸＝2：1，主治暑气证）、茱萸丸（黄连：吴茱萸＝1：1，主治寒痢证）。

（二）研究思路、方法和技术条件的局限性

1. 文献研究的深度与广度尚待加强

目前传统中药寒热药性理论文献研究重点仍停留在古代本草文献的整理及前人经验的观察和描述上，并没有取得新的突破。随着现代医药科学技术的发展和疾病谱的变化，很多药物新的功能，新的用途不断涌现，治疗疾病的病种不断增多，用传统的药性理论诠释现代临床应用已显得力不从心，传统药性理论与临床实践存在不一致性。从发展的观点看传统的药性理论已存在严重的滞后，传统中药药性理论内涵与外延有待进一步考证及修订。

2. 研究思路与中医药理论和临床结合不够紧密

药性理论的形成和发展不是依靠实验手段得来的，它既不产生于药理实验，也不来源于化学分析，各学科、各领域知识以及各种现代科学技术的运用只不过是其研究手段。药性理论是临床实践的不断总结，临床实践才是其不断发展和完善的动力。药性理论来源于临床实践，又指导临床实践。脱离于临床实践的药性理论研究没有实际指导意义；而结合临床实践进行的药性理论研究，方可为阐释中药药性理论提供经得起验证的坚实依据，为临床服务提供保障。因此中药药性理论研究要紧密结合临床实践。

目前中药寒热药性研究思路多是"工于分离解析，疏于整合还原"，视角越来越微观，分析手段越来越高精，着眼点和归宿点大多都定格在分子水平的化学和生物学层面，研究到最后其结果很可能是每个化学分子、每个生物分子都与中药整体药性有关，但每个分子都代表不了中药整体药性，甚至会出现"瞎子摸象"或牵强附会之结论。"唯分子论"理念和"分离解析"研究模式与中医药的整体观和系统观本身是相悖的。

3. 寒热药性评价缺乏理想的疾病或证候模型

当前，中药寒热药性研究动物实验方法主要是应用正常动物、寒凉性体质动物、温热性体质动物。在中医基础理论研究疾病寒、热证候模型尚未界定之前，很难在科学的意义上说明药物寒热的差异。而目前这些模型的建立尚缺乏统一的标准，所选用的指标也未必与寒热药性直接相关，也未必与临床实际相关。

4. 新技术，新方法的适用性问题

自 20 世纪 20 年代以来，传统中医药理论与现代生命科学技术相结合，从各个领域开展了现代化研究。尤其是分子生物学与细胞生物学技术的飞速发展和中对中药现代化研

究的融入，使中药研究取得了长足的进步，在寒热药性研究方面也起到了积极的作用。但新技术、新方法的应用不一定就意味着创新和突破。目前针对中药药性报道的多领域，多学科的交叉与新方法研究，多侧重于某一方面的研究，零散而不成系统，缺少统一的规划，无法从整体上把握寒热药性。

5. 研究队伍有待加强

长期以来，中药寒热药性研究科研队伍力量较薄弱且分散，人才外流严重，结构比例不合理，专业分布不平衡；研究人员的年龄结构较为合理，但能作为学科带头人的为数不多，整体科研水平低，经费严重不足等，导致了中药四性的研究方法滞后、内容重复，对中药的作用机制、物质基础、应用理论及新技术、新方法的应用等方面研究都不够深入。而国外学者的科研思路与方法，由于文化背景的不同，无法深入到寒热药性的本质。

二、中药药性研究的基本策略和思路

当今，国家对中医理论研究已投入了空前的财力和人力，中药药性理论研究尤其是寒热药性理论研究已进入了非常关键的攻坚阶段。在新的形势下中药寒热药性理论研究要想在近期内取得重大突破，有必要对研究目标与策略、思路与方法等进行重新审视并加以调整。

概括来说，中药药性理论研究的关键科学问题主要有三个：第一、中药药性及其差异是否客观存在？第二、能否以及如何建立一套客观的药性评价方法和指标？第三、如何以之指导中医辨证论治和中药研究开发？今后应运用传统理论以及现代科技方法，多角度、全方位、实验与临床相结合、技术与研究模式创新并重，开展对中药药性理论研究，揭示其内在规律和科学基础，建立一套既符合传统中医药理论、又与现代科学接轨的中药药性评价模式和方法，逐步构建现代中药药性理论体系，使中药药性理论不断的得到完善和发展，更好地指导中医药临床实践，为中医药现代化国际化提供新的理论和技术支撑。

1. 关于药性研究方向的定位

中药药性有广义和狭义之分，广义药性涉及面广，并且四气、五味、归经、升降浮沉等相互关联，相互掣制。笔者认为，寒热药性为中药的主要药性，寒热辨证是中医主要辨证，"寒者热之，热者寒之"是中医主要治则；中药药性研究不应全线出击，试图各个突破，近期可考虑以狭义药性特别是寒热药性为主要突破口，为其他药性的研究提供线索、思路和示范。即便如此，中药寒热药性研究要解决的科学问题也很多，但首要关键科学问题是解决"两个客观"：一是阐明中药寒热药性的客观真实性，二是建立中药寒热药性的客观评价方法和指标，二者互为前提，实际上是一个关键科学问题。

2. 关于药性研究路线的优化

药性是中药性味功能的高度抽象概括，是中药性味功能的整体综合表达。目前中药药性研究思路多是"工于分离解析，疏于还原整合"，视角越来越微观，分析手段越来越高精，着眼点和归宿点大多都定格在分子水平的化学和生物学层面，研究到最后其结果很可能是每个化学分子、每个生物分子都与中药整体药性有关，但每个分子都代表不了中药整体药性，甚至会出现"瞎子摸象"或牵强附会之结论。"唯分子论"理念和"分离解析"研究模式与中医药的整体观和系统观本身是相悖的。笔者认为，中药药性研究应强调"还原整合"，并且要明确中医药的"本原"是整体和整合，而不是部分和分解。即应从组分–药味–拆方–复方，也就是从局部到整体、从微观到宏观的路径和角度去分析和把握中药药性本质，这与中医药学整体观和系统观的精髓是相吻合的。整合还原的终点应是做到"两个基本"（基本体现整体药性，物质基础基本清楚）。

3. 关于药性研究方法的选用

中药药性研究应以经典方法为主，不要盲目求新求异。当然，既不排除脱胎于传统生物学和医药学的"组学"方法的应用，还可考虑导入自然科学的基础学科或生物学和医药学的本源学科如化学、物理和数学的现代理论和方法，藉以科学刻画、提炼和抽象中药药性的现代科学内涵。否则，复杂对象加复杂方法得出更复杂更糊涂的结果。中药药性研究既要防止低水平重复，又要防止高水平重复和浪费。

4. 关于药性研究方药的选取

为了凸显研究目标中药"药性"的差异，避免药性试验研究结果的多义性、模糊性，研究对象选择不仅要注意方药药性本身的典型性，还要考虑方药背景的一致性。即研究对象应尽可能地选取植物来源、化学成分、药理作用或功效基本一致或差异较小的方药。同一中药的不同炮制品药性明显改变（如大黄：生大黄，熟大黄，酒大黄，大黄炭，清宁片；如黄连：生黄连，吴萸黄连，姜汁黄连，胆汁黄连，醋制黄连）、"形同而神异"中医经典类方药性差异（如麻黄汤与麻杏石甘汤）可作为中药药性比较学研究的理想方药之一。

5. 关于药性理论的发展与应用

迄今中药药性理论研究多局限于继承、整理、验证和诠释，但是，如何科学有效地应用药性理论指导临床实践，如何构建具有开创性的现代中药药性理论，这是药性研究深入发展的重要课题。课题组认为，在中医药研究领域，"古为今用"比"今为古用"应该优先。"古为今用"就是要把老祖宗流传下来的有价值的东西用好，更好地服务当今医疗保健事业，"今为古用"就是用现代科技手段去阐释和证实老祖宗的东西是科学的、有道理的，二者都重要。目前中药药性理论研究方向和目标主要拘囿于"今为古用"，"古为今用"的中药药性理论研究理念和方向应该得到大力加强。

参 考 文 献

[1] 凌一揆. 中药学. 上海：上海科学技术出版社，1984

[2] 李良，刘国贞，梁月华. 寒凉和温热药对大鼠脑、垂体和肾上腺内5-羟色胺及去甲肾上腺素神经元和纤维的影响. 中国中药杂志，1999，24（6）：360～362

[3] 周军，李沧海，霍海如，等. 桂枝汤对高、低体温大鼠下丘脑组织转录因子CREB的影响. 中国实验方剂学杂志，2006，12（4）：25～28

[4] 郭建生，胡还甫，李钟文，等. 论中药基本理论的研究思维. 中华中医药学刊，2008，26（10）：2087～2088

[5] 张廷模，王建. 中药药性"三性"说新论. 成都中医药大学学报，2006，29（4）：1～2

[6] 高学敏. 中药学. 北京：中国中医药出版社，2002

[7] 肖小河，王永炎. 从热力学角度审视和研究中药. 国际生物信息与中医药论丛. 新加坡：新加坡医药卫生出版社，2004

[8] 姚美村，乔延江，袁月梅，等. 基于人工神经网络的中药功效分类方法研究. 中国中药杂志，2003，28（7）：689～691

[9] 姚美村，张燕玲，袁月梅，等. 中药药性量化方法对补虚药功效归类预测的研究. 北京中医药大学学报，2004，27（4）：7～9

[10] 王家葵，沈映君. 《神农本草经》药物四气的统计分析. 中国中药杂志，1999，24（4）：246～248

[11] 翟双庆，陈子杰. 从589例古今医案考察五脏与神志活动的对应关系. 中华中医药杂志，2005，20（9）：521～524

[12] 侯家玉. 中药药理学. 北京：中国中医药出版社，2007

[13] 周玉平，杨萍. 中医寒热证本质研究与系统生物学. 中医研究，2008，21（5）：6～8

[14] 刘群，杨晓农. 中药四气五味的现代认识. 西南民族大学学报·自然科学版，2006，（5）：981～985

[15] 黄俊山，白介辰，黄国良，等. 从检测血中FT_3、FT_4、T、E_2及皮质醇等指标探讨寒证热证的本质. 中国中西医结合杂志，2002，22（2）：113～115

[16] 陈群，刘亚梅，徐志伟，等. 实热证、虚热证模型大鼠肝细胞琥珀酸脱氢酶活性研究. 北京中医药大学学报，2000，23（5）：48～49

[17] 徐志伟，陈群，刘亚梅，等. 实热证、虚热证造模大鼠肝细胞超微结构观察和线粒体定量分析. 中国中医基础医学杂志，2001，7（8）：47～49

[18] 杨勇，梁月华，汪长中，等. 虚寒、虚热证大鼠神经、内分泌、免疫与血液流变学的时相性研究. 中国中医基础医学杂志，2002，8（2）：29～32

[19] 刘亚梅. 实热证、虚热证患者T淋巴细胞亚群的对比性研究. 中医杂志，2005，46（4）：289～290

[20] 朱明，李宇航，林亭秀. 关于中药寒热药性试验的红外成像观测. 中国体视学与图像分析，2007，12（1）：53～54

[21] 张国华，迟华基．黄连解毒汤对实热证大鼠 T 细胞亚群和 IL 22 活性的影响．广西中医学院学报，2005，5（3）：8～9

[22] 肖诚，赵林华，吕诚，等．类风湿关节炎类风湿因子阴性和阳性寒热证候患者外周血 CD4[+]T 细胞基因差异表达研究．中国中西医结合杂志，2006，26（8）：689～693

[23] 王米渠，冯韧，严石林，等．基因表达谱芯片与中医寒证的 7 类相关基因．中医杂志，2003，44（4）：288～289

[24] 杨丽萍，王米渠，吴斌，等．虚寒证能量代谢相关基因的异常表达．江苏中医药，2006，27（5）：24～25

[25] 吴斌，黄信勇，王米渠，等．运用基因芯片研究骨关节炎虚寒证的基因表达谱述要．中医药学刊，2004，22（11）：2008～2010

[26] 张杰，李涢．关于中医证候物质基础研究路径的思考．中国中医基础医学杂志，2007，13（5）：394～395

[27] 刘家强，江津河．中药药性理论的基因组研究．中医药学刊，2006，24（11）：2092～2093

[28] 臧梓因．中药化学成分与其药性关系浅析．中国中医药信息杂志，2003，10（11）：75

[29] 金日光，牟雪雁．中药阴阳性的量子（群子）统计力学参数的界定．世界科学技术–中医药现代化，2003，5（6）：40～45

[30] 王厚伟，窦彦玲，田景振，等．基于全电性离子色谱的 6 味中药药性的蛋白质分子标记研究．世界科学技术–中医药现代化，2008，10（6）：27～40

[31] 胡帼英．麝香保心丸治疗缺血性心脏病心绞痛的临床疗效观察．中成药，2008，30（2）：312～313

[32] 黄武，王桂环．麻黄附子细辛汤加味治疗心动过缓100例的临床观察．中国中医基础医学杂志，2002，8（4）：61

[33] 周永霞，陈可静．羚角钩藤汤控制小儿高热惊厥发作临床研究．中国中医急症，2004，13（7）：434～435

[34] 梁月华．中医寒热本质的初步研究．中华医学杂志，1979，59（12）：705～709

[35] 唐树德．阴虚火旺与肾素、血管紧张素系统关系的初步探讨．陕西中医，1984，（2）：43

[36] 赵述光．温通汤治疗胃脘痛脾虚寒证68例分析．泸州医学院学报，1996，19（1）：28～29

[37] 曾艺鹅，黄云胜，胡蕴刚，等．葛根芩连汤配合胰岛素强化治疗湿热证2型糖尿病临床观察．中国中西医结合杂志，2006，26（6）：514～520

[38] 张源．气营两清汤治疗持续性高热40例观察．中医函授通讯，1997，16（4）：20

[39] 陈启后，周国兰．热证患者血液流变学的初步研究．湖南中医杂志，1989，5（4）：49～51

[40] 桂金水．外周微循环与中医辨证．上海中医药杂志，1981，27（3）：43～44

[41] 何玉茹，汪师贞．硝酸甘油与丹参对心脏病患者血液动力学的影响．中国中西医结合杂志，1994，14（1）：24

[42] 马速．活血药寒热温凉特点初探．中国中西医结合杂志，1994，增刊：405～406

[43] 肖小河．中药药性研究概论研究．中草药，2008，39（4）：481～484

[44] 李丰衣，李筎，张琳，等．中药药性的临床研究进展．中华中医药杂志，2009，24（9）：1109～1112

[45] 欧阳兵，王振国，李峰，等．中药四性"性–效–物质三元论"假说及其论证．山东中医药大学学

报，2008，32（3）：172～183

[46] 张冰，翟华强，林志健，等 . 从"三要素"理念探讨中药药性之核心构成 . 北京中医药大学学报，2007，30（100）：656～657

[47] 王米渠，许锦文 . 中药分子药性学的进展 . 世界科学技术–中药现代化，2002，4（6）：51～53

[48] 李爱秀 . 中药"药效团药性假说"的提出 . 天津药学，2007，19（2）：41～44

[49] 张廷模，王建 . 浅析中药药性"一药二气"说 . 时珍国医国药，2005，16（11）：1153～1154

[50] 匡海学，程伟 . 中药性味的可拆分性、可组合性研究——中药性味理论新假说与研究方法的探索 . 世界科学技术–中医药现代化，2009，11（6）：768～771

[51] 刘培勋，龙伟 . 中药药性与中药药性物组学 . 中国中药杂志，2008，33（14）：1769～1771

[52] 盛良 . 论中药矿物药四性与无机化学的结合 . 中国中医基础医学杂志，2004，10（3）：184～186

[53] 盛良 . 中药四气五味的量化 . 现代中西医结合杂志，2004，13（22）：2943～2945

[54] 张千生 . 西药药性中药化的模糊模式识别 . 数理医药学杂志，1999，12（3）：288

[55] 陈康黔 . 试论西药也有"寒热温凉"等药性 . 中国中西医结合杂志，1998，18（1）：17

第三章 药性热力学观的提出及要义

中医药学是具有中国特色的传统的生命科学；热力学（thermodynamics）是源于西方的现代的物理学科。二者一古一今、一中一西，分属两大学科门类，乍看起来，毫无关联，但是仔细分析不难发现，中医药学与热力学"神交"已久，二者在思维方式、解决问题的着眼点和研究手法等方面，均有广泛的共性和相关性[1,2]。据此，课题组提出了中药药性热力学观[3]，以期为重新审视和研究中医药特别是中药药性理论提供了新的视角，同时为进一步构建新的中医药研究和评价方法体系打下一定的基础。

第一节 中医药学与热力学的关联分析

一、中医药学概说

中医药学是中华民族几千年来防病治病经验的结晶，是关于人体生理、病理、疾病的诊断与防治及其养生康复的一门传统医学科学。她积淀丰厚，内涵深邃，具有系统的理论体系、丰富的实践经验及确切的临床疗效。中医学强调"天人合一"，人与自然和谐发展；既治"已病之病"，也治"欲病之病"，更重视治"未病之病"；追求动态平衡与协调的医疗思想以及辨证论治、个体化治疗的鲜明特征。在当今健康观念更新、疾病谱改变、社会老龄化及医学模式转变的过程中，中医药学的优势和特色更加突出。

中医诊治疾病是从宏观入手，特别关注机体的状态表现及其系统的平衡或有序性，机体的表现状态是各种生命系统各种生理和病理因素相互作用的综合结果，这就是证候；以机体变化的状态表现作为参照系来研究疾病发生、发展和变化的规律，进而制订疾病的诊疗原则和方法，这就是辨证论治。而西医药学更多的是关注局部，工于细节，穷于机制，也就是倚重实体（如微生物、寄生虫和化学物质等）、倚重微观、倚重过程、倚重病因病理改变，突出对症治疗。从宏观入手、强调整体、关注状态、讲求平衡，这种不同于西医的思维方法和诊治原则，不是中医药学的弊端和局限，恰恰是体现了中医药学的特色与优势。

二、热力学概说

1. 热力学定律和理论

热力学是研究物质性质和热运动规律的科学。热力学第一定律、第二定律、第三定律构成了经典热力学的完整的理论体系。热力学第一定律亦称能量守恒与转化定律，主要研究热与其他形式能量之间相互转化的守恒关系。热力学第二定律主要是研究热与其他形式能量之间相互转化的方向和限度的规律。热力学第三定律是研究低温现象而得到的，即用任何方法都不能使系统到达绝对零度。热力学定律是以大量实验事实为根据建立起来的，应用温度、内能、熵、焓、吉布斯自由能、亥姆霍兹自由能等基本状态函数，可推演出系统平衡态各种特性的相互联系。

热力学是一种唯象的宏观理论，具有高度的可靠性和普遍性。热力学主要采用宏观的研究方法，即主要依据系统的初态、终态及过程进行的外部条件（均是可以测量的宏观物理量）对系统的变化规律进行研究，而不涉及物质的微观结构和过程进行的机制[4]。这一特点既是热力学的特色和优势，也是热力学的局限和不足：热力学是根据人类实践经验并借助数学知识，用逻辑推理方法得出的具有普遍意义的热力学规律，对一切物质和系统都适用；但正因不涉及物质的微观结构和具体性质，所以不能对热力学规律做出微观的说明。换句话说，热力学只能告诉人们，系统在一定条件下的变化具有什么样的规律，而不能回答规律的微观原因；热力学只能告诉人们，在某种条件下，变化是否能够发生，若能发生，会进行到什么程度，但不能告诉人们变化的速率及变化所经过的历程。

经典热力学只限于讨论孤立或封闭的体系中，并处于平衡状态下体系的行为，而在自然界中所发生的大多数过程并非处于封闭体系的平衡态下，如生物界是处在一个开放的环境中，经典热力学无法解释生命过程中的问题。根据经典热力学，孤立体系自发消除差别，趋向均匀，从有序趋向于无序的方向进行；而根据达尔文的进化论，生物进化是从单细胞到多细胞，从简单到复杂，从无序到有序的方向进行，与经典热力学结论相矛盾。比利时化学家普里高津提出的非平衡态热力学即"耗散结构理论"很好地解决了这一矛盾[4]。非平衡态热力学是研究开放体系下，处于不平衡状态下体系的变化方向问题。耗散结构理论指出远离平衡的开放系统，在一定的控制条件下，由于系统内部非线性的相互作用，通过涨落可以形成稳定的有序结构。生物结构就是这样一种有序结构，中医的脏腑经络、气血津液也是这样一种有序结构，"天人合一"、"通则不痛、痛则不通"等中医理论也是强调系统的有序性。耗散结构理论极大地丰富和发展了热力学基本理论，为人们研究包括化学现象和生命现象在内的各种生物、自然和社会的复杂体系，提供了具有普遍指导意义的新思维和新方法[5]。

2. 生物热力学和动力学

热力学定律具有普遍的适用性，它可以用于研究自然界中一切物质转变与能量转换的关系。一切化学、生命、物理过程都与热现象息息相关，对于这些热效应进行精密的测定，并作详细的讨论，就成为物理化学上的一个重要分支——热化学，随着科学的不断发展，尤其是现代微量热技术的发展，热化学越来越多地渗透到其他领域，从而产生了许多新兴的学科，如生物热动力学就是其中很有生命力的一种[6]。

生物体的新陈代谢就是机体内进行的一系列化学反应的总和。新陈代谢包括物质代谢和能量代谢两个方面，二者密不可分。对新陈代谢规律的研究，是生命科学的重要内容之一。生物体内机械能、化学能、热能及光、电等能量的相互转变就是能量代谢，在这些过程中，有一部分能量不可避免地会以热的形式散发出来，这就是代谢热，生物热动力学就是在这个基础上建立起来的。生物热动力学法用于生物体系代谢过程的热量测定有许多独到之处，它在测量中不用添加任何试剂，能直接监测生物体系所固有的代谢热过程，不会引入干扰生物体系的正常活动和代谢的因素。尽管生物热动力学方法缺乏特异性，但研究对象本身有其固有的新陈代谢特异性，所以用这种非特异的方法可以得到特异方法所得不到的结果，有助于得到新的发现[7]。从某种意义上说，生物热动力学方法不仅仅提供热力学和热化学数据，而且有望成为包括生物学和化学学科在内的新的研究手段[8,9]。

三、中医药学与热力学的关联和共性

中医药学的特色与优势昭然提示，中医药学与热力学是"灵犀相通"的[3]，二者具有许多的共性和关联性：

（1）生命体系是一个复杂的开放的热力学系统，"整体观念"、"以平为期"是中医药学和热力学共同的思想基础。二者都重在研究系统的存在状态（初态和终态）和变化方向，而不关注系统的内部构成和变化过程；二者都讲求系统平衡与调节，开放条件下的生命体系和化学体系都属于热力学体系；寒热辨证是中医主要辨证，寒、热、温、凉是中药的主要药性，"寒者热之，热者寒之"是中医主要治则。众多的医学生理病理现象以及中医基本理论、治疗法则、药性功能等，都可以用热力学理论加以阐释。

（2）中医药学和热力学均主要采用宏观研究方式，即主要依据系统的初态、终态及过程进行的外部条件（均是可以测量的宏观物理量）对系统的变化规律进行研究，而不涉及物质的微观结构和过程进行的机制。这一特点既是热力学和中医药学共同的特色和优势，但也是二者共同存在的局限和不足。

（3）用于刻画热力学系统的热力学方法，也可以用于刻画生命系统的状态其变化规律，评判机体的健康状态、疾病的转归以及药物的药性药效作用。可以预见，借鉴或融会热力学的研究思路和方法，探求中医药基本理论的现代科学内涵，可能会将为中医药学研究打开一个新的突破口。

［读者若对热力学理论及相关概念感兴趣，可参见普利高津（Ilya Prigogine）《从混沌到有序：人与自然的新对话》、侯新朴《物理化学》等专业书著。］

第二节　药性热力学观的基本涵义

　　根据中医药学与热力学的关联分析，结合药性理论的基本涵义，课题组首次提出中药药性热力学观。中药药性热力学观旨在从热力学角度审视和研究中医药特别是中药药性理论，也就是利用热力学的基本理论和方法阐释中医药学的现代科学内涵。中医药（药性）热力学观如下。

1. 生命体系

　　生命体系本身是一个复杂的开放的热力学系统，"整体观念"、"以平为期"是中医药学和热力学共同的思想和目标。

　　一切生命活动都包含能量流、物质流和信息流的转换及代谢。在生命体系能量–物质–信息的相互转换（代谢）过程中，能量流是生命活动的主导，正常生命体系的能量转换（代谢）和热变化遵循热力学的基本规律。

　　无论是阴阳五行、天人合一、整体观、平衡观、"通则不痛、不通则痛"等中医药理论和学说，还是"寒者热之，热者寒之"、"实者泻之，虚者补之"等中医辨证施治法则，均体现了热力学的基本思想。

　　机体出现异常或生病，就是生命系统内部出现"混乱"、"无序"，不是平衡状态，也不是稳态。患者在接受中医药治疗时，无论是吃药，还是针灸、按摩，实质上是生命系统从外界吸取"负熵流"（negentropy），使系统熵增减少，降低紊乱度，使其达到新的有序状态或形成新的稳态，从而恢复正常和健康，实质上践行了热力学的基本思想。

2. 中药药性

　　中药药性（寒、热、温、凉）既是中药性质和作用属性的高度概括，又是机体能量代谢与热活性的重要反映。

　　一般来说，寒热药性的生物效应来源两个方面：一是食物或药物本身蕴涵不同形式或不同量值的能量物质。这些物质在体内正常转化（代谢），可产生生理性或营养性的能量（热）变化；一是药物或食物可能含有内生致热物质或相关物质，这些物质作用于机体后能产生一系列生理或病理反应，这些反应大多伴有能量（热）变化。

　　可以说，任何中药的药性功能都是通过干预生命活动的能量流、或物质流、或信息流的转换（代谢）而实现的。中药四气或四性（寒、热、温、凉）等属于能量流元素；血、津、液等属于物质流元素；经络、穴位等属于信息流元素。能量是守恒的，信息是可以放大的，物质和能量是可以转换的，信息流可以调控能量流和物质流。通过能量流、物质流和信息流的有序调配，生命体系才能维持正常运转。如：

（1）辛温–解表、辛凉–解表、温中–散寒、益气–升阳等，就是中药通过干预机体的能量–能量转换（代谢）而发挥的药性功能。

（2）清热–解毒、益气–补血、益气–活血、益气–生津、滋阴–清热、温阳–利水、清热–生津等药性功能，实际上就是中药通过干预机体能量–物质转换（代谢）而实现的。

（3）中药对物质–信息转换（代谢）的影响，可以产生养血–安神、活血–通络、消肿–止痛、平肝–潜阳等药性功能。

（4）中药对能量–信息转换（代谢）的干预，可能产生行气–止痛、散寒–止痛、温经–散寒、清热–安神等药性功能。

3. 客观地表征

客观地表征机体生命活动过程中能量转换（代谢）和热变化及其中医药干预效果，对于阐明寒热药性理论的科学内涵、指导中医药临床与研究实践等具有现实意义。

从某种意义上说，药性功能就是中药与机体之间的相互作用或反应，有的可能是药理作用，有的可能是毒理作用；有的可能是化学反应，有的可能是物理反应，有的是物理化学反应。当任何反应发生时，都伴随有能量的转移和热变化。

通常情况下，温热药作用于机体一般表现为功能的亢奋，机体代谢加剧，消耗较多的能量，从而产生较多的热量；反之，寒凉药作用于机体一般表现为功能的抑制，代谢减缓，表现为消耗能量较少或抑制产热。无论哪种形式的能量（热）变化，均可使机体呈现寒、热、温、凉的差异，均符合开放系统的热力学规律。

应用热力学理论和方法，可从整体和宏观角度刻画生命体系的系统状态及其变化规律，大致地评判机体的健康状态、疾病的转归以及药物的药性药效，符合中医药学整体观、系统观、动态观和平衡观的基本思想。

参 考 文 献

[1] 肖小河，夏文娟，苏中武，等. 21 世纪我国生药学研究的机遇与挑战. 中国药学杂志，1999，34（7）：438

[2] 秦秋，王永炎. 谈新世纪中医药发展思路. 健康报，2001 年 1 月 19 日

[3] 徐亚静. 热力学理论联姻中医药研究. 中国医药报，2004 年 4 月 22 日

[4] 万洪文，詹正坤. 物理化学. 北京：高等教育出版社，2002，3

[5] 沈小峰，胡岗，姜璐. 耗散结构论. 上海：上海人民出版社，1987，31

[6] 刘鹏，刘义，屈松生. 等温微量热法在生命科学研究中的应用. 化学通报，2002，66（10）：684

[7] 周传佩，陈文生，刘义. 生物热分析和生物量热分析. 中国科学基金，2000，14（4）：201

[8] Wadso I. Microcalorimetric technique for characterization of living cellular systems. Will there be any important practical application? Thermochimica Acta, 1995, (269 ~ 270): 337

[9] Anmin Tan, Bo Xu, Suqiu Hang, et al. Thermochemical study on the growth metabolism of human promyelocytic leukemia HL-60cells inhibited by water-soluble metalloporphyrins. Thermochimica Acta, 1999, (333): 99

第四章 基于热力学思想的中药寒热药性研究思路和方法

中医药热力学研究及其应用包括两个层面：一是运用热力学的思想和观点，审视和阐释一些高度抽象的中医药基本理论；二是运用热力学的相关研究方法，解决中医药现代化的一些关键科学问题。基于热力学思想的中药寒热药性研究的关键科学问题主要有：①建立一套基于热力学思想的中药寒热药性评价方法体系，阐明中药药性寒热差异的客观真实性。②研究中药寒热药性生物学机制及可能的物质基础，阐明中药寒热药性的科学内涵。③构建中药药性热力学观，发展现代中药药性理论，为中医临床辨证论治与中药研究开发提供理论指导和支撑。

鉴于生命体系本身就是一个复杂的热力学系统；寒、热、温、凉既是中药作用性质和功效的高度概括，又是物质热物理、热化学和热生物学属性的重要反映[1]。课题组认为，在回顾性研究和前瞻性分析的基础上，独辟蹊径，融合热力学理论和方法，以能量（热量）为切入点，以能量–物质–信息转换（代谢）为链条，阐明中药药性的客观真实性与科学内涵，建立中药药性特别是寒热药性的评价方法体系，将是中药药性理论研究的新的重要发展方向。

课题组经过 10 余年的探索，在中药寒热药性评价方法学研究方面取得了一些实质性进展，建立了一套基于能量代谢转换和热力学思想的中药寒热药性评价方法体系，包括：①提出了一套研究策略；②建立了一套研究路径和模式；③创建了三套评价方法。分别阐述如下。

第一节 基于热力学思想的中药寒热药性评价研究的路径

为了多快好省地推进中药药性理论研究，建立寒热药性的客观评价方法体系，前瞻性赋予寒热药性现代科学内涵，课题组融合热力学理论和方法，以能量（热量）为切入点，以能量–物质–信息转换（代谢）为链条，创建了"源于临床，证于实验，回归临床"的中药寒热药性研究基本模式和路径，即假说构建–实验求证–临床验证–实践应用。具体来说就是：

（1）提出假说：课题组提出并初步论证中药药性热力学观的工作假说，为审视和研究中医药特别是药性理论提供新的视角和思想。

（2）实验求证：创建基于热力学思想的中药药性寒热差异表征方法和指标（包括冷热板示差法、微量量热法等），为客观评价中药寒热药性、科学构建中药药性热力学观等提供新的技术支撑。

（3）临床验证：建立包括回顾性分析和前瞻性试验在内的寒热药性临床循证医学研究方法，从临床角度验证寒热药性差异的客观性、寒热药性理论以及中药药性研究假说的科学性。

（4）实践应用：运用药性理论及其研究成果，指导中医临床诊疗、合理用药以及新药研发等实际工作。

第二节　基于热力学思想的中药寒热药性评价研究策略

针对目前中药寒热药性研究现状和问题，课题组提出了中药寒热药性研究的 20 字方针："寒热为纲，整合还原，模而不型，背景求同，技术适用"，为中药寒热药性研究的总体谋划与顶层设计提供了基本原则和方向。

1. 关于"寒热为纲"

这实际上是一个关于研究对象和目标的定位问题。中药药性的内涵和外延都很丰富，既可指中药四气（寒、热、温、凉），也可指四气、五味、归经、升降浮沉、功能主治、配伍禁忌，甚至道地性、安全性也可涵盖在药性之中。并且不同的药性要素如四气、五味、归经、升降浮沉、功能主治等相互关联，相互掣肘。长期以来，中药药性理论研究的关键科学问题不明确、不凝炼、不集中，项目设置和设计往往是"大题而小做"。

常言道，路线是纲，纲举目张，中药药性研究也如此。众所周知，寒热药性为中药的主要药性，寒热辨证是中医主要辨证，"寒者热之，热者寒之"是中医主要治则。因此课题组认为，中药药性理论研究近期内不应全线出击，不要试图短时间内全面突破，务必进一步明确和凝练关键科学问题，项目设置和设计尽可能地"小题而大做"。中药药性研究近期可考虑以狭义药性特别是寒热药性为主要突破口，为其他药性的研究提供线索、思路和示范。即便如此，中药寒热药性研究要解决的科学问题也很多，但首要关键科学问题是解决"两个客观"：一是阐明中药寒热药性的客观真实性；二是建立中药寒热药性的客观评价方法和指标。二者互为前提，实际上是一个关键科学问题。

2. 关于"整合还原"

这实际上是一个关于研究路线的优化问题。目前中医药绝大多数的基础研究都借鉴现代医学的分析研究模式，即"工于分离解析，疏于整合还原（这里所指"原"为中医药学的本原——整体）"。强调从整体到局部，从宏观到微观，与中医药整体观和药性高度抽象的基本属性是相悖的。并且，从整体到局部，从宏观到微观，无穷无尽，每一个化学分子、生物分子都与药性有关，都代替/表征不了中药整体药性，容易陷于只见树木不见森林和瞎子摸象的境地。

当今中药化学和药理等研究已很深入，积累了大量的基础资料和研究成果，为开展基于还原整合式的中医药基础研究特别是药性研究提供了大量的有用的"零部件"。课题组认为，突出"整合还原"，兼顾"分离解析"，强调从组分（包括次生代谢产物、初生代谢产物）到药味整体，从拆分到组合，也就是从局部到整体、从微观到宏观的路径和角度去分析和把握中药药性本质，既符合中医药学整体观和系统观的特点，又有明确的"参照系"和"评定终点"，同时也是具有可操作性。否则，大海捞针，没完没了。

3. 关于"模而不型"

这是一个关于药性研究的生物模型问题。当今，中药寒热药性研究尚未有一个成熟且公认的动物模型，这是制约药性理论发展的重要瓶颈。课题组认为，目前药性研究可参考或借鉴以下几种模型：

（1）正常动物模型：如小鼠、大鼠、家兔等。

（2）"公认"的寒热动物模型：如肾上腺皮质激素诱导的肾阳虚模型，甲状腺素诱导的肾阴虚模型。这是两个比较公认的中医证候模型，中医认为，阴虚火旺产热，阳虚畏寒喜热，肾阳虚、肾阴虚模型可能有较明显的寒热指征。

（3）"半公认"的寒热动物模型：如采用大黄、石膏等大寒中药诱导的寒性药性动物模型，采用肉桂、干姜等大热中药诱导的热性药性动物模型。但这些模型至少有两个方面问题：一是有先入为主之嫌，用于造模的大寒中药、大热中药是否真有寒、热属性差异，没有实验证实过。二是用于造模的大寒中药、大热中药的质量控制及其用量的关系问题难以把握，造模结果难以稳定地重现。选用有寒热属性的食物也存在同样问题。

（4）自建与寒热体质有关的动物模型：如采用长期节食再加冰水游泳而建立"体虚"（饥寒疲劳）动物模型，采用长期喂食高蛋白+高脂肪饲料而建立"体盛"（营养过剩）动物模型。这些模型不是用造模剂"特别复制"的，而是基于动物正常或半正常条件下"自然形成"的，所以课题组称之为"模而不型"，可作为药性研究的主要模型。

（5）非动物试验模型：主要采用与寒热属性相关的组织、细胞、分子、基因和微生物进行体外试验。

4. 关于"背景求同"

这里讨论的研究载体或供试药物的选取问题。为了凸显中药"药性"的差异，避免药性试验研究结果的多歧性、模糊性，研究对象选择不仅注重方药药性本身的典型性和代表性，更考虑了方药背景的一致性和明晰度。研究载体可分为以下几大类：

（1）来源、功效和寒热药性都不同的中药：如热药有麻黄、吴茱萸、附子；寒药有大黄、黄连、石膏等。它们来源于不同的科，化学成分迥异。

（2）来源和功效相近、但寒热药性不同的中药：如大黄（寒）、何首乌（温）、虎杖（寒），来源于同科（蓼科）不同属，均含有蒽醌类成分。人参（温）、西洋参（凉）来源同科（五加科）同属（人参属）不同种。姜黄（温）、郁金（寒）、莪术（温），均来源于同科（姜科）同属（姜黄属），均含挥发油和姜黄素类成分。

（3）炮制前后寒热属性发生改变的中药：如黄连反制即以热制寒，有姜汁黄连、酒制黄连、吴萸黄连；从制即寒者益寒，有胆汁黄连、醋制黄连。

（4）配伍前后寒热属性发生改变的方药：如麻杏石甘汤（辛凉解表）、麻黄汤（辛温解表）。左金丸（胃热证）、反左金丸（胃寒证）。

5. 关于"技术适用"

多年来，对于中医药特别是药性理论等复杂科学问题的研究，课题组一直主张应采用经典方法为主，但不排斥新技术新方法的应用，关键是方法的适用性。药性研究既要避免低水平重复，也要避免高水平重复。常言道，把简单的问题复杂化不难，把复杂问题简单化却很难，搞科学研究更是如此。课题组认为，做一个研究课题，一般说来，要么研究方法是确定的，而研究对象是模糊的；要么研究对象是确定的，而研究方法是模糊的。中医药已经是够复杂、够模糊的了，如果再一味追求用够复杂的或够模糊的方法来研究中医药，其结果很可能会是：复杂加复杂等于更复杂，模糊加模糊等于更模糊。

近年来，根据中医药学和热力学的原理，课题组创建了三套可用于药性评价与验证的技术方法。同时，为了避免先入为主思想存在，建议采取"随机、单盲、对照"试验原则进行设计，以便更好地保证试验结果的客观性和可靠性。

第三节　基于热力学思想的中药寒热药性评价研究方法

根据中药药性热力学观，近年来课题组创建了三套可用于寒热药性评价与验证的技术方法：①冷热板示差法，用于动物试验，重在建立中药寒热药性的基本评价方法；②微量量热法，用于组织、细胞、分子和微生物试验，重在阐释中药寒热药性的科学内涵和作用机制；③药性循证医学研究方法，用于临床患者试验，重在寒热药性评价方法的验证和应用。本节分别阐述如下。

一、冷热板示差法

1. 基本原理

在中医药学中，寒热既是疾病辨证之两极，也是药物四气之二极；药之愈病，藉药物性气之偏，调治人身之气的偏盛偏衰，使寒热（阴阳）复归于平和。从某种意义上来说，这一发生发展过程实际上是机体在药物干预下，对寒热变化的一种生理或病理表现和适应[2]。这种表现和适应既可能是由于药物干预机体中枢神经功能的生理反应，也可能是由于药物诱导内源性致热物质而产生的生化反应，还有可能是药物参与机体能量代谢的变化结果。不论何种反应或变化，均会伴有能量（热）变化。无论哪种形式的能量（热）变化，均有可能使机体"感知"到寒、热的差异[3,4]，从而表现为对寒热环境的趋向性（选择性）的行为学差别。正如《素问·阴阳应象大论》所言"阳胜则身热……能冬不能夏，阴胜则身寒……能夏不能冬"。研究表明，从原生动物到哺乳动物，所有动物都会避开过低和过高的温度而选择最适合自身的温度环境。在合适的梯度温度下，能够运动的动物倾向于生活在一个狭窄的最适温度区域内[5,6]，此区域就是动物新陈代谢过程的最适宜温度区域[7]。动物的这种趋向性可称为温度趋向性（thermotropism），并且这种温度趋向性受机体能量状态变化的影响（图4-1）。

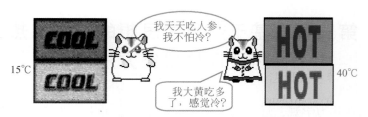

图4-1　动物热活性监测系统的中医药学原理

为此，从动物行为学角度，通过考察中药寒热药性差异与动物对温度环境趋向行为变化的内在联系，课题组创建了一种新的具有自主知识产权的中药药性寒热差异的客观表征方法——冷热板示差法。

2. 主要研究结果和结论

通过品种、性别、驯化时间及十种方药对正常或寒/热体质模型的考察，结果显示在严格规范的实验条件下，冷热板示差法可较好地保证结果的重现性和客观性，能够一定程度上客观且直观地表征不同寒热药性中药的生物热动力学差异。

采用自主研制的冷热板示差仪器，考察了大黄、黄连、附子、吴茱萸、左金丸及反左金丸等十种方药对动物温度趋向性的干预作用。结果表明，冷热板示差法可以较好地表征不同寒热药性中药的差异；动物经中药干预后在冷热板上表现出的温度趋向性特征，与中药原有赋性有较高的吻合度；ATP 酶活性改变引起的能量代谢变化可能是内在机制之一；机体对冷热板的偏好性差异可能是中药对机体能量代谢干预的结果，也可以认为是中药寒热药性的表达方式。

冷热板示差法可在整体水平上，实时、在线、连续、无扰地监测实验动物的寒热趋向性，进而客观表征中药寒热药性差异，具有直观且客观、定性且定量等特点，与中药原有赋性有较高的吻合度，简单、易操作，可作为一种较为客观的中药寒热药性评价方法，特别适用于刻画寒热属性差异比较明显的方药。

二、微量量热法

1. 基本原理

寒、热、温、凉是中药药性功能的高度概括，在某种程度上亦是物质热物理、热化学、热生物属性的重要反映[1]。温热药作用于机体一般表现为功能的亢奋，机体功能亢奋则需要消耗较多的能量，就会产生较多的热量；反之，寒凉药作用于机体一般表现为功能的抑制，机体功能抑制，则消耗能量较少或抑制产热。或者说，正常情况下，生物体在新陈代谢过程中总会伴随有能量的转移和热变化，并呈现一定的规律性，在外来药物干预下，其能量的转移和热变化也将呈现有规律的改变。上述能量（热）变化，有的可能是明显的，有的可能是极微弱的；有的可能迅速而短暂的，有的可能是缓慢而持久的。冷热板示差法可用于客观表征有明显热变化的生命体系。而微量量热法为生物物理化学重要研究手段，可用来研究生命体系新陈代谢或化学反应体系的微量的能量（热）变化。

采用先进的微量量热法，实时、在线、灵敏地监测生物体生命活动中热量代谢的变化，并形成动态的热功率–时间（P-t）曲线即热谱图以及生长速率常数（K）、最大输出功率（P_m）、达峰时间（t_m）、产热量（Q_t）、热谱图相似度（S）等热动力学参数，从而客观且直观、定性又定量地反应生物体的生命周期及能量代谢变化，可使我们从一个侧面了解中药药性或活性的热效应及其差异，从生物物理化学角度考察中药寒热药性差异的客观真实性。目前微量量热法已广泛用于化学化工、生物医药、环境保护等领域。

2. 主要研究结果和结论

（1）微量量热法可以实时、在线、客观、灵敏地表征不同寒热药性中药的生物热效应的细微而客观的差异。

（2）不同品种、不同质量、不同炮制、不同配伍或不同药性的方药及其提取物作用于不同生命体系，其产生的生物热谱图以及热动力学参数值将有不同程度的改变，其中最大热输出功率（P_m）、生长速率常数（K）、热焓变化（ΔH）等参数呈现较明显而有规律的变化，并与传统中医对方药的赋性有对应关系。其中 P_m、K、ΔH 等热动力学参数可作为定性、定量地刻画中药药性差异与中医方剂配伍效应的客观指标。

（3）一般来说，温性药物或复方能使模式生物体（如大肠杆菌、四膜虫等）指数生长期的生长速率常数相对增加，传代时间缩短，P_m 增加较显著；反之，寒凉药物能使生物体指数生长期的生长速率常数相对减小，传代时间延长，P_m 增加较少。

（4）不同药性的方药作用于生命体系，能调控生命体系能量的代谢、转移和热变化，使机体本身呈现寒热温凉差异，从而形成新的稳定有序状态，这可能是中药药性重要的作用机制之一，也可能是"寒者热之，热者寒之"、"实者泻之，损者益之"等中医治疗法则的作用机制之一。

（5）微量量热法可以作为刻画中药药性的有效工具之一，该方法体系不仅具有实时、在线、快速、灵敏、高效、经济等特点，并且能较好地反映中医药整体观、动态观和平衡观。该方法与常规的药理毒理学和化学指纹图谱关联互动分析，还将有助于多快好省地筛选方药的可能的药性/药效物质基础。

三、药性循证医学研究

中药药性理论应该是源于临床、在临床中检验和提升的。为此，近年来我们以慢性乙型肝炎为例，相继开展了寒热药性临床循证医学研究（包括回顾性病例分析和前瞻性病例对照试验研究），重在验证中药寒热药性的客观性和科学性。查阅中国人民解放军第三〇二医院 10 年来有中医寒热证候诊断标准并且有中药干预的 337 份慢性乙型肝炎患者病例资料进行整理，运用探索性因子分析（exploring factor analysis，EFA）和验证性因子分析（confirmatory factor analysis，CFA）方法，尝试建立慢性乙肝寒热辨证的中医症状分类模型，以期为理解与描述中医寒热辨证规律提供参考，探讨中医寒热证候与临床症状的对应关系。初步结果和结论如下所述。

（1）慢性乙型肝炎中医证候以热证（湿热内蕴）为主：分析表明，湿热内蕴证为主要证型（占 45.40%），其次是肝郁脾虚证（占 25.82%），而肝肾阴虚、脾肾阳虚和肝郁血瘀证较少见。因子分析所提取的 4 个公因子对方差的累积贡献度为 63.249%，所体现的证候能够覆盖临床大部分证候内容。

（2）临床治疗慢性乙型肝炎的方药以寒性为主：研究显示，寒性方药为主要类型（占 75.37%），热性方药较少（只占 16.91%）。这是因为慢性乙型肝炎的病因是湿热，针对湿热之邪而用清利之品大多属苦寒之性。

（3）临床治疗慢性乙型肝炎是以"寒药"疗"热证"，从一个角度提示中医治则"热者寒之"具有客观性和科学性。研究发现，寒性方药对皮肤黄染、目黄、尿黄、口干口苦、大便干结、胁痛、情志抑郁、肝区不适、腹部胀满、食欲不振均有改善（$P<0.01$）；热性方药对胁痛、情志抑郁、肝区不适、腹部胀满、食欲不振均有改善（$P<0.01$）。根据中医诊断学理论，以皮肤黄染、目黄、尿黄、口干口苦、大便干结主导的证候为湿热内蕴证，以胁痛、情志抑郁、肝区不适、腹部胀满、食欲不振主导的证候为肝郁脾虚证。本研究说明，寒性方药对湿热内蕴证和肝郁脾虚证均有疗效（公因子得分配对 t 检验 $P<0.01$）。其中，寒性方药对湿热内蕴证（实热证）疗效显著（公因子得分差近似 t 检验 $P<0.01$），而热性方药对湿热内蕴证无疗效。这符合中医用寒凉方药治疗热性疾病的治疗法则，即"热者寒之"。因此，本研究在一定程度上佐证了"热者寒之"的客观真实性。

四、中药寒热药性评价方法的比较分析

上述基于热力学观的中药寒热药性研究方法，可分别从不同视角、不同层面刻画中药寒热药性差异的内在规律，各有特点和优势。为了让读者更好地理解这些研究方法各自的特点，将这些方法对比分析如表 4-1 所示：

表 4-1 三种评价方法比较

评价方法	评价模型	相关性	灵敏性	客观性	经济性	综合评价
冷热板示差法	正常动物 模型动物	++	++	+++	++	+++
微量量热法	组织细胞 原生动物 微生物	+	+++	+++	+++	++
循证医学分析	健康人 肝炎患者	+++	+	++	+	+

参 考 文 献

[1] 肖培根，肖小河. 21 世纪与中药现代化. 中国中药杂志，2000，25：67～70

[2] Iain Campbell. Body temperature and its regulation. Anaesth Intens Care，2008，9（6）：259～263

[3] 肖小河，王永炎. 从热力学角度审视和研究中医药. 北京：2003 年中华中医药科技成果论坛大会专

题报告, 2004, (2): 74 ~ 79

[4] 周韶华, 肖小河, 赵艳玲, 等. 中药四性的生物热动力学研究——左金丸与反左金热药性的微量热学比较. 中国中药杂志, 2004, 29 (12): 1183 ~ 1185

[5] JS Liu, DH Wang, RY Sun. Metabolism and thermoregulation in three species of rodent from Northeastern China. J Thermal Biology, 2004, 29: 177 ~ 183

[6] JS Liu, DH Wang, RY Sun. Climatic adaptations in metabolism of four species of small birds in China. Acta Zool Sin, 2005, 51: 24 ~ 30

[7] HF Zhang, XC Liu, YX Wang, et al. Effects of temperature, salinity and pH on hatch and larval activity of Epinephelus coioides. J Trop Oceanograph, 2006, 25: 31 ~ 36

第二篇
基于冷热板示差法的
中药寒热药性评价

根据中药药性热力学观，生命体系就是一个复杂的开放的热力学系统，运用热力学理论和方法，可以构建主要基于热力学表达的中药寒热药性差异表征及评价方法体系。本章从动物实验水平，主要采用冷热板示差法，考察正常情况下以及不同寒热药性中药干预后，供试动物所呈现出的温度趋向性差异及其变化规律。

　　冷热板示差法是通过监测动物在不同寒热药性的药物作用下对环境温度趋向行为变化，从而表征药物的寒热药性差异或对药物的寒热药性进行评价。该方法可实时在线、无扰地直观且客观、定性且定量地监测实验动物的寒热趋向性，在动物整体水平表征中药药性寒热差异，与中药原有赋性有较高的吻合度，特别适宜于寒热药性差异较大的方药研究。

第五章　冷热板示差系统的研制

第一节　冷热板示差法原理与仪器设计

根据中药药性热力学观的原理，课题组自主研制开发了可用于药性差异表征的冷热板示差系统，并申请了相关的专利和计算机软件著作权登记，拥有完全自主知识产权。冷热板示差法的基本原理见第一篇第四章第三节。

1. 基本结构与设计

冷热板示差法的主要设计思想是通过无扰的监测方式，客观评价动物对环境温度的趋向行为，属于动物行为学评价方法。由于行为学试验很容易受到外界影响因素的干扰，为了提高研究结果的重现性和可靠性，课题组在研制冷热板示差系统时，采用了三个方面的特别设计如下。

（1）高精度温控模块：通过 PLC 自动控制半导体控温装置，实现动物活动板区的控温误差小于±0.5℃，降低仪器系统误差。

（2）实验隔离箱体及空调模块：通过相对密闭的空间将实验动物与外界环境隔离开，并通过空调系统控制实验箱体的温度恒定，避免外界温度波动对实验动物的干扰。

（3）视频遥测及智能识别模块：通过视频遥测避免观察者对实验动物行为的干扰，并通过计算机软件智能识别，实现动物运动行为的实时在线处理和分析，提高系统的分析效能和检测准确度。

根据上述设计理念，课题组成功研制出了冷热板示差系统，并获得了国家专利（专利号：ZL200820004444.2）[1]。该系统由中国人民解放军第三○二医院全军中药研究所自主设计研制。冷热板示差系统的外观及内部结构见图 5-1，包括三大系统：自动温控系统、远程监测系统（专利申请号：201030037536.3）[2]和软件系统（证书号：软著登字第0203995 号）[3]。

（1）自动温控系统：包括高精度半导体控温装置、PLC 控制器、冷热板（动物活动板）和实验箱体组成。冷热板系由三块相互隔温而又连接在一起金属板，每块金属板的温度由一个独立的控温装置控制，设置为不同的温度值后形成三个相对恒定的温区（Ⅰ、Ⅱ、Ⅲ区）。根据研究需要，也可设置两个温区（图 5-2）。在温控板上，放置一个六通道

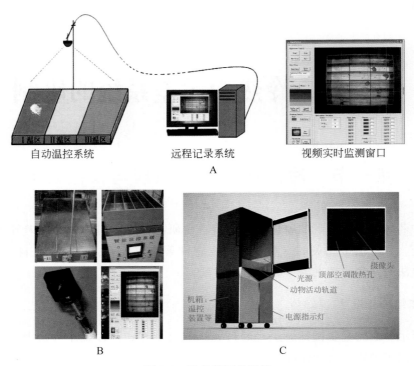

图 5-1　冷热板示差系统
A. 原理图；B. 一代样机；C. 二代样机

隔板，从而可同时容纳 6 只动物在不同温区间选择活动。隔板上放置透明盖板（带通气孔），防止动物逃逸。

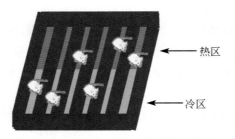

图 5-2　冷热板及动物通道隔板示意图

（2）远程监测系统：包括高分辨率数码摄像机和电脑系统组成。实验时，通过安装在箱体顶部的摄像头，将实验动物的运动行为拍摄下来，避免操作人员现场观测对动物行为的干扰。通过由远程监测软件控制的针孔或红外摄像头远程跟踪监测动物对各温区的趋向性变化，输出视频图像的同时，将跟踪信号转化为原始实验数据（图 5-3，图 5-4）。

（3）软件系统：包括动物行为智能识别和数据记录、管理及统计分析等软件功能。动物行为智能识别采用基于视频颜色差值分析的方法，将实验动物与观测背景区分开来，

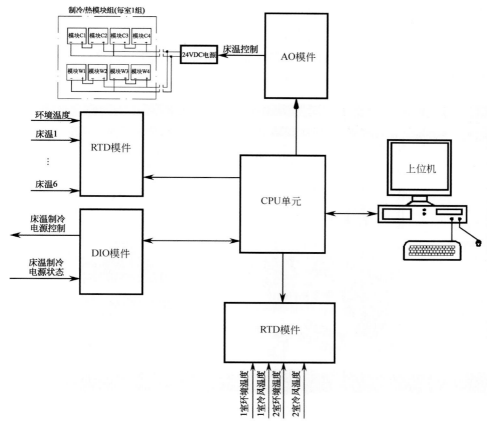

图 5-3 自动温控/远程监测系统结构图

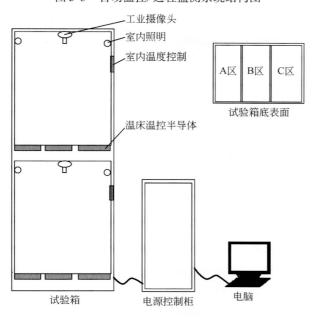

图 5-4 自动温控/远程监测系统框图

计算动物轮廓重心，确定动物实时坐标，然后将坐标数据记录下来，即得到了动物运动行为的时间轨迹。通过软件分析动物运动轨迹在不同温度区间的频次，计算出动物在不同温区的停留比例等指标，进而评判动物的温度趋向性。视频识别软件参考 Aguiar Paulo 文献中的算法[4]，数据分析软件采用 Visual Basic 6.0 语言编制（图 5-5 ~ 图 5-7）。

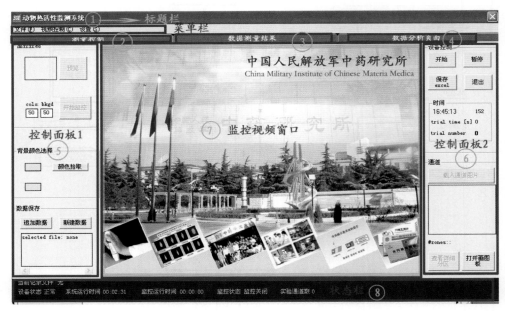

图 5-5　软件主界面

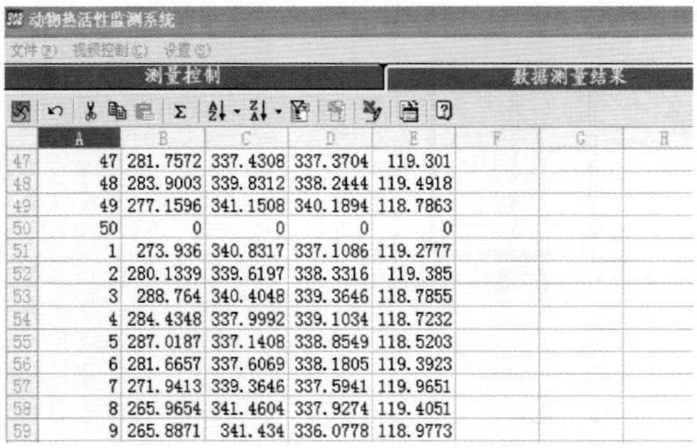

图 5-6　动物运动轨迹记录窗口（实时数据）

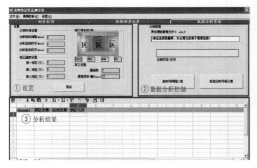

图 5-7　数据处理及结果分析界面

2. 主要性能与特点

冷热板示差法是通过监测正常动物与给药动物对不同温区的趋向性变化来表征药物干预作用差异性的实验方法。对于动物而言，最适温区是适中的温度环境，在此环境内动物生存状态最佳。可耐受高温区是介于其最适温区温度与可耐受最高温之间的温度环境。可耐受低温区是介于其最适温区温度与可耐受最低温之间的温度环境。而对动物温度趋向行为的跟踪监测要在动物不觉察的情况下进行，将影响动物活动行为的干扰因素（噪声、光照等）减至最低，尽可能地凸显药物的干预作用。

冷热板示差法能够在整体水平上，实时、在线、连续、无扰地监测实验动物的寒热趋向性，进而客观表征中药寒热药性，具有直观且客观、定性且定量等特点，与中药原有赋性有较高的吻合度，简单、易操作，可作为一种新型的中药寒热药性评价方法[5,6]，在药性理论以及相关研究领域中具有良好的推广应用前景。

第二节　冷热板示差系统的方法学考察

冷热板示差法是一种动物行为学记录方法，在实际应用过程中易受诸多环境因素影响，如温度、湿度、噪音、灯光、气流、风速等。为了保证冷热板示差法实验结果的可靠性，有必要对其可能的主要影响因素进行系统的方法学考察与优化[7~9]。本节重点对动物种属、性别、驯化时间，冷热板温度梯度设置等实验条件进行系统考察，以期为建立和完善冷热板示差法的实验操作规程提供科学依据。

1. 仪器

采用自主研制的冷热板示差法。该仪器由中国人民解放军第三〇二医院全军中药研究所自主设计研制。

2. 动物

健康 KM、ICR、BALB/c 种小鼠，雄性，体重 18~20g，购于中国药品生物制品检定所实验动物中心，许可证号：SCXK（京）2005—0004。预养 1 周，预养期间，测定小鼠肛温，淘汰体温异常者。基础饲料为试验鼠全价颗粒饲料，由北京军事医学科学院实验动物研究中心提供。自由进食及饮水。动物房温度（20±2）℃，湿度 60%~80%。定时排气通风，人工光照约 12h：12h 的明暗周期。

3. 方法

（1）设置温度梯度：将智能温控系统以 5℃温差依次设定为七个不同的温梯，如：①10~15~20℃，②15~20~25℃，③20~25~30℃，④25~30~35℃，⑤30~35~40℃，⑥35~40~45℃，⑦40~45~50℃。

（2）操作：取雄性健康 KM 种小鼠 84 只，随机分为 7 组，12 只/组，依温梯顺序每个温梯考察一组动物，然后将背部统一标记颜色后的小鼠按组别依次放入通道中，1 只/通道，远程监测动物在温度控制板上 1h 内的温度趋向性活动。

4. 统计检验

各数据以（$\bar{x}\pm s$）表示，小鼠在冷热板各温区停留时间均采用单因素方差分析及 t 检验进行分析，显著性水平 $\alpha=0.05$。

5. 结果

实验期间，小鼠一般情况良好，毛色、饮食、大小便及行为活动等均未见异常。小鼠对于不适宜的冷或热板区趋向次数少，停留时间短，尤其在热板区停留期间出现舔足底现象时，瞬即折返回适宜温区。

在温梯①上，与10℃温区相比，小鼠在15℃、20℃温区总停留时间比例显著增多（$P<0.05$）。在温梯⑥上，与35℃、40℃温区相比，小鼠在45℃温区总停留时间比例显著减少（$P<0.05$）。在温梯⑦上，与40℃温区相比，小鼠在45℃、50℃温区总停留时间比例显著减少（$P<0.05$、$P<0.01$）（表5-1），且小鼠多次出现舔足底现象。而在其他各温梯上，小鼠在各温区的总停留时间比例未见明显差异（$P>0.05$）。结果显示，CR、BALB/c 种小鼠在冷热板上大约的可耐受最低温度为15℃，可耐受最高温度为40℃。适宜温梯的三个温区设定值参考范围大致为 15～40℃。

表 5-1　不同品系小鼠在温度梯度①，⑥，⑦各温区停留时间比例（$\bar{x}\pm s$）

温梯	温区/℃	总停留时间比例/%		
		KM	ICR	BALB/c
①	10	11. 11±3. 70	14. 90±5. 84	12. 71±5. 10
	15	36. 41±14. 85 *	38. 45±11. 42 *	33. 37±2. 07 *
	20	52. 48±14. 61 *	46. 65±5. 58 *	53. 91±3. 04 **
⑥	35	38. 77+13. 95	47. 42±8. 10	42. 01±0. 07
	40	46. 06+12. 42	36. 11±1. 7	40. 63±1. 95
	45	15. 17+4. 38 ▲	16. 45±6. 38 ▲	17. 35±1. 87 ▲
⑦	40	59. 23±10. 01	54. 68±8. 66	53. 55±4. 97
	45	26. 86±13. 18#	32. 67±8. 84#	33. 05±9. 72#
	50	13. 91±6. 34##	12. 64±0. 18##	13. 40±4. 76##

*：$P<0.05$，与10℃温区比较有显著性差异；**：$P<0.01$，有极显著性差异；▲：$P<0.05$，与35℃，40℃温区比较有显著性差异；#：$P<0.05$，与40℃温区比较有显著性差异；##：$P<0.01$，与40℃温区比较有极显著性差异

一、驯化时间对 ICR、BALB/c、KM 种小鼠温度趋向性的影响

1. 方法

参照"一"结果设置温度梯度为 15～30～40℃，随机取预养后雄性 ICR、BALB/c、

KM 种小鼠 6 只，依前法将统一标记颜色的小鼠多次放于通道内使之熟悉冷热板的温度差异，2h/（次·天），连续 4 天。并分别于第 1 次驯化前以及驯化累积 2h、4h、6h、8h 内，测定小鼠最后 1h 的温度趋向性活动。

2. 统计检验

各数据以 $\bar{x}\pm s$ 表示，小鼠在冷热板各温区停留时间均采用单因素方差分析及 t 检验进行分析，显著性水平 $\alpha=0.05$。

3. 结果

与驯化前比较，在 15℃温区，ICR 种小鼠从第三次驯化（累计 6h）开始，RR 明显减少（$P<0.05$），且与第四次（累计 8h）驯化的 RR 未见明显差异；在 30℃温区，从第二次驯化（累计 4h）开始，RR 明显减少（$P<0.05$），且与第三、四次（分别累计 6h、8h）驯化的 RR 未见明显差异。

与驯化前比较，在 15℃温区，BALB/c 种小鼠从第四次驯化（累计 8h）开始，RR 明显减少（$P<0.05$）；在 30℃温区，从第三次驯化（累计 6h）开始，RR 明显减少（$P<0.05$），且与第四次（累计 8h）驯化的 RR 未见明显差异。

与驯化前比较，在 15℃温区，KM 种小鼠从第二次驯化（累计 4h）开始，RR 明显减少（$P<0.05$），且与第三、四次（分别累计 6h、8h）驯化的 RR 未见明显差异；在 30℃温区，从第四次驯化（累计 6h）开始，RR 明显减少（$P<0.05$），如图 5-8～图 5-10 所示。

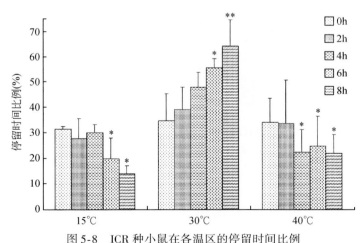

图 5-8 ICR 种小鼠在各温区的停留时间比例

与驯化前比较，＊：$P<0.05$，RR 有显著性差异；＊＊：$P<0.01$，RR 有极显著性

由此说明，各品系小鼠对于冷热板示差系统的温差环境需要必要的适应阶段，只有经 2～6h 的前期驯化，使之在各温区的 RR 处于稳定状态后，再进行药物干预，方可最大程度地扣除动物行为的随机性影响，而凸显药物的寒热药性差异。

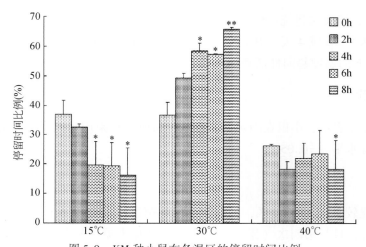

图 5-9　KM 种小鼠在各温区的停留时间比例

与驯化前比较，＊：$P<0.05$，RR 有显著性差异；＊＊：$P<0.01$，RR 有极显著性

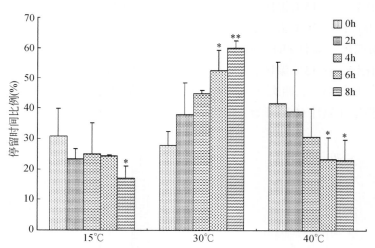

图 5-10　BALB/c 种小鼠在各温区的停留时间比例

与驯化前比较，＊：$P<0.05$，RR 有显著性差异；＊＊：$P<0.01$，RR 有极显著性

二、对温度变化敏感动物的筛选与考察

1. 方法

（1）温梯：依上述结果设定为 $15 \sim 30 \sim 40℃$。

（2）操作：取 KM、ICR、BALB/c 种雄性小鼠各 12 只，在小鼠背部统一标记后颜色后，按照上法进行温度趋向性活动监测。

2. 统计检验

各数据以 $\bar{x}\pm s$ 表示，小鼠在冷热板各温区停留时间均采用单因素方差分析及 t 检验进行分析，显著性水平 $\alpha=0.05$。

3. 结果

ICR 种小鼠在低温区（15℃）总停留时间比例明显大于 KM 种小鼠（$P<0.05$），BALB/c 种小鼠在高温区（40℃）总停留时间比例明显大于 KM 种小鼠（$P<0.05$）（表5-2），提示 ICR 和 BALB/c 种小鼠分别对低温和高温的敏感性弱于 KM 种小鼠。本研究进一步发现，KM 种小鼠在冷热板上的可耐受最低温度约为 15℃，可耐受最高温度约为 40℃，适宜温梯的三个温区设定值参考范围大致为 15~40℃。

表 5-2　三个品种小鼠在各温区停留时间比例（$\bar{x}\pm s$）

组别	动物/只	15℃温区/%	30℃温区/%	40℃温区/%
KM	12	20.90±10.50	64.35±9.85	14.70±4.90
ICR	12	35.10±12.70 *	45.42±15.22	19.46±6.88
BALB/c	12	28.90±10.70	43.68±10.84	27.44±10.58 *

*：$P<0.05$，与 KM 种小鼠比较有显著性差异

三、性别对 KM 小鼠在三个温区的温度趋向性影响

1. 方法

参照"前述"结果设置温度梯度为 15~30~40℃，随机取预养后 KM 小鼠 12 只，分为雌、雄组，6 只/组，按前法依次测定各组小鼠性别对温度趋向性的影响。

2. 统计检验

各数据以 $\bar{x}\pm s$ 表示，小鼠在冷热板各温区停留时间均采用单因素方差分析及 t 检验进行分析，显著性水平 $\alpha=0.05$。

3. 结果

与雌性 KM 种小鼠比较，雌性 KM 种小鼠在 15℃、40℃温区的 RR 未见明显差异（$P>0.05$）。由此说明，在该实验条件下，一定温度范围内，KM 品系雌、雄性小鼠对于同一温度未能体现敏感性差异（图5-11）。

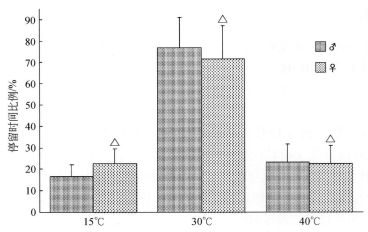

图 5-11　KM 种雌、雄小鼠在各温区的停留时间比例

与雄性小鼠比较，△：$P>0.05$，RR 未见显著性差异

参 考 文 献

[1] 肖小河，赵艳玲，山丽梅. 实用新型专利：一种表征中药寒热药性的装置. 专利号：ZL200820004444.2. 2008

[2] 肖小河，赵艳玲，王伽伯，等. 外观设计专利：动物热活性监测系统. 专利申请号：201030037536.3. 2010

[3] 肖小河，王伽伯，楚笑辉，等. 动物热活性智能监测软件. 2010R11L013854

[4] Aguiar P, Mendonça L, Galhardo V. Open control：a free opensource software for video tracking and automated control of behavioral mazes. J Neurosci Methods，2007，166（1）：66~72

[5] 赵海平，赵艳玲，王伽伯，等. 基于冷热板示差法的中药大黄和附子寒热药性差异的表征. 中国科学 C 辑：生命科学，2009，39（8）：803~808

[6] 任永申，王伽伯，赵艳玲，等. 小鼠限食/低温游泳模型评价黄连、吴茱萸及其复方寒热药性. 药学学报，2009，44（1）：1221~1227

[7] Reynolds W W, Casterlin M E. Behavioral thermoregulation and the "final preferendum" paradiuma. Am Zool，1979，19：211~224

[8] Fry F E J. Effects of the environment on animal activity. Univ Toronto Stud Biol Ser. 1947，68：1~62

[9] 王立志，李晓晨，孙涛，等. 中国林蛙蝌蚪和大蟾蜍蝌蚪的最适温度、逃避温度及致死温度. 动物学杂志，2005，40（2）：23~27

第六章 基于冷热板示差法的
不同模型的寒热药性评价

科学地、客观地评价方药的寒热药性差异，不仅要有合适的寒热药性检测方法，还要有合适的"寒热"属性动物模型。近年来，课题组采取以下 4 类不同的动物模型进行寒热药性研究。

（1）正常动物模型：如小鼠、大鼠、豚鼠、家兔等。

（2）公认的阳虚阴虚模型：如肾上腺皮质激素诱导的肾阳虚模型，甲状腺素诱导的肾阴虚模型。这是两个比较公认的中医证候模型，中医认为，阴虚火旺产热，阳虚畏寒喜热，肾阳虚、肾阴虚模型可能有较明显的寒热指征。

（3）常见的寒热动物模型：如采用大黄、石膏等大寒中药诱导的寒性药性动物模型，采用肉桂、干姜等大热中药诱导的热性药性模型。但这些模型至少有两个方面问题：一是有先入为主之嫌，用于造模的大寒中药、大热中药是否真有寒、热属性差异，没有试验证实过。二是用于造模的大寒中药、大热中药的质量控制及其用量的关系问题难以把握，造模结果难以稳定地重现。选用有寒热属性的食物也存在同样问题。还有的采用生物或化学试剂如细胞毒素、NaOH 等造模，与临床实际相差较远。

（4）自制的寒热"体质"模型：如采用连续控制饮食再加冰水游泳而建立"体虚"（饥寒疲劳）动物模型，采用长期喂食高蛋白+高脂肪饲料而建立"体盛"（营养过剩）动物模型。这些模型不是用造模剂"特别复制"的，而是基于动物正常或半正常条件下"自然形成"的，所以课题组称之为"模而不型"，可作为药性研究的主要模型。

在本节实验中，课题组重点考察了寒热"体质"模型、公认的阳虚阴虚模型的寒热属性差异，并希冀以之作为冷热板示差法的主要供试模型。

第一节 基于冷热板示差法的寒热体质
模型评价

传统中医理论关于寒热体质的认识有很多论述，如《灵枢·五味》所谓"谷不入半日则气衰，一日则气少矣"，《素问·举痛论》言"劳则喘息汗出，外内皆越，故气耗矣"。现代研究证实，限食能加快机体脂肪运动及糖原甚至机体组织蛋白质消耗，对机体的能量代谢具有较明显的影响。以往研究表明，热证时机体物质代谢能力旺盛而寒证时低下[1]。中药药性热力学观提示[2]，机体能量的转移和热变化均可使机体呈现寒、热的差异，外在则表现为对寒热环境趋向性（选择性）的行为学差别。

为此，课题组采用连续控制饮食+游泳的方法，使动物处于疲劳、饥饿状态，"精气夺则虚"，可造成"虚寒"或"体虚"体质模型[3]。采用连续饲喂高蛋白饲料的方法，使其"体格强盛"，达到"热证"状态，造成"体盛"体质模型。在此基础上，应用自主研制的冷热板示差法，以不同温区停留时间比例等为量化指标，考察"体虚"和"体盛"2 种体质模型动物的温度趋向行为学变化，同时测定肝组织 ATP 酶、琥珀酸脱氢酶活力（SDH）、总抗氧化能力（T-AOC）等相关生化指标，以考察"体虚"和"体盛"两种体质模型动物的寒热属性的客观性。

一、材　　料

1. 动物及饲料

清洁级 KM 小鼠，雄性，体重 18～20g，18 只，购于军事医学科学院，许可证号：SCKX-（军）2007004。普通饲料（粗蛋白 19.2%，粗脂肪 4.1%，粗纤维 2.5%，水分 9.5%，粗灰分 6.6%，总钙 1.2%、磷 0.87%）和高蛋白饲料（粗蛋白 24.9%、粗脂肪 4.2%、粗纤维 2.3%、水分 8.4%、粗灰分 6.6%、总钙 1.2%、磷 0.86%）购自军事医学科学院动物中心，批号 20080912。

2. 仪器及试剂

冷热板示差系统由中国人民解放军第三〇二医院全军中药研究所自主设计研制。Cary50 Bio 紫外分光光度计，白洋 B320 型低速离心机。ATP 酶试剂盒、SDH 试剂盒、SOD 试剂盒、MDA 试剂盒、考马斯亮蓝蛋白测定盒、T-AOC 测试盒。其他试剂均为分析纯。

二、方　　法

1. 分组及给药

预养期间，使小鼠学习记忆冷热板不同温区的位置。给药前测定小鼠肛温 3 次，淘汰体温差异较大者，按体重等级随机分 3 组，即正常组（normal group）、饥寒疲劳组（weak model，WM）、营养过剩组（strong model，SM），正常组给同体积生理盐水，连续灌胃 7 天。

2. 动物模型的复制

饥寒疲劳组模型控制饮食+游泳，即每日正常饲水，给予 0.1g 普通饲料/g 体重/天[4]，每日测试前一小时让其游泳，至耐力极限[5]（四肢划动无力，身体竖立，整个头部浸入水中超过10秒）。水温20℃，水深20cm[6]。营养过剩模型：每日正常饮水，同时饲喂足够高蛋白饲料。

3. 小鼠冷热板温度趋向性测定

实验室温度（20±2）℃，自动温控系统底板温度设置：低温板（cold plate）25℃，高温板（hot plate）40℃。每次给药1h后，将小鼠依次放入冷热板上各通道内，通过摄像头远程监测其冷热板寒热温区趋向活动，检测30min，并对活动轨迹进行全程记录，并经数据处理软件量化后可自动输出动物各温区停留时间、运动距离、跨区次数等参数。

4. 脏器指数测定

按公式脏器指数=各器官重量（g)/小鼠体重（g)×100%。

5. 能量代谢指标

（1）耗氧量测定：将小鼠置密闭容器中，容器底部放置钠石灰10g，用以吸收小鼠呼吸所产生的CO_2，顶端胶塞开口通橡胶管连接一刻度移液管，下端置入水中并保持垂直，所有接口用凡士林密封。记录小鼠呼吸2.5ml空气所需时间，及6min内消耗空气体积。

（2）ATP酶、琥珀酸脱氢酶（SDH）按试剂盒说明操作。

6. 氧化和抗氧化指标

总抗氧化能力（T-AOC）、超氧化物歧化酶（SOD）、丙二醛（MDA）按试剂盒说明操作。

7. 血浆 cAMP/cGMP

血浆 cAMP/cGMP 按试剂盒说明操作。

8. 统计分析

各数据以$\bar{x}±s$表示，采用spss13.0统计软件进行单因素方差分析和t检验，显著性概率水平$\alpha = 0.05$。

三、结　　果

1. 小鼠一般体征状况

饥寒疲劳组动物表现出体重增长缓慢，几乎停滞，体温偏低、饮水量显著减少，皮毛枯槁易脱落，喜热聚集成团、四肢和尾巴冰凉，解剖观察动物肝脏、脾脏、肾脏，可见明显缩小，与正常动物有明显区别，出现典型的"虚寒证"特点。营养过剩组动物体重增长较正常组快，饮水量增加，毛色光亮等，肝脏、脾脏明显大于正常动物，具有一定的"热证"特点。两模型组大脑和睾丸变化不明显（图6-1至图6-3，表6-1）。

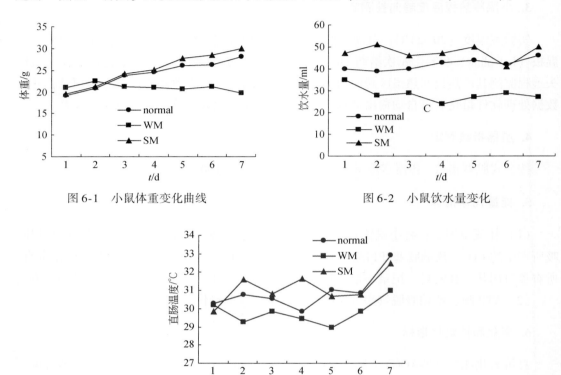

图6-1　小鼠体重变化曲线　　　　　　　　　图6-2　小鼠饮水量变化

图6-3　小鼠直肠温度变化

表6-1　小鼠脏器指数 ($\bar{x}\pm s$)

分组	肝脏指数/%	脾脏指数/%	肾脏指数/%	脑指数/%	睾丸指数/%
normal	0.25±0.02	0.02±0.00	0.06±0.01	0.05±0.01	0.03±0.01
WM	0.15±0.01 *	0.01±0.00 *	0.03±0.01 *	0.04±0.01	0.02±0.00
SM	0.28±0.03 *	0.03±0.00 *	0.07±0.01	0.05±0.01	0.03±0.00

＊：与正常组比较，$P<0.05$

2. 小鼠温度趋向性变化趋势

与正常组比较，饥寒疲劳组小鼠在高温区停留比例（remaining rate，RR）显著增加（$P<0.05$），表现为趋热性，与其"虚寒证"特点相合；而营养过剩组小鼠在高温区停留比例显著减少（$P<0.05$），表现为趋寒性，与其"热证"特点一致。具体分析如下：

①与正常组比较，饥寒疲劳组小鼠随着造模时间的延长，高温区停留比例增加，仅第 3、4 天与正常组无差异，其他各时间节点均显著高于正常组，营养过剩组仅第 4、第 5 天与正常组无差异，其他时间点高温区停留比例均显著下降。②与体营养过剩组比较，饥寒疲劳组小鼠高温区停留比例仅第 4 天无显著差异，其他时间点高温区停留比例均显著增加。③重复造模 3 次，与正常组比较，饥寒疲劳组小鼠连续 7 天高温区停留比例平均值均增加，即"趋热性"增强，而营养过剩组小鼠降低，即"趋热性"下降，三者高温趋向性顺序为：饥寒疲劳组>正常组>营养过剩组（图 6-4、图 6-5）。

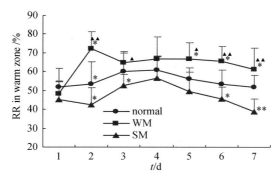

图 6-4　小鼠温度停留比例（RR）的变化

与正常组比较，＊：$P<0.05$，＊＊：$P<0.01$；与体盛模型组比较，▲：$P<0.05$，▲▲：$P<0.01$

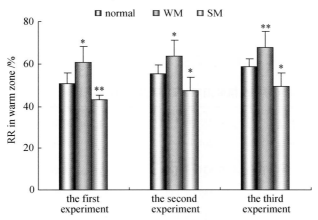

图 6-5　小鼠平均温度停留比例（RR）比较

与正常组比较，＊：$P<0.05$，＊＊：$P<0.01$

3. 血浆 CAMP、CGMP 变化

结果显示，与正常组比较，饥寒疲劳组小鼠血浆 cAMP、cGMP 含量增加，但 cAMP/cGMP 比值显著下降（$P<0.01$），而营养过剩组小鼠血浆 cAMP、cGMP 含量下降，但

cAMP/cGMP 比值显著上升（$P<0.05$）（表 6-2）。

表 6-2　小鼠血浆 CAMP，CGMP 及 CAMP/CGMP 比较（$\bar{x}\pm s$）

分组	CAMP/（pmol/ml）	CGMP/（pmol/ml）	CAMP/CGMP
normal	0.34±0.02	0.22±0.03	1.63±0.15
WM	3.01±0.27*	2.69±0.42**	1.18±0.17**
SM	0.40±0.16	0.13±0.04**	3.08±1.09*

与正常组比较，*：$P<0.05$，**：$P<0.01$

4. 能量指标变化（耗氧量、ATP 酶、SDH）

（1）小鼠耗氧量：以 6min 内消耗氧气体积（ml）为指标，饥寒疲劳组耗氧量为（1.70±0.67）ml，显著低于正常组 [（3.74±0.75）ml，$P<0.05$]，营养过剩组耗氧量为（4.61±0.43）ml，显著高于正常组（$P<0.05$），以消耗 2.5ml 氧气所需时间（min）为指标，饥寒疲劳组耗时（7.96±0.94）min，显著高于正常组 [（4.83±0.44）min，$P<0.01$]，营养过剩组耗时（3.56±0.31）min，显著低于正常组（$P<0.05$），两指标表达的耗氧量结果基本一致，并互为补充。

（2）小鼠 ATP 酶活力：同组动物间 ATP 酶活力变化趋势一致。与正常组比较，饥寒疲劳组小鼠肝组织、Na^+-K^+-ATP 酶、Ca^{2+}-ATP 酶活力显著下降（$P<0.05$），Mg^{2+}-ATP 酶变化不明显。营养过剩组小鼠 Na^+-K^+-ATP 酶、Mg^{2+}-ATP 酶活性显著增强（$P<0.05$），Ca^{2+}-ATP 酶变化不明显。

（3）琥珀酸脱氢酶（SDH）活力：与正常组比较，饥寒疲劳组小鼠肝组织 SDH 活力显著下降（$P<0.05$），营养过剩组小鼠 SDH 活力显著显著增强（$P<0.05$）（表 6-3）。

表 6-3　小鼠肝组织 ATP 酶及 SDH 活力比较（$\bar{x}\pm s$）

分组	Na^+-K^+-ATP 酶活性/[μmol/(mg·h)]	Ca^{2+}-ATP 酶活性/[μmol/(mg·h)]	Mg^{2+}-ATP 酶活性/[（μmol/(mg·h)]	SDH 活力/（U/mgprot）
normal	1.246±0.154	0.831±0.063	0.493±0.028	14.92±3.74
WM	1.021±0.012*	0.568±0.147*	0.459±0.058	10.31±2.59*
SM	1.543±0.131*	0.815±0.102	0.670±0.034*	17.25±4.30*

与正常组比较，*：$P<0.05$

5. 氧化与抗氧化指标变化

与正常组比较，饥寒疲劳组小鼠 T-AOC、SOD 活力显著降低，同时 MDA 含量显著增加，即机体抗氧化能力降低；营养过剩组小鼠 T-AOC、SOD 活力显著增加，同时 MDA 含量显著下降，即机体抗氧化能力增强（表 6-4）。

表 6-4　小鼠肝组织总抗氧化活力、SOD 及 MDA 活力比较（$\bar{x}\pm s$）

分组	T-AOC/（U/mgprot）	SOD/（U/mgprot）	MDA/（U/mgprot）
normal	0.487±0.052	87.50±12.85	3.55±1.31
WM	0.154±0.053 **	76.64±9.04 *	8.40±1.80 *
SM	0.713±0.065 *	136.43±17.08 **	2.85±0.87 *

与正常组比较，＊：$P<0.05$，＊＊：$P<0.01$

四、讨　　论

研究表明，饥寒疲劳动物出现疲惫、毛发蓬乱无泽、体重增长停滞、体温降低、饮水量下降、尾巴及四肢冰凉淤青等"虚寒证"特点，宏观行为学则表现为在高温区（40℃）停留比例（remaining rate，RR）显著增加（$P<0.05$），即"趋热性"增强，其内在表现为 ATP 酶、SDH、T-AOC、SOD 活力、机体耗氧量显著下降（$P<0.05$），即机体能量代谢和抗氧化能力下降，同时，血液相关指标结果显示，饥寒疲劳组小鼠 cAMP/cGMP 比值较正常组显著下降（$P<0.01$），与现代关于"虚证"可致免疫功能低下[7]、环核苷酸代谢紊乱[8]等相符；而营养过剩组变化则基本相反。这些进一步验证了饥寒疲劳和营养过剩小鼠的"寒证"和"热证"特点。

由此可见，本研究所复制的饥寒疲劳和营养过剩模型动物的温度趋向性及机体能量代谢、抗氧化能力均发生明显变化，饥寒疲劳动物代谢减弱的，产热减少，动物"趋热性"增强，"趋寒性"减弱，营养过剩动物则产热增多，动物"趋寒性"增强，"趋热性"减弱。提示，饥寒疲劳与营养过剩模型可看作是最简单的寒热体质病理模型，其温度趋向性的变化可在一定程度上用于表征寒热体质的差异，为客观表征中药寒热药性提供了新的研究载体。

第二节　基于冷热板示差法的肾阳虚和肾阴虚模型的寒热评价

肾阴虚/肾阳虚模型是目前较为公认的中医证候动物模型之一。目前主要的肾阴/阳虚模型有氢化可的松模型、甲状腺素模型等[9~12]，据文献报道，阳虚模型造模时间长于阴虚模型，但剂量低于阴虚模型。近年来，研究者们利用现代医学理论和技术手段，从机体到基因、从形态到功能，对肾阴/阳虚证进行了较广泛而深入的研究[13~16]，从多个方面探讨了肾阴/阳虚证的科学内涵。

根据中医理论，"阴/阳"是传统中医对人与自然的基本认识，是物质、能量、信息的基本属性。譬如，阳为火为热为燥为动、阴为水为寒为湿为静等；肾阴/阳虚是人体两种对立、互根、互化的疾病状态,"阴虚则阳胜、阳虚则阴胜","阴穷及阳、阳穷及阴","阳虚则寒、阴虚则热",表述的是阴虚/阳虚两种不同的能量状态(感受),且该能量状态随物质状态的变化而变化。《素问·阴阳应相大论》有言:"阳胜则身热……能冬不能夏,阴胜则身寒……能夏不能冬",形象地指出了由于机体能量状态的失衡而表现出的对环境的趋避(喜恶);而这种选择行为/意念可以表现为模型动物对环境条件(寒热)的趋向的差异,通过对该趋向行为的客观表征,将可为阴/阳虚模型的客观评价提供新的科学依据。

中药药性热力学观认为,生命体系的稳定和持续需要不断从外界摄取负熵流用于平衡由于机体生长代谢或疾病引起的紊乱状态,这种负熵流包括采食(多/少、普通/高能)、饮水(多/少、冷/热)及环境温度(冷区/热区)等。该方法在规定条件下,通过对动物这种自主选择的补偿行为的过程观察,揭示机体能量/物质状态及其变化趋势,从而确定动物的体质/疾病状态。这将为寒热动物模型,特别是肾阴虚/阳虚模型的客观评价提供一种新的方法手段;同时,在确定的动物模型上给予不同的药物,观察药物对动物自主补偿行为的改变,根据"治热以寒,治寒以热"理论,可以实现"以证测药",从而也为中药寒热药性的评价提供新的理论与技术支持[17~19]。

为此,本节拟采用肾上腺糖皮质激素(氢化可的松)复制肾阳虚/肾阴虚模型[20~21]。采用冷热板示差法,评价动物温度趋向行为学的差异,同时辅以能量代谢相关生化检测指标佐证,评价肾阴/阳虚模型的差异,为中医药"寒/热、阴/阳"理论阐释提供新的科学依据与技术支持。

一、材　　料

1. 动物及饲料

清洁级 KM 种小鼠,雄性,体重 18~20g,18 只,购于军事医学科学院,许可证号:SCKX-(军)2007004。普通饲料(粗蛋白 19.2%,粗脂肪 4.1%,粗纤维 2.5%,水分9.5%、粗灰分 6.6%,总钙 1.2%、磷 0.87%)和高蛋白饲料(粗蛋白 24.9%、粗脂肪4.2%、粗纤维 2.3%、水分 8.4%、粗灰分 6.6%、总钙 1.2%、磷 0.86%)。

2. 仪器及试剂

冷热板示差系统由中国人民解放军中药研究所自主设计(专利号:ZL2008200004444.2),其工作原理见前。停留比例(remaining rate, RR)为动物在某个温区出现频数占总监测频数的百分比,即停留比例=温区出现频数/总监测频数×100%。

Cary50 Bio 紫外分光光度计,白洋 B320 型低速离心机。考马斯亮蓝蛋白测定盒、ATP 酶测试盒及 SOD 测试盒,其他试剂均为分析纯。

二、方　法

1. 动物分组与模型复制

动物随即分为正常对照组、肾阴虚模型组、肾阳虚模型组，各组动物测试前预养 3 日，剔除体温变化大者，每组入选 6 只小鼠。肾阴虚模型，皮下注射氢化可的松 50mg/kg，造模时间 5 天；肾阳虚模型，皮下注射氢化可的松 25mg/kg，造模时间 10 天。

2. 小鼠冷热板温度趋向性测定

实验室温度（22±2）℃，自动温控系统底板温度设置：低温板（cold plate）25℃，高温板（hot plate）40℃。每次给药 2h 后，将小鼠依次放入冷热板上各通道内，通过摄像头远程监测其冷热板寒热温区趋向活动，并对活动轨迹进行全程记录。每次记录 30min，取中间 20min 数据进行统计分析，计算小鼠在各温区停留概率。

3. 呼吸耗氧量测定

将小鼠置密闭容器中，容器底部放置钠石灰 10g，用以吸收小鼠呼吸所产生的 CO_2，顶端胶塞开口通橡胶管连接一刻度移液管，下端置入水中并保持垂直，所有接口用凡士林密封，使系统保持良好的气密性，移液管中水柱体积即小鼠呼吸耗氧体积。记录小鼠消耗 2.5ml 氧气所需时间，及 6min 内消耗氧气体积。

4. 血浆 cAMP/cGMP 测定

小鼠摘眼球取血 1~2ml，滴入肝素化试管中，摇匀，静置 30min 后于 3000r/min 离心 10min，分取血浆 −20℃ 保存。测定前取 1ml 血浆，加 2ml 无水乙醇，涡旋混匀，静置 5min，3000r/min 离心 10min，取上清液置试管中，60℃ 下挥干液体，残渣加入 1ml 醋酸缓冲液溶解，取 100μl 溶液，采用放射免疫法测定 cAMP/cGMP。

5. 肝组织 ATP 酶及 SOD 活性测定

颈椎脱臼处死动物，迅速取出肝脏，放入预冷至 4℃ 生理盐水中，洗去表面血迹，滤纸洗掉表面水分，称取肝组织制备匀浆，按试剂盒说明书操作，测定 Na^+-K^+-ATPase 活性及 SOD 活性。

6. 统计分析

各数据以 $\bar{x}±s$ 表示，采用 spss13.0 统计软件进行单因素方差分析和 t 检验，显著性概率水平 $\alpha = 0.05$。

三、结　　果

1. 一般情况

肾阴虚小鼠出现一系列"耗竭"现象：神淡、精神不振、反应迟钝、被毛疏松、失去光泽及脱毛、消瘦、肢尾冷、肛温降低、畏寒肢冷、拱背蜷曲等外形衰弱及寒象；肾阳虚小鼠皮毛汗湿竖立，精神委靡，弓背萎缩，喜挤卧而不喜动，与文献报道一致，表明造模成功[22~24]。各组动物体重呈递增趋势，与正常组比较，肾阴虚组动物体重在前 4 日保持在较低水平，后有缓慢增加，趋势显著低于正常动物（$P<0.05$ 或 $P<0.01$），肾阳虚组小鼠从第六天开始体重增加趋势逐渐减小（$P<0.05$）（图6-6）。

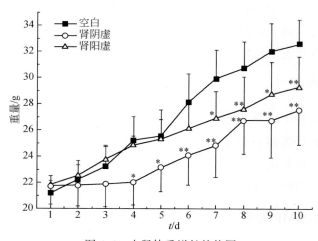

图 6-6　小鼠体重增长趋势图

与正常对照组比较，＊：$P<0.05$，＊＊：$P<0.01$

与正常组动物相比，肾阴/阳虚组动物第 6 天后饮食量明显降低，其中肾阴虚组动物饮食量逐渐恢复至正常水平。与正常组比较，肾阳虚组动物饮水量显著降低，肾阴虚组动物饮水量有所增加，其中以前 4 天和后 3 天较为明显。该结果与中医传统理论认为，阴虚火旺，耗伤津液相吻合（图6-7）。

2. 小鼠温度趋向性变化趋势

与正常组比较，肾阴虚组动物造模期间（前 5 天）在高温区停留比例显著降低（$P<0.05$ 或 $P<0.01$），动物选择性地趋向低温区，提示阴虚生热；肾阳虚组小鼠造模前期在高温区停留比例有所降低，后期在高温区停留比例显著提高，表明随着造模时间的延长，小鼠在高温区停留的时间逐渐增加（$P<0.05$ 或 $P<0.01$），呈现阳虚的状态，这与传统认为皮质激素模型先呈现阴虚状态后呈现阳虚状态结果基本一致[25~26]（图6-8）。

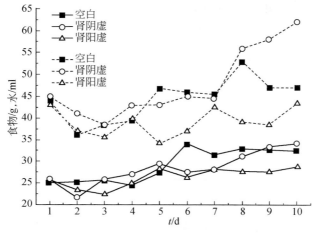

图 6-7　小鼠饮食量、饮水量变化趋势图

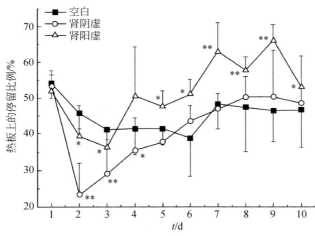

图 6-8　小鼠在冷热板高温区分布趋势图

与正常对照组比较，＊：$P<0.05$，＊＊：$P<0.01$

3. 小鼠呼吸耗氧量测定结果

与空白组比较，肾阴虚组动物耗氧量显著增高（$P<0.05$），而肾阳虚动物耗氧量有所降低。与现代研究认为肾阴虚时，全身基础新陈代谢增强，产热及能量提高，反应兴奋等虚热症状等综合表现相符合（表6-5）。

4. 小鼠血浆 cAMP/cGMP 测定结果

与空白组比较，肾阴虚组动物 cAMP/cGMP 显著增高（$P<0.05$），氧气消耗显著提高，而肾阳虚动物变化不明显；与肾阴虚组动物相比，肾阳虚组动物 cAMP/cGMP 显著降

低，与文献报道基本一致[27]。结果提示，阴虚组动物基础代谢显著提高，而阳虚组动物基础代谢显著降低，与肾阴虚（肾阳虚）证表现基本一致，表明模型复制成功（表6-5）。

表6-5　各组动物 cAMP/cGMP 及呼吸耗氧量测定结果

组别	cAMP/cGMP	耗氧量	
		时间（s）/2.5ml O₂	体积（ml）/6min
正常对照组	0.79±0.33	147.5±26.2	5.57±0.58
肾阴虚组	3.08±1.02*	119.5±19.8*	6.51±0.53*
肾阳虚组	0.65±0.54	142.7±6.2	5.55±0.42

与正常对照组比较，*：$P<0.05$，**：$P<0.01$

5. 小鼠肝组织 ATP 酶活力和 SOD 变化趋势

与正常组小鼠比较，肾阴虚小鼠 Na^+-K^+-ATP 酶活性增加（$P<0.01$），而肾阳虚小鼠 Na^+-K^+-ATP 酶活性却降低（$P<0.05$）。与空白组比较，肾阴虚组动物 SOD 活性显著降低（$P<0.05$），而肾阳虚动物 SOD 活性显著提高（$P<0.01$）。与现代研究认为肾阳虚时，全身的新陈代谢降低，产热及能量减少，反应迟钝等虚寒症状等综合表现相符合（表6-6）。

表6-6　各组动物肝组织 Na^+-K^+-ATP 酶活性及 SOD 活性测定结果

组别	Na^+-K^+-ATP 酶/[μmol Pi/（mgprot·h）]	SOD/（U/mg prot）
正常对照组	3.07±0.79	85.61±11.54
肾阴虚组	5.53±0.66**	76.43±17.05*
肾阳虚组	2.74±0.63*	137.58±28.96**

与正常对照组比较，*：$P<0.05$，**：$P<0.01$

四、讨　　论

中医证候动物模型评价是多年来学界争论的焦点也是研究的难点，本文在前人研究的基础上采用皮下注射氢化可的松复制肾阴虚/肾阳虚动物模型，采用冷热板示差法考察不同模型组动物对寒、热环境的趋向性的宏观行为学差异，并测定经典的能量/神经递质等生化指标的变化，以期客观地评价模型的科学性和可靠性。

研究发现，与正常组小鼠比较，肾阴虚模型小鼠在高温区的停留比例前期明显缩短，表现出肾阴虚的特点，而停药之后逐渐恢复正常水平，同时 cAMP/cGMP 显著提高，耗氧量、ATPase 等能量代谢指标也有所提高，体现出阴虚证候特点；与正常组动物比较，肾阳虚模型组小鼠在造模初期在高温区停留比例有所下降，而在造模后期在高温区停留比例显著提高，同时各项能量代谢指标显著下降，表明随着皮质激素消耗体内物质与能量，机体逐渐由能量过度消耗的"虚热"状态转入精微物质不足的"虚寒"状态，与传统中医"阴损及阳"的认识一致。

本节通过对肾阴虚/肾阳虚模型动物对寒热环境的趋向性（选择性）的行为学差别，反映出机体内部的阴阳偏盛偏衰，通过对动物模型与冷热板示差法的双向验证，表明"阴虚热寒"或"阳虚则热"证动物模型的科学性，与中医传统理论认识较为一致；同时冷热板示差法对不同模型动物在环境温度的趋向性差别的灵敏表征，也提示了该方法的科学性、灵敏性。随着冷热板示差法及评价体系的不断发展与完善，可以在经验证科学可靠的动物寒热模型的基础上给予不同的寒热药物，通过观察药物对动物温度趋向性的改变，并根据"寒者热之，热者寒之"理论，从而客观地判定药物寒热属性，将为中药寒热药性的研究及客观表征提供新的理论依据与技术支持。

第三节　基于冷热板示差法的胃寒证和胃热证模型的寒热评价

本节以胃寒证和胃热证病理动物模型为研究对象，采用冷热板示差法考察胃寒证和胃热证病理动物模型动物的温度趋向行为学差异，同时辅以常规生理指标加以佐证，旨在评价胃寒/胃热证病理动物模型的客观真实性，同时为寒热药性评价建立客观有效的动物模型。

一、材　　料

1. 实验仪器

FA21004A 电子天平；T10-basic 型动物组织匀浆机；TGL-16G 高速台式离心机；白洋 B320 型低速离心机；Cary50 Bio 紫外分光光度计；冷热板示差系统由中国人民解放军第三〇二医院全军中药研究所自主设计（专利号 ZL200820004444.2）。

2. 试药

氢氧化钠；无水乙醇；去离子水；新鲜小辣椒；考马斯亮蓝蛋白测定盒、ATP 酶试剂盒、T-AOC 测试盒和超氧化物歧化酶，其他试剂均为分析纯。

3. 实验动物及饲养条件

清洁级 KM 种小鼠，雄性，体重 14～16 g，购于军事医学科学院，许可证号：SCKX-（军）2007004。动物自由摄食饮水，饲养室光照 12 h，黑暗 12 h，室温为 23～25℃。

二、实 验 方 法

1. 模型药物的制备

4℃0.3mol/L 的 NaOH 溶液：取 0.60g NaOH 固体溶于 0.50L 去离子水中，不间断搅拌至固体全部溶解后，静置放冷到室温，然后将其放入提前设定好的 4℃ 冰箱中备用。10% 乙醇的辣椒汁：将市售的新鲜小辣椒 100g，反复用清水冲洗，洗干净后，用 10 倍量的 70% 乙醇提取两次，将两次提取液合并，减压浓缩，得油状物。将其溶于 30ml 配好的 10% 乙醇中，既得。

2. 预养分组

预养及造模期间，每天将小鼠放于冷热板仪器上，预跑 30min，学习记忆冷热板（温度控制板）不同温区的位置。造模前测定小鼠肛温，淘汰体温差异较大者，然后随机分为 3 组每组 6 只，即空白组（control）、胃寒组（gastric cold model，CM）和胃热组（gastric hot model，HM）。

3. 模型的建立

胃寒证模型的建立：小鼠自由饮食 3 天，同时按 20ml/kg 灌服 4℃ 冷水 3 次（每 6 h 一次），共灌胃 3 天。造模前小鼠禁食不禁水 24h，然后给小鼠灌胃 4℃ 0.3mol/L 的 NaOH 溶液 10ml/kg，每天一次，造模 3 天，制成胃寒证模型[28]。

胃热证模型的建立：小鼠自由饮食 3 天，造模前小鼠禁食不禁水 24h，然后按 0.2ml/10g 给小鼠灌胃 10% 乙醇的辣椒汁，每天一次，造模 3 天，制成小鼠胃热证模型[34]。

空白组：给予相同体积生理盐水。

4. 胃寒/胃热证模型小鼠温度趋向性考察

在室温（20±2）℃ 下，设置自动温控系统不同温区的底板温度（低温板 25℃，高温板 40℃），待冷热板的温度达到预设温度后，将各待测组的 6 只小鼠按编有 1 ~ 6 号的顺序分别放入相应的冷热板中的各通道内，运行摄像跟踪软件（15 帧/s），监测其冷热板寒热温区趋向活动，并对活动轨迹进行全程记录。每天记录测定一次，重复测定七天。

5. 其他相关指标考察

体重、饮食量、饮水量及耗氧量的测定：在进行小鼠温度趋向性考察的同时，每天早上同一时间称量并记录各组小鼠的体重、饮食量、饮水量及耗氧量，重复测定 7 天，结束记录。

各脏器指数的测定：在完成最后一次小鼠温度趋向性测定后，断头处死小鼠，迅速取出肝脏（liver）、肾脏（kidney）、脾脏（spleen）和睾丸（testis）四种脏器，分别称其重量、记录，分别计算各脏器指数。

肝组织各生化指标的测定：称取肝组织制备10%肝组织匀浆，按各试剂盒说明书操作，分别测定ATP酶、总抗氧化能力（T-AOC）和超氧化物歧化酶（SOD）各生化指标。

6. 统计学处理

各数据以 $\bar{x} \pm s$ 表示，小鼠冷热板各温区活动分布率、肝组织ATP酶活性、T-AOC和SOD均采用SAS V8统计软件进行单因素方差分析和 t 检验，显著性概率水平 $\alpha = 0.05$。

<h2 style="text-align:center">三、结　果</h2>

1. 胃寒/胃热证模型小鼠温度趋向性比较

与空白组比较，胃寒证病理模型组小鼠趋热性明显，随时间的延续，小鼠在高温区的停留比例（remaining ratio，RR）逐渐增强，在测定第1天、4天和7天的显著差异性为 $P<0.05$，第5、6天为 $P<0.01$，表现出典型的"寒"证特点；而胃热证病理模型组小鼠趋寒性明显，且随时间的延续，在高温区的停留比例逐渐降低，从第4天开始，表现出显著的差异性（$P<0.05$），到第7天达到 $P<0.01$，与典型的"热"证特点相符合。

另外，将以上实验重复进行两次，考察其重现性。胃寒/胃热证病理模型小鼠温度趋向性与空白组有显著的差异性，与第一次实验结果具有一致性，提示该方法重现性较好（图6-9）。

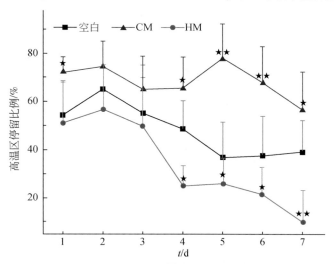

图6-9　胃"寒-热"证模型对小鼠温度趋向性影响

同空白组比较有显著性差异★：$P<0.05$，★★：$P<0.01$

2. 其他相关内在指标

（1）一般生理指标测定结果：在模型复制饲养过程中，与空白组比较，胃寒证病理模型组小鼠稀便现象严重，毛色枯白，精神委靡，喜热聚集成团，四肢和尾部偏凉，饮食量及饮水量逐渐减少，表现出"胃寒畏饮"的特征，体重生长缓慢、停滞，且在造模第 6 天开始，部分小鼠腹部开始胀大（实验完成解剖发现，小鼠胃肠胀气严重），体重迅速减轻；胃热证病理模型组小鼠在模型复制后，排便干燥，颗粒小而坚硬，毛色不顺，分散且活跃，体重轻，易出汗，随造模时间的延续，上述现象随之严重，饮食量及体重增加缓慢，饮水量明显提高，表现出"胃热欲饮"的特征。以 6 min 内消耗氧气体积（ml）为指标的结果显示，胃寒证病理模型组小鼠耗氧量下降，从第 4 天有所回升，但仍明显低于空白组；胃热证病理模型组小鼠耗氧量随时间的延续明显升高，第 6、7 天结果最为显著（图 6-10）。

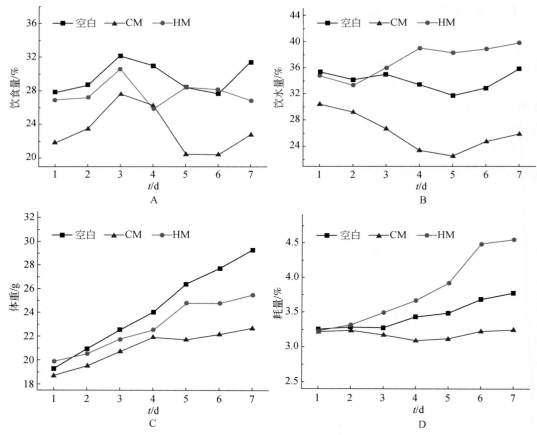

图 6-10　胃寒（胃热）证模型小鼠的一般生理指标变化
A. 饮食量；B. 饮水量；C. 体重；D. 耗氧量

（2）各脏器指数计算结果：不同的病理体征，可能与体内的某个或某些脏器指数相关。从表6-7中列出的各脏器指数的结果可以看出，胃寒证病理模型组与空白组比较，对小鼠的肝脏、脾脏和脑有较大影响，在脏器指数上体现出$P<0.05$显著差异性，对心脏、肾和睾丸基本无影响；胃热证病理模型组与空白组比较，对小鼠的脾脏和脑有较大的影响，且在脏器指数上体现出$P<0.01$的显著差异性。另外，结果显示，胃寒/胃热证病理模型组对心脏和肾脏均无明显影响。

表6-7　胃寒/胃热证病理模型对小鼠各脏器指数（%）的影响

分组	心	肝	脾	肾	睾丸	脑
control	0.004 6±0.000 7	0.047 5±0.010 2	0.004 6±0.001 3	0.013 4±0.003 3	0.005 3±0.001 5	0.016 6±0.002 8
CM	0.004 5±0.000 9	0.054 4±0.007 6 *	0.003 6±0.000 8 *	0.013 1±0.001 4	0.006 1±0.001 2 *	0.016 8±0.001 7
HM	0.004 6±0.001 7	0.050 0±0.010 4	0.003 1±0.000 4 **	0.012 9±0.002 5	0.005 3±0.001 1	0.013 5±0.002 4 **

同空白组比较有显著性差异 * ：$P<0.05$， ** ：$P<0.01$

（3）肝组织各生化指标的测定结果

1）ATP酶：与空白组比较，胃寒证病理模型组小鼠的Na^+-K^+、Mg^{2+}和Ca^{2+}-ATP酶均显著降低（$P<0.05$），而胃热证病理模型组显著提高（$P<0.05$）。

2）总抗氧化能力（T-AOC）：与空白组比较，胃寒证病理模型组小鼠肝组织总抗氧化能力显著降低（$P<0.05$），而胃热证病理模型组显著提高（$P<0.01$）。

3）超氧化物歧化酶（SOD）：与空白组比较，胃寒证病理模型组小鼠的超氧化物歧化酶显著降低（$P<0.05$），而胃热证病理模型组显著升高（$P<0.01$）。

与空白组小鼠肝组织各生化指标综合比较显示，胃寒证病理模型有使其下调作用，显著性为$P<0.05$，而胃热证病理模型有上调作用，除Na^+-K^+-ATP酶显著性$P<0.05$外，其他显著性均为$P<0.01$，见表6-8。

表6-8　胃寒/热模型对小鼠各生化指标的影响

分组	Na^+-K^+-ATP酶/ [μmol/(mg·h)]	Mg^{2+}-ATP酶/ [μmol/(mg·h)]	Ca^{2+}-ATP酶/ [μmol/(mg·h)]	T-AOC/(U/mgprot)	SOD/(U/mgprot)
control	4.66±0.80	3.78±0.77	3.83±0.60	0.237 7±0.032 2	98.66±13.42
CM	4.18±0.63 *	3.15±0.40 *	3.04±0.74 *	0.151 5±0.043 0 *	82.89±11.38 *
HM	5.63±0.69 *	5.97±0.94 **	5.36±0.68 **	0.416 8±0.052 8 **	157.19±12.37 **

同空白组比较有显著性差异 * ：$P<0.05$， ** ：$P<0.01$

四、讨论

中医"证"与中药疗效作用的紧密关系，因而建立合适的中医证候模型，对中药不仅"以病论效"而且"因证论效"是必需的。结合中医辨证论理的特点和现代的研究经验，建立的相应胃寒/胃热证病理动物模型已有大量报道，并对模型建立的机制做了阐述，具体认为胆汁反流可导致胃黏膜损伤，据报道向胆汁反流性胃炎患者胃内灌注一定浓度的 NaOH 所引起的疼痛与其相似，表明反流性胃炎的发病与反流物的碱性有关[34]，又嗜食生冷寒凉是导致脾胃疾病的病因之一，故以此二因素为依据建立了以冷 NaOH 复制的胃寒模型。酒和辣椒性热，饮食不节易导致各种急慢性胃病，故选择 10% 乙醇的辣椒汁复制小鼠胃热证病理模型。虽然已建立的该病理体征模型在研究得到了广泛的应用，甚至进行相关的方证对应研究，但现有的手段和方法难以对其进行综合的评价，进而说明与传统的中医"证"相对应，本实验采用冷热板示差法，考察胃寒/胃热证病理模型外在体现的寒热差异的关系。

现代研究认为机体在病理条件下对热变化的一种生理或病理感受，既可能是处于病理状态下机体可激发出的内生致热物质或相关物质作用于机体后产生的一系列生理或病理反应，这些反应均伴有能量（热）变化。无论哪种形式的能量（热）变化，均可使机体呈现寒、热的差异，从而表现为对寒热环境的趋向性（选择性）的行为学差别。进而也可使机体一些相关的生理和生化指标受到影响而发生变化。在本研究中，主要从宏观动物温度趋向行为学角度，并同时辅以一般生理指标和与机体能量代谢相关的生化指标对胃寒（胃热）证的病理模型进行评价，并考察其相关性。从具体实验结果中我们可以看出，胃寒证病理模型小鼠在高温区的停留比例显著提高（$P<0.05$），胃热证模型小鼠显著降低（$P<0.05$），提示建立胃寒证和胃热证可使机体之气偏盛偏衰，寒热（阴阳）失衡，与《素问·阴阳应象大论》中提到的"阳胜则身热……能冬不能夏，阴胜则身寒……能夏不能冬"的论述相一致。在测定的一般生理指标及相关的生化指标结果与温度趋向行为学结果有一定的相关性。具体体现在与空白组比较，胃寒证小鼠体重、饮食量、饮水量和耗氧量下降，肝、脾和脑的脏器指数有显著变化（$P<0.05$），ATP 酶、T-AOC 和 SOD 显著下降（$P<0.05$）；胃热证小鼠体重、饮食量和耗氧量下降，饮水量上升，脾和睾丸的脏器指数有显著变化（$P<0.01$），ATP 酶、T-AOC 和 SOD 显著上升（$P<0.05$），提示不同寒热体征模型在体内会产生相应的内在反映，并且与与小鼠的温度趋向性也存在一定的相关性。

因此，本实验以热力学理论为指导动物温度趋向行为学方法，同时辅以相应的生理、生化指标验证的方法，从整体水平、多指标对复制的胃寒/胃热证病理模型综合评价，依据中医"证"的特点，能够客观且真实地表征寒热体质差异性，为中药寒热药性提供了新的研究载体，进而也为寒热药性或其他中医病理模型载体的研究提供新的评价方法和研究思路。

参 考 文 献

[1] 陈群，刘亚梅，徐志伟，等. 实热证、虚热证模型大鼠肝细胞琥珀酸脱氢酶活性研究. 北京中医药大学学报，2000，23（5）：48～49

[2] 肖小河，金城，赵艳玲，等．中药药性的生物热力学表达及其应用．美中医学，2006，3 (1)：1~6

[3] 任永申，王伽伯，赵艳玲，等．小鼠限食/低温游泳模型评价黄连、吴茱萸及其复方寒热药性．药学学报，2009，44 (1)：1221~1227

[4] 潘志强，方肇勤．小鼠虚证模型实验研究现状及发展趋势．上海中医药大学学报，2003，7 (4)：60~63

[5] 尚冰．脾气虚证脾阴虚证脾阳虚证模型大鼠 MDA、SOD、GSH_ PxT_ AOC8_ OHdG 端粒长度变化的实验研究，沈阳：辽宁中医药大学博士论文，2006

[6] 陈小野，周永生，樊雅莉，等．大鼠虚寒证模型的研制．中国实验动物学报，2001，9 (3)：155~158

[7] 王拥军，施杞，江建春，等．大鼠气虚血瘀肾虚型颈椎病模型的建立．中西医结合学报，2008，6 (11)：1152~1157

[8] 胡建鹏，吕磊．气虚血瘀证局灶性脑缺血再灌注大鼠血浆及脑组织 cAMP、cGMP 含量动态研究．安徽中医学院学报，2004，23 (1)：35~37

[9] 卢文丽，方肇勤．阳虚证动物模型的造模方法与评析．上海中医药大学学报，2004，18 (4)：44~48

[10] 付晓伶，方肇勤．阴虚证动物模型的造模方法及评析．上海中医药大学学报，2004，18 (2)：51~54

[11] 成秀梅，杜惠兰．寒证动物模型及本质研究进展．中国中医基础医学杂志，2006，12 (11)：872~874

[12] 成秀梅，杜惠兰．中医寒热证动物模型的研究．河北中医药学报，2005，20 (4)：11~14

[13] 李广曦．肾阳虚证动物模型的造模方法及其相关指标回顾．中国中医基础医学杂志，2000，6 (4)：46~54

[14] 蒋淑君，崔存德，许兰芝．肾阳虚大鼠下丘脑-垂体-性腺轴钙调蛋白的基因表达及补肾中药的调整作用．中国临床康复，2004，8 (24)：50~56

[15] 王米渠，冯韧，严石林，等．基因表达谱芯片与中医寒证的 7 类相关基因．中医杂志，2003，44 (4)：288

[16] Jinsong Liu, Dehua Wang, Ruyong Sun. Metabolism and thermoregulation in three species of rodent from Northeastern China. Journal of Thermal Biology, 2004, 29：177~183

[17] 张学儒，赵艳玲，王伽伯，等．基于小鼠温度趋向行外学表征的红参和西洋参寒热药性差异考察．中华医学杂志，2009，89 (29)：1994~1998

[18] 赵海平，赵艳玲，王伽伯，等．基于冷热板示差法的中药大黄和附子寒热药性差异的表征．中国科学 C 辑：生命科学，2009，39 (8)：803~808

[19] 周灿平，王伽伯，张学儒，等．基于动物温度趋向行为学评价的黄连及其炮制品寒热药性差异研究．中国科学 C 辑：生命科学，2009，39 (7)：669~676

[20] 丁慧登，沃兴德．肾阴虚证的现代研究进展．现代生物医学进展，2008，8：161~164

[21] 张新民，段元丽，沈自尹，等．三类中药复方对侧脑室内注射 IL-1 大鼠下丘脑-垂体-肾上腺皮质轴反应状态的影响．中医杂志，2002，43 (1)：59

[22] 蓝健姿，严晓华，张雷梅，等．肾虚证型慢性肾小球肾炎与血清总 T_3、T_4 含量关系的探讨．福建

中医药，2001，32（3）：34

[23] 齐云，霍海如，田甲丽，等. 桂枝汤对发热及低体温大鼠下丘脑中腺苷酸环化酶和磷酸二酯酶活性的影响. 中国中西医结合杂志，2001，21（3）：203～205

[24] 陈瑜，沈自尹，陈伟华. 淋巴细胞基因表达谱揭示淫羊藿总黄酮重建衰老免疫稳态的分子机制. 中国中西医结合杂志，2004，24（1）：59

[25] 富杭育，郭淑英，高英杰，等. 桂枝汤对体温双向调节作用机理探讨——对下丘脑前列腺素 2 的影响. 中西医结合杂志，1993，13（11）：667～669

[26] 蔡定芳，沈自尹，张玲娟，等. 右归饮对皮质酮大鼠细胞免疫及细胞因子的影响. 中国免疫学杂志，1995，11（4）：248

[27] 梁汝圣，徐宗佩. 大鼠肾阴阳虚模型建立方法. 吉林中医药，2008，28（9）：685～687

[28] 胡元龙. 碱性反流性胃炎. 国外医学·外科学分册，1988，15（3）：78

第七章　基于正常动物的
中药寒热药性评价

本节在冷热板示差系统方法学考察基础上，重点考察了正常动物及其在不同寒热药性中药干预下供试动物的行为学变化特点及其规律，旨在：一是求证冷热板示差法的科学合理性，二是初步揭示寒热药性差异的客观真实性。供试方药有如下两组。

（1）不同寒热药性中药比较：大黄（寒）与附子（热）。

（2）不同寒热属性复方比较：麻黄汤（辛温解表）与麻杏石甘汤（辛凉解表）。

（3）不同程度寒热药性的中药配伍比较：附子（大热）与干姜（热）。

第一节　大黄和附子寒热药性评价

《神农本草经》首先提出"药有……又有寒热温凉四气"，四气也即药物的四性，反映了药物对人体阴阳盛衰、寒热变化的作用倾向，而四性中温和热、寒和凉只是程度上的差别并没有质的不同，从四性本质而言，只有寒热两性的区分[1]。同时，正如陶弘景所言："药物甘苦之味可略，唯冷热须明"，寒热药性又是中药的主要药性。但如何用现代技术手段直观和客观地表征寒热药性的差异性，长期以来一直是中医药理论研究的难点和热点，至今尚未有成熟的经验可循。基于前期对中药的热力学分析，本研究组认为，寒热药性是机体在药物作用下对热变化的一种生理或病理感受[2]，既可能是药物本身蕴涵的能量或热量物质在体内正常转化（代谢），也可能是药物所含有的内生致热物质或相关物质作用于机体后产生的一系列生理或病理反应，这些反应均伴有能量转移和热变化。无论哪种形式的能量转移和热变化，均可使机体呈现寒、热的差异[3]，而表现为对寒热环境的趋向性（选择性）的差别，早在《素问·阴阳应象大论》中就有"阳胜则身热……能冬不能夏，阴胜则身寒……能夏不能冬"的论述。由此可见，机体对寒热环境适应性的差异可能是中药对机体能量代谢干预的结果，也可以认为是中药寒热药性的表达方式之一。

基于上述认识，本实验以课题组首创的冷热板示差法来探讨寒热药性与动物对温度环境趋向行为变化的内在联系。冷热板示差法是由可耐受高温–最适温–可耐受低温构成3个温区，通过正常动物与给药动物对不同温区的趋向性变化来表征药物干预作用差异性的实验方法。本研究首先对基于冷热板示差法建立的"行为学智能监测系统"进行了实验条件考察，然后以大黄、附子为研究对象，通过冷热板示差装置观察它们对小鼠温度趋向行为的干预作用，并检测肝组织 ATP 酶活性，从能量变化的角度初步探讨其可能的作用机制。本研究为阐释中药寒热药性差异的客观真实性以及建立其客观评价方法和指标提供了思路和技术参考，并为实现冷热板示差法在中药药性及药理药效研究领域的应用奠定了一定的基础。

一、材　　　料

1. 动物

健康 KM，ICR，BALB/c 种小鼠，雄性，体重 18 ~ 20g，购于中国药品生物制品检定所实验动物中心，许可证号：SCXK（京）2005—0004。预养 1 周，预养期间，测定小鼠肛温，淘汰体温异常者。基础饲料为实验鼠全价颗粒饲料，由北京军事医学科学院实验动物研究中心提供。自由进食及饮水。动物房温度（20±2）℃，湿度 60% ~ 80%。定时排气通风，人工光照约 12h：12h 的明暗周期。

2. 仪器与试剂

动物温度趋向性行为学智能监测系统，ZS-3 板式酶标仪、ATP 酶试剂盒、考马斯亮蓝蛋白测定盒，其他试剂均为分析纯。

动物温度趋向行为学智能监测系统是基于冷热板示差法设计而成的成套仪器（专利号：ZL2008200004444.2）。首先由温度控制板（冷热板）与衔接其上的动物活动通道构成六通道监测系统（敞口型），并使温度控制板生成 3 个相对恒定的温区（Ⅰ、Ⅱ、Ⅲ区），然后通过远程视频实时监测软件获得动物在各通道不同温区间的活动信息（如：停留时间、活动频率、运动距离等），输出视频图像的同时，动物的每帧示踪信号（12 帧/s）自动转化为一个平面投影坐标（X，Y），即一个活动轨迹点（12 个/s）。经视频识别系统对轨迹点分布态势处理后，得出一定时间内，每只动物在高、低温区的总停留时间比例，也即代表动物对该温区的趋向性[4,5]。本实验方法在应用过程中易受诸多环境因素影响，如温度、湿度、噪声、灯光、气流、风速等。为确保实验结果的可比性，应尽量控制，并在动物不觉察的情况下进行跟踪监测。

3. 药物及制备

大黄、附子，经本实验室鉴定为蓼科植物掌叶大黄（rheum palmatum L.）的干燥根。附子为毛茛科植物乌头（*Aconitum carmichaeli* Debx.）的子根。

称取大黄、附子各 200g，第 1 次煎煮加 10 倍量水，浸泡 30 min；第 2、3 次煎煮加 8

倍量水，大黄每次煎煮 1 h，附子每次煎煮 1.5 h，各药合并滤液，浓缩至 1∶1（即 1ml 药液含原生药 1g），高温灭菌备用。

二、方 法

1. 测定大黄、附子对小鼠在适宜温梯冷热板上温度趋向性的影响。

设置温度梯度为 15 ~ 30 ~ 40℃。取 36 只 KM 种雄性小鼠，随机分为 3 组，每组 12只，即：空白组、大黄组（20g/kg）、附子组（20g/kg）。预养期间，训练小鼠，即：将小鼠随机放入冷热板的通道中活动，1 只/通道，1 h/（次·天），使之熟识不同冷热板环境的位置。空白组给同体积蒸馏水，连续灌胃给药 7 天。实验前禁食不禁水 18 h，末次给药 1 h 后，依上法按照组别不同进行温度趋向性活动监测。

2. 小鼠肝组织钠钾 ATP 酶、钙 ATP 酶及镁 ATP 酶活性测定。

颈椎脱臼处死动物，迅速取出肝脏，放入预冷至 4℃生理盐水中，洗去表面血迹，滤纸洗掉表面水分，称取肝组织制备匀浆，采用定磷法按试剂盒说明书操作。ATP 酶活性以每小时每毫克组织蛋白中 ATP 酶分解 ATP 产生 1μmol 无机磷的量作为一个 ATP 酶活力单位，即 mol/（mg·h）。

三、结 果

1. 一般情况

实验期间，空白组小鼠一般情况良好，毛色、饮食、大小便及行为活动等均未见异常。大黄组小鼠给药 2 天后出现大便湿、软，3 ~ 4 天后出现大便溏、肛脏，摄食量减少、倦怠、委靡、懒动、皮毛疏散不洁或竖毛等表现，而附子组小鼠给药 2 天后出现饮水量增加，大便量少而干燥，活动性增强，直至实验结束。

2. 小鼠冷热板可耐受寒热温区趋向性的变化（表 7-1）

同组动物间冷热板寒热温区总停留时间比例变化趋势一致，与空白组动物比较，大黄能显著提高小鼠在高温区的总停留时间比例（$P<0.05$），在低温区的总停留时间比例有减弱趋势；附子能显著提高小鼠在低温区的总停留时间比例（$P<0.05$），在高温区的总停留时间比例有减弱趋势（表 7-1）。

表 7-1　小鼠在温梯各温区的总停留时间比例（$\bar{x}\pm s$）

组别	动物/只	剂量/（g/kg）	15℃温区/%	30℃温区/%	40℃温区/%
空白组	12		15.53±7.23	66.02±8.37	18.45±7.00
大黄组	12	20	14.18±2.42	45.85±14.46	39.96±14.39 *
附子组	12	20	32.12±12.52 *	56.47±15.60	11.40±5.09

＊：$P<0.05$，与空白组比较有显著性差异

3. 小鼠肝组织钠钾 ATP 酶、钙 ATP 酶及镁 ATP 酶活性的变化（表 7-2）

同组动物间 ATP 酶活性变化趋势一致。与空白组比较，大黄组小鼠肝组织 Na^+-K^+-ATP 酶，Mg^{2+}-ATP 酶活性有降低趋势，Ca^{2+}-ATP 酶活性显著降低（$P<0.05$）。附子组小鼠 Na^+-K^+-ATP 酶，Mg^{2+}-ATP 酶及 Ca^{2+}-ATP 酶活性显著增强（$P<0.05$）。见表 7-2。

表 7-2　肝组织钠钾 ATP 酶、镁 ATP 酶及钙 ATP 酶活性的比较（$\bar{x}\pm s$）

组别	动物/只	剂量/（g/kg）	Na^+-K^+-ATP 酶活性/ [μmol/（mg·h）]	Mg^{++}-ATP 酶活性/ [μmol/（mg·h）]	Ca^{++}-ATP 酶活性/ [μmol/（mg·h）]
空白组	12		0.422±0.087	0.398±0.125	0.376±0.107
大黄组	12	20	0.396±0.070	0.376±0.090	0.292±0.058 *
附子组	12	20	0.528±0.144 *	0.502±0.124 *	0.495±0.075 *

＊：$P<0.05$，与空白组比较有显著性差异

4. 小鼠肝组织 ATP 酶活性变化与高、低温区总停留时间比例的对比

可见与空白组比较，大黄组小鼠肝组织 ATP 酶活性降低的同时，在高温区总停留时间比例明显增高，在低温区总停留时间比例有所降低；与空白组比较，附子组小鼠肝组织 ATP 酶活性增强的同时，在低温区总停留时间比例显著增高，在高温区总停留时间比例有所降低（图 7-1、图 7-2）。

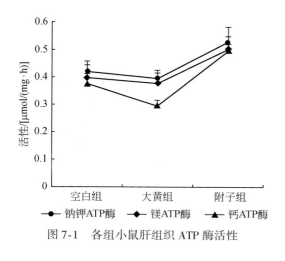

图 7-1　各组小鼠肝组织 ATP 酶活性

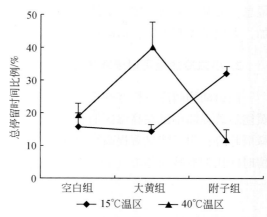

图 7-2　各组小鼠高、低温区总停留时间比例

四、结果与讨论

从原生动物到哺乳动物，所有动物都会避开过低和过高的温度而选择最适合的温度环境。在合适的梯度温度下，能够运动的动物倾向于生活在一个狭窄的最适温度区域内[6,7]，此区域就是其进行生理、生化等过程的最适宜温度区域[8]。将动物的这种趋向性称之为温度趋向性（temperature tropism），并认为其受机体能量状态变化的影响。在某种程度上中药四性就是机体在药物作用下的热物理、热化学、热生物属性等的重要反映[9]，温热药作用于机体主要表现为功能的亢奋，寒凉药作用于机体则表现为功能的抑制[2]。

本研究发现，长时间大剂量灌服大黄的小鼠表现出便溏、食少、倦怠、委靡等"寒象"，冷热板上的"趋热性"（高温区停留时间比例）明显增强（$P<0.05$），"趋寒性"（低温区停留时间比例）减弱；而长时间大剂量灌服附子的小鼠表现出饮水量明显增加，大便量少而干，活动性增强等"热象"，冷热板上的"趋寒性"（低温区停留时间比例）明显增强（$P<0.05$），"趋热性"（高温区停留时间比例）减弱。此结果与实验预期基本一致。同时，本研究结果显示，灌服大黄后的小鼠，肝组织 Ca^{2+}-ATP 酶活性显著降低（$P<0.05$），Na^+-K^+-ATP 酶、Mg^{2+}-ATP 酶活性有降低趋势；而灌服附子后的小鼠，此 3 种 ATP 酶活性都显著增强（$P<0.05$）。而 ATP 酶（ATP 酶）参与机体的多种生理活动，对 Na^+、K^+ 的转运是一个耗能的过程，需要消耗 ATP[10]。陈锐群等[11]与丁安荣等[12]证明，寒凉药知母、栀子等能抑制 Na^+-K^+-ATP 酶的活性，温热药淫羊藿等能使 Na^+-K^+-ATP 酶活性回升[13]。药物如能刺激机体代谢，增加体内热量，该药大多属于温热药；如减少体内产热，该药大多属于寒凉药[14]。可见肝组织 ATP 酶活性与大黄的"寒性"、附子的"热性"之间具有一定的相关性。

对比研究发现，机体经药物干预后 ATP 酶活性增强时，动物"趋寒性"增强，"趋热性"减弱；ATP 酶活性减弱时，动物"趋热性"增强，"趋寒性"减弱。提示大黄能够抑制机体产热，使之代偿性的趋向高温区，以补偿机体偏"寒"的感知和客观存在；而附子则能够增强机体产热，使之代偿性地趋向低温区，以补偿机体偏"热"的感知和客观存在。此宏观的温度趋向性行为学变化，在一定程度上客观地表征了中药寒热药性的差异性干预作用，与中医药传统理论对大黄、附子的寒热"赋性"相符。

综上所述，冷热板示差法可以定性、甚至定量地表征某些中药的寒热药性差异，为中药寒热药性研究提供了新思路和新方法，为阐释中药寒热药性差异的客观真实性以及建立其评价方法和指标体系提供了实验依据。但该方法属首次提出，初步应用，有待于进一步规范实验条件、积累实验数据与改进设备，促使其在药性研究领域得到广泛地应用。

第二节　麻黄汤和麻杏石甘汤
寒热药性评价

麻黄汤（mahuang decoction）及其类方麻杏石甘汤（maxingshigan decoction）均来源于医圣张仲景的《伤寒论》[15]。麻黄汤由共有药味（麻黄、杏仁、甘草）和桂枝 4 味中药组成，主治风寒表证；麻杏石甘汤由共有药味（麻黄、杏仁、甘草）和石膏 4 味中药组成，主治风寒入里化热或风热表证。选取中医经典名方麻黄汤（基础方）为代表方剂，并辅以其经典类方（麻杏石甘汤）为参照，系统并定性定量地刻画麻黄汤与其类方的生物活性和配伍变化，分析其共性和特性，将为麻黄汤类方的合理开发利用提供科学依据。两方在药味组成上仅有一味药的差异，但是寒热属性迥然不同，一个"辛温解表"，一个"辛凉解表"。那么，麻黄汤与麻杏石甘汤寒热属性差异是否客观存在？

因此，本课题组应用自主研制的冷热板示差系统，考察麻黄汤与麻杏石甘汤对正常动物的温度趋向行为的干预作用，并探讨其与寒热属性的内在联系，尝试建立中药复方寒热属性差异的客观评价方法。

一、材　　料

1. 药材及药液制备

麻黄、杏仁、桂枝、甘草及石膏药材，经中国人民解放军第三〇二医院全军中药研究所肖小河研究员鉴定符合《中国药典》2005 年版规定。按配伍比例（麻黄汤：麻黄 9g，桂枝 6g、杏仁 6g、甘草 3g；麻杏石甘汤：麻黄 9g、石膏 18g、杏仁 9g、甘草 6g），分别称取药材，10 倍量水浸泡 30min，煎煮 1h，共煎 2 次，合并滤液，分别浓缩至麻黄汤 0.2g（生药质量）/ml、麻杏石甘汤 0.34g（生药质量）/ml。

2. 实验动物

清洁级 KM 小鼠，雄性，体重 14 ~ 16g，购于军事医学科学院，许可证号：SCKX-（军）2007004。

3. 仪器及试剂

冷热板示差系统由中国人民解放军第三〇二医院全军中药研究所自主设计研制。Cary50 Bio 紫外分光光度计，白洋 B320 型低速离心机。ATP 酶试剂盒、考马斯亮蓝蛋白测定盒，其他试剂均为分析纯。

二、方　　法

1. 分组及给药

预养 5 天，预养期间，每天均使小鼠在冷热板（温度控制板）预跑 30min，使其学习记忆冷热板不同温区的位置。给药前按体重随机分为 3 组，即空白组（control）、麻黄汤组（4g/kg）、麻杏石甘汤组（8g/kg），空白组给同体积生理盐水，连续给药 7 天。

2. 小鼠冷热板温度趋向性测定

实验室温度（23±2）℃，自动温控系统底板温度设置：低温板 20℃，高温板 30℃。每次给药 0.5h 后，将小鼠依次放入冷热板上各通道内，通过摄像头远程监测其冷热板寒热温区趋向活动，并对活动轨迹进行全程记录[16]。为了确保实验的稳定性，课题组进行了重复实验。

3. 耗氧量测定

将小鼠置密闭容器中，容器底部放置钠石灰 10g，用以吸收小鼠呼吸所产生的 CO_2，顶端胶塞开口通橡胶管连接一刻度移液管，下端置入水中并保持垂直，所有接口用凡士林密封。记录小鼠呼吸 2.5ml 空气所需时间，及 6min 内消耗空气体积[17,18]。

4. 肝组织 ATP 酶活性测定

颈椎脱臼处死动物，迅速取出肝脏，放入预冷至 4℃生理盐水中，洗去表面血迹，滤纸洗掉表面水分，称取肝组织制备 2% 匀浆，采用定磷法测定 ATP 酶活性。其活性以每小时每毫克组织蛋白中 ATP 酶分解 ATP 产生 1 μmol 无机磷的量作为一个 ATP 酶活力单位［μmol/（mg·h）］。

5. 数据处理

各数据以 $\bar{x}±s$ 表示，小鼠冷热板各温区活动分布率、肝组织 ATP 酶活性、总抗氧化能力均采用单因素方差分析和 t 检验进行统计分析，显著性概率水平 $α=0.05$。

三、结　　果

1. 一般情况

麻杏石甘汤动物的体重增速较空白组迅速下降，饮水量显著减少，皮毛枯槁易脱落，喜热聚集成团，精神委靡，出现"凉"的特点；而麻黄汤组动物体重较空白组增加，毛色光亮，喜动活跃等，具有一定的"热"特点（图7-3）。

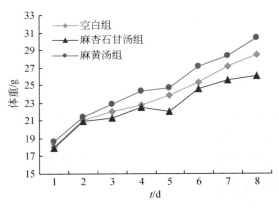

图 7-3　药物对小鼠体重的影响

2. 小鼠耗氧量的变化

以 6min 耗氧体积为指标，与空白组动物比较，麻黄汤组及麻杏石甘汤组动物所需时间明显缩短（$P<0.01$），表明麻黄汤及麻杏石甘汤可使动物耗氧能力显著提高（图 7-4）。

以消耗 2.5ml 氧气所需时间为指标，各组动物耗氧 2.5ml 所需时间变化趋势与 6min 耗氧体积变化趋势相反，所表达药物对动物耗氧量干预作用方向一致，并互为补充，且以 6min 耗氧体积变化指标更为灵敏。

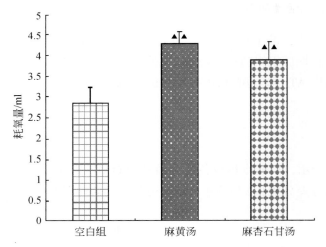

图 7-4　麻黄汤与麻杏石甘汤对小鼠耗氧量的影响

▲▲：$P<0.01$，与空白组比较有显著性差异

3. 小鼠温度趋向性的改变

与空白组比较，麻黄汤组及麻杏石甘汤组小鼠在高温区停留比例（remaining ratio,

RR）均明显降低（$P<0.05$），表现为趋寒性，与其"辛热"特点相合；而麻杏石甘汤组小鼠与麻黄汤组小鼠比较，在高温区停留比例显著增加（$P<0.05$），表现为趋热性，与其"辛凉"特点一致。结果表明：麻黄汤与麻杏石甘汤寒热药性差异客观存在（图7-5）。

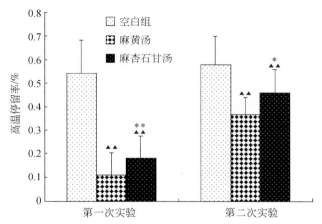

图 7-5　麻黄汤及麻杏石甘汤对小鼠温度趋向性动态影响

与空白组比较有显著性差异▲：$P<0.05$，▲▲：$P<0.01$；与麻黄汤组比较

有显著性差异＊：$P<0.05$，＊＊：$P<0.01$；

4. 小鼠肝组织 ATP 酶活性的变化

分别对小鼠肝组织 Na^+-K^+-ATP 酶、Mg^{2+}-ATP 酶、Ca^{2+}-ATP 酶活性进行了测定，发现三者的变化趋势基本一致。与空白组比较，麻杏石甘汤组小鼠 Na^+-K^+-ATP 酶活性下降，表现出寒性，而麻黄汤组小鼠 Na^+-K^+-ATP 酶活性有所提高，表现出热性；与麻黄汤组比较，麻杏石甘汤组（$P<0.05$）Na^+-K^+-ATP 酶活性均下降。Na^+-K^+-ATP 酶活性依次为：麻黄汤组>空白组>麻杏石甘汤。Ca^{2+}-Mg^{2+}-ATP 酶活性变化规律与 Na^+-K^+-ATP 酶基本一致（图7-6）。

四、讨　　论

本研究发现麻杏石甘汤动物的体重较空白组迅速下降，饮水量显著减少，皮毛枯槁易脱落，喜热聚集成团，精神委靡，出现"凉"的特点。其内在表现为机体能量代谢能力下降，从而使动物代偿性的趋向高温区，以补偿机体偏"寒"的感知和客观存在，也即体现出内在的"寒"特征。而麻黄汤组动物体重较空白组增加，毛色光亮，喜动活跃等，具有一定的"热"特点。其内在表现为机体能量代谢能力增加，从而使动物代偿性的趋向低温区，以补偿机体偏"热"的感知和客观存在，也即体现出内在的"热性"特征。

同时，本实验考察了药物对动物 ATP 酶活性的影响以反映动物能量代谢的变化。研

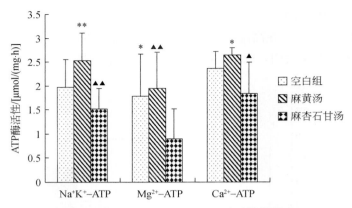

图 7-6　药物对小鼠肝组织 ATP 酶活性的影响

与空白组比较有显著性差异 * ：$P<0.05$， * * ：$P<0.01$；与麻黄汤组比较

有显著性差异 ▲：$P<0.05$， ▲▲：$P<0.01$

究发现，灌服麻黄汤后的小鼠，此二种 ATP 酶活性都有增强趋势；而灌服麻杏石甘汤后的小鼠，肝组织 Ca^{2+}-Mg^{2+}ATP 酶活性显著降低（$P<0.05$），Na^{+}-K^{+}-ATP 酶活性有降低趋势，麻黄汤与麻杏石甘汤之间具有该结果与文献报道相符。本实验在动物行为学水平验证了麻黄汤与麻杏石甘汤寒热药性差异的客观存在，为阐释中药复方寒热属性差异的客观真实性提供了实验依据。

第三节　"附子无干姜不热"的寒热药性评价

"附子无干姜不热" 是中药药性理论领域的一个重要命题，其最早出现在《证治要诀》，书中记载为 "附子无干姜不热，得甘草则性缓，得桂枝则补命门"。然而，"附子无干姜不热" 的客观性是否存在？如何去直观检测？既往对附子干姜的配伍规律研究多集中在从物质基础和药效学角度阐述；附子干姜配伍不仅影响附子中生物碱的含量变化，也对干姜中辣椒素的含量有影响[19~21]；附子干姜配伍能够增效减毒，且对心力衰竭大鼠和慢性肾衰竭小鼠有一定治疗作用[22~24]。本实验拟从热力学研究出发，采用冷热板示差法对附子干姜配伍的动物寒热趋向进行监测和评价，以实现直观定量地刻画附子干姜配伍与单味药的药性寒热差异，为评价其客观性提供实验依据。同时结合动物能量代谢指标和抗氧化能力综合说明 "附子无干姜不热" 的客观性。冷热板示差法是从动物行为学角度，通过考察中药寒热药性差异与动物对温度环境趋向行为变化的内在联系，从而建立评价中药寒热药性差异的方法。此法已经在 30 余种中药方药中示范应用，初步阐明了中药寒热药性差异的客观性。

一、材　　料

1. 动物

清洁级 KM 种雄性小鼠，体重 18 ~ 20g，购于军事医学科学院实验动物研究中心，许可证号：SCKX-（军）2007004，动物自由摄食饮水。

2. 仪器与试剂

动物温度趋向性行为学智能监测系统由本单位自主设计（专利号：ZL200820004444.2）（北京中交仪器公司协助研发）。系统主要有三部分组成，分别为：自动温控系统、远程监测系统和数据分析系统。其原理为：首先由温控系统在温度控制板（冷热板）上生成两个稳定温差的温度区域，然后将实验动物置于温度控制板上，观测动物在不同温度区域的停留时间、活动频率、运动距离等，从而评估动物对指定温度的趋向性行为特征。停留时间、活动频率等参数通过视频信号实时处理技术获得，即采用摄像头远程监测动物在各温区的动态活动情况，通过计算机人工智能技术对视频帧信号进行实时处理，判定动物在每一帧图像的平面投影坐标 (X, Y)，将各帧坐标数据连接起来即为动物的时间运动轨迹 $Yt = f[Xt]$，经计算机统计该轨迹在各温度区间的时长和频度，即得到动物在不同温度区域的停留时间、活动频率等指标。本文采用的仪器配备了六通道监测系统，即可同时监测六只动物的运动情况，从而提高实验数据的重复性和可比性。视频识别软件参考了文献 [25] 算法，数据分析软件采 Visual Basic 6.0 语言编制。

Cary50 Bio 紫外分光光度计，ATP 酶试剂盒、考马斯亮蓝蛋白测定盒、T-SOD 测试盒、T-AOC 测试盒，对照品次乌头碱、苯甲酰乌头原碱、苯甲酰新乌头原碱和苯甲酰次乌头原碱均由中国药品生物制品检定所提供，其他试剂均为分析纯。

3. 药物及制备

附子、干姜经中国人民解放军三〇二医院全军中药研究所肖小河研究员鉴定附子为毛茛科植物乌头 *Aconitum carmichaelii* Debx. 的子根，干姜为姜科植物姜 *Zingiber officinale* rosc. 的干燥根茎，符合《中华人民共和国药典》2010 年版规定。附子、干姜及附子配伍干姜（1：1）水煎剂的制备：药材第一次加入 10 倍量水浸泡 30min，快速加热至沸腾，微沸 1.5h，热滤；残渣第二次加 8 倍量水，微沸 1h，热滤；残渣第三次加 8 倍量水，微沸 0.5h，热滤，合并三次滤液，浓缩、干燥，干燥器中保存备用。

二、方　　法

1. 分组及给药

预养期间，使小鼠感受冷热板不同温区的温度，学习记忆不同温区的位置。将小鼠随机分为 4 组，每组 12 只，即空白对照组、附子组（10g/kg）、干姜组（10g/kg）、附子干姜配伍组（10g/kg），空白对照组给等体积的生理盐水，连续灌胃 7 天。

2. 动物温度趋向性测定

在室温（23±2）℃下，设置自动温控系统不同温区的底板温度 25℃（低温区）和 40℃（高温区），待冷热板温度达到预设温度后，将各待测组的苦味酸涂色小鼠分别放入各通道内，运用摄像跟踪软件，检测小鼠冷热板寒热温区趋向活动，并对活动轨迹进行全程监测记录。每天记录 1 次，每次 30min，连续 7 天。热区比例 = $\dfrac{\text{热区停留时间（s）}}{\text{总监测时间（s）}}$ ×100%

3. 动物呼吸耗氧量测定

在密闭容器中装入一定量的钠石灰，用胶管把密闭容器与刻度管相连接，接口处用凡士林密封，刻度管一端垂直浸入水中，制成简易耗氧量测定装置。小鼠实验前禁食 12h。小鼠于检测当日给药后，放入装有钠石灰的容器内，立即封闭容器；小鼠吸入 O_2 呼出 CO_2，CO_2 被钠石灰吸收后，由于瓶内压下降，与容器相连的刻度管中的水柱将上升，记录水柱上升 2.5 ml 所需时间和 6min 所消耗 O_2 的体积，以 6min 内小鼠的耗氧量作为其测定指标，各组动物交替平行进行实验。

4. 小鼠肝组织 Na^+-K^+-ATP 酶、Ca^{2+}-Mg^{2+}-ATP 酶活性测定

脱颈椎处死小鼠，迅速取出肝脏，放入 4℃ 生理盐水中，洗去表面血迹，滤纸吸掉表面水分，称取肝组织制备 2% 匀浆，采用定磷法测定 Na^+-K^+-ATP 酶、Ca^{2+}-Mg^{2+}-ATP 酶活性。其活性以每小时每毫克组织蛋白中 ATP 酶分解 ATP 产生 1μmol 无机磷的量作为一个 ATP 酶活力单位 ［μmol/（mg·h）］。

5. 小鼠血清总抗氧化能力（T-AOC）和总超氧化歧物酶（T-SOD）活力测定

按试剂盒说明书操作：总抗氧化能力以 37℃ 时，每分钟每毫升血清使反应体系的吸光度（A）值每增加 0.01 时，为一个总抗氧化能力单位；总 SOD 活力是每毫升反应液中 SOD 抑制率达 50% 时所对应的 SOD 量为一个 SOD 活力单位（U）。

6. 小鼠脏器指数测定

脱颈椎处死小鼠，迅速打开胸腹腔，取出肝、心、脾、肺、肾器官，放入4℃生理盐水中，洗去表面血迹，滤纸吸掉表面水分，称重并记录，将肝脏放入-80℃冰箱保存。

$$脏器指数（\%）=\frac{各器官重量（g）}{小鼠体重（g）}\times100\%$$

7. 数据处理

各数据以 $\bar{x}\pm s$ 表示，小鼠冷热板热区比例、跨区次数、运动距离，肝组织 ATP 酶活性、呼吸耗氧量，血清 T-AOC、T-SOD 活力均采用 spss13.0 统计软件进行单因素方差分析和 t 检验，有统计学意义概率水平 $\alpha=0.05$。

三、结　果

1. 一般情况

各组小鼠整体外观良好，反应灵敏，毛色干净有光泽。饮水量由整笼小鼠的总饮水量的平均值来表示，粗略反应小鼠饮水量的变化趋势：与空白组比较，各给药组饮水量均有升高趋势，其中附子组升高明显。小鼠体重的变化趋势：与空白组比较，附子组小鼠体重变化有所升高，其他组不明显。

2. 小鼠耗氧量的变化

与空白组比较，附子组及配伍组呼吸耗氧量显著提高（$P<0.01$），干姜组变化不明显；与附子组比较，配伍组耗氧量显著提高（$P<0.05$）（图 7-7a）。消耗 2.5 ml 氧气所需时间的变化趋势与 6 min 内消耗氧气体积相反，表达的耗氧量结果基本一致，但相对而言后者的敏感性更高。

3. 小鼠温度趋向性改变

与空白组比较，附子组小鼠热区比例无显著差异，而跨区次数及运动距离则有显著降低（$P<0.05$）；配伍组小鼠热区比例、跨区次数、运动距离均有显著性降低（$P<0.01$），其降低幅度分别为 55.1%、48.3% 和 44.8%。与附子组比较，配伍组小鼠热区比例、跨区次数、运动距离均有显著性降低（$P<0.01$），其降低幅度分别为 57.6%、34.3% 和 36.0%（表 7-3）。附子干姜配伍组增强了小鼠在低温区的停留比例，表现为趋寒性；降低了小鼠跨区次数与运动距离，提示小鼠活动量明显减少。

表 7-3　附子、干姜及配伍组对小鼠跨区次数、运动距离、热区比例的影响（$\bar{x} \pm s$, $n = 12$）

分组	热区比例/%	跨区次数/次	跨区距离/cm	降低幅度/%			比较组
空白	25.6±6.1	9.3±3.6	8.2±2.6				
附子	27.1±5.0	7.3±3.2*	7.1±2.4**	-6.0	21.3	13.7	空白
干姜	20.2±3.4*	6.6±3.3*	6.3±3.0**	21.0	28.9	23.3	空白
配伍	11.5±4.5**##	4.8±3.1**##	4.5±2.5**##	55.1	48.3	44.8	空白
				57.6	34.3	36.0	附子
				43.2	27.2	28.0	干姜

与空白组比较：*：$P<0.05$，**：$P<0.01$；与附子组比较：##：$P<0.01$

4. 小鼠肝组织 ATP 酶活性的变化

与空白组比较，附子组 Na^+-K^+-ATP 酶活力显著降低（$P<0.05$），Ca^{2+}-Mg^{2+}-ATP 酶活性显著降低（$P<0.01$）；干姜组 Na^+-K^+-ATP 酶、Ca^{2+}-Mg^{2+}-ATP 酶活性显著增强（$P<0.01$）；配伍组 Na^+-K^+-ATP 酶、Ca^{2+}-Mg^{2+}-ATP 酶活性显著增强（$P<0.05$）。与附子组比较，配伍组 Na^+-K^+-ATP 酶、Ca^{2+}-Mg^{2+}-ATP 酶活性显著增强（$P<0.01$）（图 7-7B）。附子干姜配伍能显著增强小鼠肝组织 ATP 酶活性，进一步说明附子干姜配伍能量代谢水平增强。

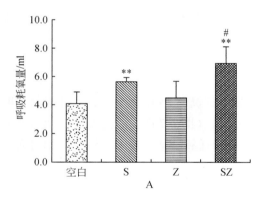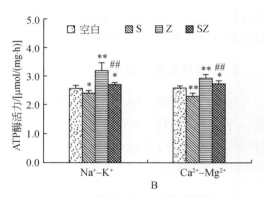

图 7-7　附子、干姜及配伍组对小鼠呼吸耗氧量（A）和肝组织 ATP 酶（B）的影响
与空白组比较：*：$P<0.05$，**：$P<0.01$；与附子组比较：#：$P<0.05$，##：$P<0.01$

5. 小鼠血清 T-AOC 及 T-SOD 活力的变化

与空白组比较，干姜组 T-AOC、T-SOD 活力显著降低（$P<0.05$），配伍组的 T-AOC、T-SOD 活力显著提高（$P<0.01$），附子组变化不明显；与附子组比较，配伍组的 T-AOC、T-SOD 活力显著提高（$P<0.05$）（表 7-4）。小鼠血清 T-AOC 及 T-SOD 活力的变化提示附子干姜配伍能够明显提高小鼠抗氧化的能力。

表 7-4 附子、干姜及配伍组对小鼠血清 T-AOC and T-SOD 的影响 ($\bar{x} \pm s$, $n = 12$)

分组	T-AOC/(U/ml)	T-SOD/(U/ml)
空白	11.05±0.21	388.72±45.75
附子	11.14±0.55	418.65±54.72
干姜	9.80±1.02*	338.72±50.76*
配伍	12.22±0.70***#	543.15±37.05***##

与空白组比较：*：$P < 0.05$，**：$P < 0.01$；与附子组比较：#：$P < 0.05$，##：$P < 0.01$

6. 小鼠脏器指数的变化

与空白组比较，配伍组的肝脏指数、脾脏指数显著提高（$P < 0.01$），干姜组脾脏指数显著提高（$P < 0.01$）。与附子组比较，配伍组的肝脏指数、脾脏指数显著提高（$P < 0.01$），其他脏器指数无明显差异（表 7-5）。脏器指数变化可能与药物对脏器的功能影响和体重变化有关。

表 7-5 附子、干姜及配伍组对小鼠脏器指数的影响 ($\bar{x} \pm s$, $n = 12$)

分组	T-AOC/(U/ml)	T-SOD/(U/ml)
空白	11.05±0.21	388.72±45.75
附子	11.14±0.55	418.65±54.72
干姜	9.80±1.02*	338.72±50.76*
配伍	12.22±0.70***#	543.15±37.05***##

与空白组比较：*：$P < 0.05$，**P：< 0.01；与附子组比较：#：P：< 0.05，##：P：< 0.01

四、讨 论

机体在药物作用下对热变化的一种生理或病理感受[26]，既可能是药物本身蕴涵的能量或热量物质在体内正常转化，也可能是药物所含有的内生致热物质或相关物质作用于机体后产生的一系列生理或病理反应，这些反应均伴有能量转移和热变化。无论哪种形式的能量转移和热变化，均可使机体呈现或寒或热的差异[27~29]，从而行为学表现为对寒热环境的选择性差别。在动物热活性监测系统规定的条件下，通过对动物自主选择的补偿行为观察，可以揭示机体能量变化趋势，从而确定药物间的药性寒热差异。本实验研究发现，附子干姜配伍给药后，小鼠的热区比例、跨区次数和运动距离均显著降低（$P < 0.05$），与空白组比较，其降低幅度分别为 55.1%、48.3% 和 44.8%，而与附子组比较，其降低幅度分别为 57.6%、34.3% 和 36.0%，即"趋寒性"显著增强，从而使动物代偿性地趋向低温区，以补偿机体偏"热"的感知和客观存在，从而确定了附子配伍干姜产"热"增加的趋势。

生理状态下，机体的寒热可反映能量生成及利用的平衡关系，相关文献报道附子有改善动物能量代谢方面的药理作用，马清翠等通过对摄入能、消化能、可代谢能研究发现附子对正常大鼠的能量代谢有一定的促进作用[30]；张文通等研究发现附子理中丸能回调脾阳虚大鼠骨骼肌 M-ATP 酶活性，影响机体能量利用[31]；赵海平等研究发现肝组织 ATP 酶活性与大黄的"寒性"、附子的"热性"之间具有一定的相关性。通过对能量代谢指标的检测，可在一定程度上反映药物药性的寒热差异。本实验研究发现，与空白组和附子组比较，附子配伍干姜后小鼠的呼吸耗氧量与 Na^+-K^+-ATP 酶、Ca^{2+}-Mg^{2+}-ATP 酶活性均增强，与其产"热"增强的效果相一致，说明能量代谢的变化与药物的寒热药性有一定相关。ATP 酶活性增强引起的能量代谢提高可能是附子干姜配伍产热增加的作用机制之一。

研究发现，呼吸耗氧量和 SOD 活力作为能量代谢和反馈调节的参数也会随之改变[32]。本实验进一步研究了附子、干姜及附子配伍干姜对 T-AOC 和 T-SOD 活力的影响。结果发现，与空白组和附子组比较，配伍组 T-AOC 与 T-SOD 均显著增强，提示配伍组的"热性"增强使动物抗氧化能力进一步激活，反映出机体抵御外部环境的能力增强。配伍组肝脏/脾脏指数均有增大的趋势，可能与药物对肝脏和脾脏的作用效果和动物体重变化有关。

综上所述，正常动物经过附子、干姜及附子干姜配伍干预后，在冷热板示差系统上表现出趋寒性增强与内在指标能量代谢水平（呼吸耗氧量和 ATP 酶活力）、抗氧化能力水平提高有关，而附子干姜配伍相对单味药增强更显著，与中药原有赋性吻合度较高。本实验从热力学研究出发，采用冷热板示差法对药物干预的趋向性研究，能够直观且定量的表征附子配伍干姜产"热"增强的现象。同时，结合能量代谢和抗氧化指标的检测结果，辅助说明了"附子无干姜不热"现象的客观真实性。然而，对于"附子无干姜不热"客观性的影响因素及作用机制有待进一步考察。

第四节　附子炮制品与干姜配伍的寒热药性评价

附子始载于《神农本草经》，汉代《金匮玉函经》就有净制方法的记载，其制法为"皆破解，不㕮咀，去黑皮，刀刮，取里白者，故曰中白"。之后随着历史的发展，逐步演变成为现在的盐附片、黑附片、白附片、淡附片、炮附片、黄附片等。附子不同炮制品有不同的效果，一般来说，生附子多用于厥逆亡阳、脉微欲绝的亡阳证，不同炮制品多用于症状较为缓和的，且各有特点。近代对附子的研究多集中在产地、化学成分、药理作用或炮制工艺的研究上。本实验以附子不同炮制品与干姜配伍为研究对象，采用冷热板示差法，刻画分析和阐明附子不同炮制品与干姜配伍的寒热差异性，并通过检测 ATP 酶等与机体能量代谢密切相关的生化指标，从能量变化的角度初步探讨其可能的作用机制[33~35]。

一、实　验　材　料

1. 实验药材

本研究所使用的附子、干姜药材，产地为四川；经中国人民解放军三〇二医院·全军中医药研究所肖小河研究员鉴定分别为毛茛科植物乌头 *Aconitum carmichaelii* Debx. 的子根的加工品及姜科植物 *Zingiber offcinale* Rose. 的干燥根茎，药材品质符合《中国药典》2010 年版规定。

2. 实验动物

清洁级 KM 种小鼠，雄性，清洁级，14～16g，购买于军事医学科学院，许可证号：SCKX-（军）2007004。动物自由摄食及饮水，饲养室光照 12h，黑暗 12h，室温为 23～25℃，湿度 60%～80%。

3. 仪器及试剂

T10-Basic 型动物组织匀浆机；Sigma3-18k 型高速冷冻离心机；ZS-3 板式酶标仪；FA21004A 型电子天平；动物温度趋向性行为智能监测系统由中国人民解放军三〇二医院·全军中药研究所自主设计（专利号 ZL20082000044441.2）。考马斯亮兰蛋白测试盒、总抗氧化能力 T-AOC、ATP 酶测试盒、SOD 测试盒，其他试剂均为分析纯，去离子水。

二、实　验　方　法

1. 实验分组及给药

将小鼠随机分为 14 组，每组 6 只，即正常组（*Control*，*C*）、干姜组（10g/kg，*Zingiberis Rhizoma*，*ZR*）、生附子组（10g/kg，*Aconiti Lateralis Radix Praeparata*，*ALRP*）、盐附片组（10g/kg，*Yanfuzi*，*Y*）、黑附片组（10g/kg，*Heifupian*，*H*）、白附片组（10g/kg，*Baifupian*，*B*）、淡附片组（10g/kg，*Danfupian*，*D*）、炮附片组（10g/kg，*Paofupian*，*JP*）、生附子：干姜=1∶1（10g/kg，*AZ*）、盐附片：干姜=1∶1（10g/kg，*YZ*），黑附片：干姜=1∶1（10g/kg，*HZ*），白附片：干姜=1∶1（10g/kg，*BZ*），淡附片：干姜=1∶1（10g/kg，*DZ*），炮附子：干姜=1∶1（10g/kg，*PZ*），连续灌胃 7 天。

2. 小鼠冷热板温度趋向性测定[36]

实验室温度（20±2）℃，自动温控系统底板温度设置：低温板 23℃，高温板 37℃。每次给药 1 h 后，将各待测组的苦味酸涂色小鼠依次放入冷热板上各通道内，运用摄像跟踪软件，通过摄像头远程监测其冷热板寒热温区趋向活动，并对活动轨迹进行全程记录。停留比例＝高温区停留时间（s)/总监测时间（s)×100%。

3. 呼吸耗氧量测定

将小鼠置密闭容器中，容器底部放置钠石灰 10 g，用以吸收小鼠呼吸所产生的 CO_2，顶端胶塞开口通橡胶管连接一刻度移液管，下端置入水中并保持垂直，所有接口用凡士林密封。记录小鼠 6 min 内消耗空气体积。

4. 小鼠肝组织 Na^+-K^+-ATP 酶、$Ca^{2+}-Mg^{2+}-ATP$ 酶活性测定

颈椎脱臼处死动物，迅速取出肝脏，放入4℃生理盐水中，洗去表面血迹，滤纸洗掉表面水分，称取肝组织制备2%匀浆，采用定磷法测定 ATP 酶活性。其活性以每小时每毫克组织蛋白中 ATP 酶分解 ATP 产生 1 μmol 无机磷的量作为一个 ATP 酶活力单位 ［μmol/(mg·h)］。

5. 小鼠肝组织总抗氧化能力（T-AOC）和超氧化物歧化酶（SOD）测定

取 10% 肝组织匀浆，按试剂盒说明书操作。总抗氧化能力以37℃时，每分钟每毫克组织蛋白，使反应体系的吸光度（A）值每增加0.01时，为一个总抗氧化能力；SOD 活力以每毫克组织蛋白在 1 ml 反应液中 SOD 抑制率达50%时所对应的 SOD 量为一个 SOD 活力单位（U）。

6. 统计学处理

各数据以 $\bar{x}±s$ 表示，小鼠冷热板热区停留比例、肝组织 ATP 酶活性、呼吸耗氧量、血清 T-AOC、SOD 活力均采用 SPSS13.0 统计软件进行单因素方差分析和 t 检验，$P<0.05$ 具有统计学意义。

三、实验结果

1. 小鼠一般体征状态

小鼠饮水量变化趋势：与正常组比较，各给药组饮水量均有升高趋势。体重的变化趋势：与正常组比较，给药组小鼠体重有所升高。

2. 小鼠耗氧量的变化

小鼠耗氧量以 6 min 内消耗氧气的量为评价指标。图7-8 显示：与正常组比较，给药组的呼吸耗氧量除了炮附片组（$P_P=0.499$）显著增加（$P<0.05$）；与附子组比较，附子

干姜配伍组（除盐附片与干姜配伍，$P_{YZ}=0.166$）能显著增强呼吸耗氧量水平（$P<0.05$）。

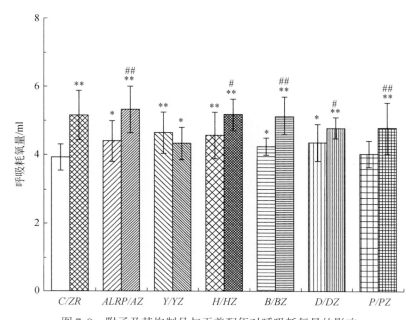

图7-8 附子及其炮制品与干姜配伍对呼吸耗氧量的影响

与正常组比较，呼吸耗氧量有显著性差异，＊：$P<0.05$，＊＊：$P<0.01$；与相应附子组比较，

呼吸耗氧量有显著性差异，#：$P<0.05$，##：$P<0.01$

3. 小鼠肝组织 ATP 酶活力的变化

与正常组比较，生附子组 Na^+-K^+-ATP 酶活力显著降低（$P<0.05$），而盐附片组、淡附片组、炮附片组、生附子与干姜配伍组、盐附片与干姜配伍组、黑附片与干姜配伍组、白附片与干姜配伍组、淡附片与干姜配伍组、炮附片与干姜配伍组的 Na^+-K^+-ATP 酶活力显著升高（$P<0.01$ 或 $P<0.05$）。与附子组比较，生附子与干姜配伍组、黑附片与干姜配伍组、白附片与干姜配伍组、淡附片与干姜配伍组的 Na^+-K^+-ATP 酶活力显著升高（$P<0.01$ 或 $P<0.05$）。Ca^{2+}-Mg^{2+}-ATP 酶活力水平变化趋势与 Na^+-K^+-ATP 酶活力变化基本一致，附子干姜配伍增强了 ATP 酶活力水平表明能量代谢水平的增强（图7-9）。

4. 小鼠在冷热板上的温度趋向性变化

与正常组比较，生附子组、白附片组、淡附片组、炮附片组的热区停留比例没有显著性差异（$P>0.05$），而其他给药组热区停留比例显著下降（$P<0.01$ 或 $P<0.05$）。与附子组比较，附子干姜配伍组（除盐附片与干姜配伍外，$P_{YZ}=0.219$）热区停留比例均显著降低（$P<0.01$ 或 $P<0.05$），提示给药后小鼠趋寒性增强和产热量增加（图7-10）。

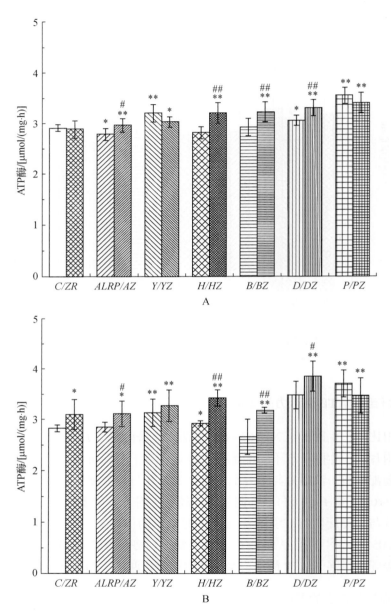

图 7-9　附子及其炮制品与干姜配伍对 ATP 酶活力的影响

A. Na^+-K^+-ATP 酶；B. Ca^{2+}-Mg^{2+}-ATP 酶

与正常组比较，ATP 酶活力有显著性差异，∗：$P<0.05$，∗∗：$P<0.01$；与相应附子组比较，

ATP 酶活力有显著性差异，#：$P<0.05$，##：$P<0.01$

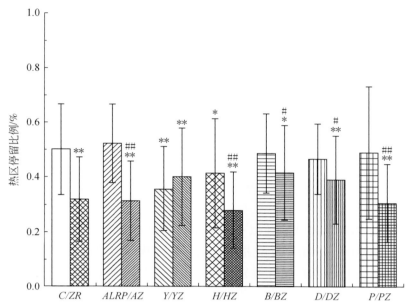

图 7-10 附子及其炮制品与干姜配伍对热区停留比例的影响

与正常组比较，热区停留比例有显著性差异，＊：$P<0.05$，＊＊：$P<0.01$；

与相应附子组比较，热区停留比例有显著性差异，#：$P<0.05$，##：$P<0.01$

5. 给药后小鼠总抗氧化能力（T-AOC）的变化

与正常组比较，盐附片组、黑附片组、淡附片组、附子干姜配伍组（AZ、YZ、HZ、BZ、DZ、PZ）的总抗氧化能力显著升高（$P<0.01$ 或 $P<0.05$），而其他给药组的总抗氧化能力变化不显著（$P>0.05$）。与相应附子组比较，附子干姜配伍组（AZ、YZ、HZ、BZ、DZ、PZ）总抗氧化能力显著升高（$P<0.01$）（表7-6）。

6. 给药后小鼠总超氧化歧化酶（T-SOD）的变化

与正常组比较，给药组的总超氧化歧化酶活力均显著升高（$P<0.01$）。与相应附子组比较，附子干姜配伍组（AZ、YZ、HZ、BZ、DZ、PZ）总超氧化歧化酶活力显著升高（$P<0.01$ 或 $P<0.05$）（表7-6）。

表7-6 附子及其炮制品与干姜配伍对小鼠 T-AOC、T-SOD 活力的影响（$\bar{x}\pm s$，$n=6$）

分组	T-AOC/(U/ml)	T-SOD/(U/ml)	分组	T-AOC/(U/ml)	T-SOD/(U/ml)
C	7.81±0.35	182.6±8.58	ZR	8.04±0.26	254.0±20.2 **
ALRP	7.56±0.38	233.9±15.3 **	AZ	8.86±0.33 ** ##	256.0±7.53 ** ##
Y	8.70±0.33 **	225.8±17.8 **	YZ	13.7±0.68 ** ##	265.4±12.8 ** ##
H	8.30±0.25 *	304.2±15.4 **	HZ	12.2±0.79 ** ##	241.5±10.1 ** ##

续表

分组	T-AOC/(U/ml)	T-SOD/(U/ml)	分组	T-AOC/(U/ml)	T-SOD/(U/ml)
B	8.43±0.98	228.4±12.3**	BZ	13.0±0.31***##	245.7±7.63***#
D	10.94±0.44**	308.0±21.0**	DZ	11.6±0.17***##	333.3±15.6***
P	7.74±0.79	313.9±11.0**	PZ	12.5±0.43***##	225.4±15.1***##

注：与正常组比较，T-AOC、T-SOD 活力有显著性差异，*：$P<0.05$，**：$P<0.01$；与附子组比较，T-AOC、T-SOD 活力有显著性差异，#：$P<0.05$，##：$P<0.01$

四、讨　　论

本实验采用冷热板示差法，辅以一般体征、热区停留比例及与机体能量代谢相关 Na^+-K^+-ATP 酶、T-AOC、SOD 等生化指标，从宏观动物温度趋向行为学角度，考察了附子不同炮制品与姜配伍的寒热属性差异。结果表明，与附子组相比，附子干姜配伍组的热区停留比例显著降低，抗氧化能力以及能量代谢水平显著提高，且不同附子炮制品与干姜配伍组间有一定差异。以热区停留比例为评价指标，附子及其炮制品对动物的趋寒性影响顺序为：盐附片>黑附片>淡附片≈白附片、炮附片、生附子。与干姜配伍后热区停留比例降低的顺序为：生附子+干姜>炮附片+干姜>黑附片+干姜>淡附片+干姜≈白附片+干姜>盐附片+干姜。

结合体重、饮水量、呼吸耗氧量、ATP 酶活力、总抗氧化能量、总超氧化歧化酶活力指标佐证，在整体动物水平上从宏观初步确定了"附子无干姜不热"的客观真实性，并且确定了影响附子"热"的因素，分别为配伍、剂量以及炮制等。初步证实了药物的寒热差异对动物的温度趋向性、能量代谢改变和抗氧化能力水平的干预有影响，初步阐明了基于冷热板示差法表征"附子无干姜不热"的客观存在。

参 考 文 献

[1] 高学敏．中药学．北京：中国中医药出版社，2002：16~20

[2] 余惠旻，肖小河，刘塔斯，等．中药四性的生物热动力学研究 I 生晒参和红参药性的微量热学比较．中国中药杂志，2002，27（5）：393~369

[3] 肖小河，金城，赵艳玲，等．中药药性的生物热力学表达及其应用．美中医学，2006，3（1）：1~6

[4] Aguiar P, Mendonça L, Galhardo V, et al. OpenControl: a free opensource software for video tracking and automated control of behavioral mazes. J Neurosci Methods, 2007, 166 (1): 66~72

[5] 周灿平，王伽伯，张学儒，等．基于动物温度趋向行为学评价的黄连及其炮制品寒热药性差异研究．中国科学 C 辑：生命科学，2009，39（7）：669~676

[6] Reynolds W W, Casterlin M E. Behavioral thermoregulation and the "final preferendum" paradiuma. Am Zool, 1979, 19: 211~224

[7] Fry F E J. Effects of the environment on animal activity. Univ Toronto Stud Biol Ser, 1947, 68: 1~62

［8］ 王立志，李晓晨，孙涛，等．中国林蛙蝌蚪和大蟾蜍蝌蚪的最适温度、逃避温度及致死温度．动物
学杂志，2005，40（2）：23～27

［9］ 肖培根，肖小河．21 世纪与中药现代化．中国中药杂志，2000，25（2）：67～70

［10］李仪奎．四气实质的本质属性问题探讨．时珍国医药，1993，4（3）：6～8

［11］陈锐群，余竹元，张夏英，等．知母皂甙元是 Na^+-K^+-ATP 酶的抑制剂．生物化学与生物物理学
报，1982，14（2）：159～164

［12］丁安荣，李淑莉，王志奇．大黄、栀子对小鼠红细胞膜 Na^+-K^+-ATP 酶活性的影响．中国中药杂
志，1990，15（1）：52～53

［13］陈锐群，张夏英，顾天爵．助阳药淫羊藿和熟附子对大鼠红细胞膜钠泵活性的影响．上海医科大
学学报，1986，13（5）：389～392

［14］李仪奎．中药药理世纪回眸．中成药，2000，22（1）：59～70

［15］邓中甲．方剂学．北京：中国中医药出版社，2003：21

［16］赵海平，赵艳玲，王伽伯，等．基于冷热板示差法的中药大黄和附子寒热药性差异的表征．中国
科学 C 辑：生命科学，2009，39（8）：803～808

［17］任永申，王伽伯，赵艳玲，等．小鼠限食/低温游泳模型评价黄连、吴茱萸及其复方寒热药性．药
学学报，2009，44（1）：1221～1227

［18］张学儒，赵艳玲，王伽伯，等．基于小鼠温度趋向行外学表征的红参和西洋参寒热药性差异考察．
中华医学杂志．2009，89（29）：1994～1998

［19］周静波．附子配伍甘草、大黄、干姜调控药性物质基础研究．成都中医药大学博士学位论
文，2009

［20］吕立勋，赵琳琳，李小娜．附子与干姜、甘草配伍使用后乌头碱含量的变化研究．现代中西医结
合杂志，2010，19（10）：1251

［21］陈佳江，周静波，熊敏，等．附子配伍干姜对干姜的辣椒素成分含量变化研究．成都中医药大学
学报，2010，33（3）：1～2

［22］展海霞，彭成．附子与干姜配伍对心阳虚衰大鼠血浆肾上腺素、血管紧张素Ⅱ、醛固酮及 ANP、
NT 的影响．中药药理与临床，2006，22（2）：12～14

［23］王嫣，彭芳，陈天琪．干姜附子汤温通心阳作用的实验研究．贵州科学，2010，28（3）：90～92

［24］杨金招，范建萍，王友群．附子及附子配伍干姜对腺嘌呤所致慢性肾衰小鼠肾功能的影响．药学
进展，2011，35（5）：224～229

［25］Aguiar P，M endonca L，Galhardo V，et al. Open Control：a free open source software for video tracking
and automated control of behavioral mazes. J Neurosci. Meth.，2007，166（1）：66～72

［26］Iain C. Body temperature and its regulation. Anaesth Intens Care，2008，9（6）：259～263

［27］Gordon C，Becker P，Killough P，et al. Behavioral determination of the preferred foot pad temperature of
the mouse. J Therm. Bio.，2000，25（3）：211～219

［28］肖小河，王永炎．从热力学角度审视和研究中医药．北京：2003 年中华中医药科技成果论坛大会
专题报告，2004：74～79

［29］周韶华，肖小河，赵艳玲，等．中药四性的生物热动力学研究—左金丸与反左金寒热药性的微量
热学比较．中国中药杂志，2004，29（12）：1183～1185

[30] 马清翠，于华芸，赵俭，等．附子、干姜、黄连、大黄对正常大鼠能量代谢的影响．山东中医药大学学报，2010，34（5）：379～380

[31] 张文通，唐汉庆，卢阿娜，等．附子理中丸对脾阳虚证大鼠骨骼肌肌球蛋白 ATP 酶活性的影响．中华中医药杂志，2011，26（3）：490～494

[32] YL Zhao, JB Wang, XH Xiao, et al. Study on the *Cold* and *Hot* properties of medicinal herbs by thermotropism in mice behavior. J ethnopharm. , 2010, 133 （3）：980～985

[33] 凌一揆．中药学．上海：上海科学技术出版社，1984：6

[34] 肖小河，王伽伯，赵艳玲，王永炎，肖培根．药性热力学观及实践．中国中药杂志，2010，35（16）：2207～2213

[35] 吕圭源，陈素红．中药药性研究的思路与思考．中药药理与临床，2007，27（3）：219～222

[36] 孔维军，赵艳玲，山丽梅，等．左金丸及类方药性差异的生物热动力学研究．中成药，2008，30（12）：1762～1767

第八章　基于模型动物的中药
寒热药性评价

第一节　基于体质动物模型的红参
和西洋参寒热药性评价

药物基原基本相同、且功效一致，但却被赋予不同的寒热药性。清代著名医学家徐灵胎在其所著传世名著《医学源流论》中说："同一热药，而附子之热与干姜之热迥乎不同；同一寒药，而石膏之寒与黄连之寒迥乎不同"。在数目众多的中药品种中，按相同功效分类的药物中来自相近品种的药物，明确其寒热药性，分别用于治疗不同的寒热证候，可以提高用药的准确性[1,2]。

为了避免"背景差异"对药性表达的干扰，本研究选取科属、功效、成分和药理作用非常相近的红参和西洋参作为研究对象，凸显二者寒热药性的差异。红参为人参的炮制品，性温热，而西洋参性寒凉，二者均补元气。可以认为红参与西洋参的差异集中体现在其药性的寒与热上，适宜用作寒热药性研究的对象。

一、材　　料

1. 实验用药

红参、西洋参，经肖小河研究员鉴定分别为五加科植物人参 *Panax ginseng* C. A. Me. 的炮制品和西洋参 *Panax quinque folium* L. 的干燥根。称取红参、西洋参各 200g，煎煮 3 次，第 1 次煎煮加 10 倍量水，浸泡 30 min，第 2、3 次煎煮加 8 倍量水，每次煎煮 90 min，分别合并滤液，浓缩至 1 ml 药液含原生药 2 g，4 ℃冰箱中保存备用。

2. 实验动物

清洁级雄性昆明种小鼠，3 周龄，体重 13～15 g。

3. 仪器及试剂

冷热板示差系统由中国人民解放军第三〇二医院全军中药研究所自主设计研制。

Cary50 Bio 紫外分光光度仪。Na$^+$-K$^+$-ATP 酶试剂盒、考马斯亮蓝蛋白测定试剂盒、超氧化物歧化酶（SOD）试剂盒；其他试剂均为国产分析纯。

二、方　　法

1. 动物分组

预养期间，让小鼠学习记忆冷热板不同温区的位置。用红外测温仪测定小鼠的肛温，剔除体温差异较大者后，将小鼠随机分为 7 组，即空白组、体虚组、体盛组、体虚+红参组、体虚+西洋参组、体盛+红参组、体盛+西洋参组，每组 6 只。红参和西洋参用药剂量均为 35 mg/g，每天 1 次灌胃，连续 7 天；不用药组于相同时点以同体积生理盐水灌胃。

2. 体虚、体盛动物模型的制备

体虚模型：控制饮食+游泳，即每日正常饲水，给予 0.1g 普通饲料/克体重/天，每日测试前一小时让其游泳，至耐力极限（四肢划动无力，身体竖立，整个头部浸入水中超过 10 秒）。水温 20℃，水深 20cm。

体盛模型：每日正常饮水，同时饲喂足够高蛋白饲料。

3. 小鼠冷热板温度趋向性测定

实验室温度（20±2）℃，自动温控系统底板温度设置：低温板 25℃，高温板 40℃。每次给药 1h 后，将小鼠依次放入冷热板上各通道内，通过摄像头远程监测其冷热板寒热温区趋向活动，检测 30min，并对活动轨迹进行全程记录，并经数据处理软件量化后可自动输出动物各温区停留时间、运动距离、跨区次数等参数。

4. 小鼠饮水量的测定

于实验开始的前 1 天晚上用量筒量取定体积的自来水注入特制专为小鼠给水的小瓶内，第 2 天晚上换水前测定剩余水量，两者相减为当日饮水量。

5. 小鼠肝组织 Na$^+$-K$^+$-ATP 酶、SOD 活性测定

按试剂盒说明书操作。

6. 统计学处理

采用 SPSS 15.0 统计软件进行数据处理和分析。检测数据以 $\bar{x}±s$ 表示，组间比较采用

单因素方差分析及 t 检验，显著性水平 $\alpha = 0.05$。

三、结　果

1. 体虚、体盛模型小鼠的一般情况

体虚组小鼠体重增长基本停滞（入组第1、3、7天体重分别为19.7 g ±1.2 g、20.5 g ±2.0 g、21.3 ±1.7 g），皮毛枯槁，精神委靡，喜聚集成团，饮水量减少，四肢和尾巴冰凉，符合"虚寒证"的特点。体盛组小鼠体重不断增加（入组第1、3、7天体重分别为20.3 g±1.3 g、24.4 g ±1.6 g，32.4 g ±1.9 g），饮水量亦增加，并出现喜动、肛温升高等表现，符合"热证"的特点。

2. 各组小鼠冷热板温度趋向性比较

体虚组小鼠对高温的趋向性显著强于空白组（ $P<0.05$ ），与其"虚寒证"特点相吻合；体盛组小鼠对高温的趋向性则显著弱于空白组（ $P<0.05$ ），与其"热证"特点一致。同一体质模型小鼠灌服红参或西洋参以后对高温的趋向性表现出一定的差异，红参可下调而西洋参则上调体虚和体盛模型小鼠对高温的趋向性（均 $P<0.05$ ）。见表8-1。

表8-1　各组小鼠7天实验期间在高温区（40℃）停留比例和饮水量比较（ $\bar{x}\pm s$ ，每组 $n=6$ ）

组　别	停留比例（%）	饮水量（ml）
空白组	52.1±6.5	44.1±2.6
体虚组	70.6±21.3[a]	30.4±3.3[b]
体盛组	45.7±4.6[be]	47.4±1.8[be]
体虚+红参组	65.6±7.8[ac]	32.3±5.5[b]
体虚+西洋参组	75.3±13.0[ac]	29.7±1.9[b]
体盛+红参组	36.1±15.5[ade]	46.2±2.8
体盛+西洋参组	55.5±7.7[d]	44.8±2.3[d]

与空白组比较，a：$P<0.01$，b：$P<0.05$；与体虚组比较，c：$P<0.05$，e：$P<0.01$；与体盛组比较，d：$P<0.05$

3. 各组小鼠饮水量比较

体虚组小鼠饮水量显著少于空白组（ $P<0.01$ ），体盛组小鼠饮水量则显著多于空白组（ $P<0.01$ ）；同一体质模型小鼠经红参或西洋参干预以后饮水量表现出一定的差异，红参可使体虚小鼠饮水量出现增加的趋势，而西洋参能使使体盛小鼠饮水量显著减少（ $P<0.05$ ）。见表8-1。

4. 各组小鼠肝组织 Na$^+$-K$^+$-ATP 酶和 SOD 活性比较

与空白组比较，体虚和体盛组小鼠 Na$^+$-K$^+$-ATP 酶活性差异均无统计学意义，而体虚

+红参组显著高于空白组和体虚组（均 $P<0.05$），体盛+西洋参组显著高于空白组和体盛组（均 $P<0.05$）；SOD 活性体虚组略低于空白组（$P>0.05$）而体盛组显著高于空白组（$P<0.05$），体虚+红参组显著高于空白组和体虚组（均 $P<0.05$），体虚+西洋参组小鼠也显著高于体虚组（$P<0.05$）；体盛+西洋参显著高于空白组和体盛组（均 $P<0.05$）。见表8-2。

表 8-2 各组小鼠肝组织 Na^+-K^+-ATP、SOD 酶活性比较（$\bar{x}\pm s$，每组 $n=6$）

组　别	Na^+-K^+-ATP 酶/[μmol/（mg·h）]	SOD/（U/ml）
空白组	1.52±0.19	88±13
体虚组	1.19±0.28	77±8
体盛组	2.17±0.20[a]	140±10[ab]
体虚+红参组	3.68±0.20[bc]	121±10[bc]
体虚+西洋参组	2.89±0.92	101±15[c]
体盛+红参组	3.13±0.33	111±19
体盛+西洋参组	4.25±0.56[bd]	176±28[bd]

与体虚组比较，a：$P<0.01$，c：$P<0.05$；与空白组比较，b：$P<0.05$；与体盛组比较，d：$P<0.05$

四、讨　论

　　本研究结果显示，红参和西洋参干预对不同体质小鼠在冷热板上的温度趋向行为呈显著相反的作用：红参可下调体虚小鼠的高温趋向性，缓解动物的"虚寒证"症状，体现出红参性温热的特点；而西洋参可上调体盛小鼠的高温趋向性，缓解动物的"热证"症状，体现出西洋参性寒凉的特点。此结果与传统中医药理论对红参和西洋参寒热药性的认识一致，也与中医"寒者热之，热者寒之"的治疗法则相吻合。

　　体虚动物的 Na^+-K^+-ATP 酶和 SOD 活性均下降，表现为机体能量代谢减弱、调节能力下降，与中医传统理论对"虚寒"的认识一致；体盛动物则反之。经红参和西洋参干预后，体虚和体盛小鼠的 Na^+-K^+-ATP 酶活性均增强，这可能与二药均是补益药的功效有关；但体虚小鼠经红参干预、体盛小鼠经西洋参干预后 Na^+-K^+-ATP 酶活性增强更为显著，印证了中医"寒者热之，热者寒之"的治疗法则。体虚小鼠经红参和西洋参干预后，SOD 活性均显著增强，同样可能与二药的补益功效有关；但体盛小鼠给予寒性的西洋参后 SOD 活性增加，而给予热性的红参后 SOD 活性反而出现下降趋势，这可能恰好体现了红参温补而不适用于体盛体质的作用特点。

第二节 基于体质模型动物的生晒参和参花药性寒热药性评价

中药禀天地四时之气而生，其根茎叶花果可能性效俱同，也可能表现迥异[3]。因而药物有全株入药，或仅根入药、仅叶入药、仅花果入药者，皆因气之所聚不同也；也有药之各部分别入药、而性、效、功用各不相同者，如麻黄茎与根、芥穗与茎杆、紫苏与苏叶、忍冬藤与金银花、乌头主根与附子子根、姜黄与郁金等；另有，干与节、茎与芦、根与须等之不同，皆关乎药效。因而需要明确不同药用部位中药之药性不同，同时藉于不同用药部位中药基原背景相同、化学背景基本相同，可以排除其他干扰因素，因而能够更加客观地表征寒热药性的真实性。本实验通过生晒参（人参根）、人参花对不同体质寒热模型小鼠温度趋向性的变化探讨其与寒热药性之间的内在联系[4~6]。

一、材　　料

1. 实验用药

生晒参、人参花经肖小河研究员鉴定分别为五加科植物人参 *Panax ginseng* C. A. Me. 的干燥根和花。称取生晒参、人参花各 200 g，煎煮 3 次，第 1 次煎煮加 10 倍量水，浸泡 30 min，第 2、3 次煎煮加 8 倍量水，每次煎煮 90 min，分别合并滤液，浓缩至 1 ml 药液含原生药 2 g，4 ℃冰箱中保存备用。

2. 实验动物

清洁级雄性昆明种小鼠，3 周龄，体重 13 ~ 15 g，购于军事医学科学院实验动物中心，合格证号：SCXK-（军）2007—004。

3. 仪器及试剂

冷热板示差系统由中国人民解放军第三〇二医院全军中药研究所自主设计研制；Cary50 Bio 紫外分光光度仪；Na^+-K^+-ATP 酶试剂盒、考马斯亮蓝蛋白测定试剂盒、超氧化物歧化酶（SOD）试剂盒；其他试剂均为国产分析纯。

二、方　　法

1. 动物分组

预养期间，让小鼠学习记忆冷热板不同温区的位置。用红外测温仪测定小鼠的肛温，剔除体温差异较大者后，将小鼠随机分为 7 组，即空白组、体虚组、体盛组、体虚+生晒参组、体虚+参花组、体盛+生晒参组、体盛+参花组，每组 6 只。生晒参和参花用药剂量均为 35 mg/g，每天 1 次灌胃，连续 7 天；不用药组于相同时点以同体积生理盐水灌胃。

2. 体虚、体盛动物模型的制备

体虚模型：控制饮食+游泳，即每日正常饲水，给予 0.1g 普通饲料/克体重/天，每日测试前一小时让其游泳，至耐力极限（四肢划动无力，身体竖立，整个头部浸入水中超过 10 秒）。水温 20℃，水深 20cm。

体盛模型：每日正常饮水，同时饲喂足够高蛋白饲料。

3. 小鼠冷热板温度趋向性测定

实验室温度（20±2）℃，自动温控系统底板温度设置：低温板 25℃，高温板 40℃。每次给药 1h 后，将小鼠依次放入冷热板上各通道内，通过摄像头远程监测其冷热板寒热温区趋向活动，检测 30min，并对活动轨迹进行全程记录，并经数据处理软件量化后可自动输出动物各温区停留时间、运动距离、跨区次数等参数。

4. 小鼠饮水量的测定

于实验开始的前 1 天晚上用量筒量取定体积的自来水注入特制专为小鼠给水的小瓶内，第 2 天晚上换水前测定剩余水量，二者相减为当日饮水量。

5. 耗氧量测定

将小鼠置密闭容器中，容器底部放置钠石灰 10g，用以吸收小鼠呼吸所产生的 CO_2，顶端胶塞开口通橡胶管连接一刻度移液管，下端置入水中并保持垂直，所有接口用凡士林密封。记录小鼠呼吸 2.5ml 空气所需时间，及 6min 内消耗空气体积。

6. 小鼠肝组织 Na^+-K^+-ATP 酶、SOD 活性测定

按试剂盒说明书操作。

7. 统计学处理

采用 SPSS 15.0 统计软件进行数据处理和分析。检测数据以 $\bar{x}±s$ 表示，组间比较采用单因素方差分析及 t 检验，显著性水平 $\alpha=0.05$。

三、结　果

1. 一般情况

模型动物一般情况与之前研究结果类同。体虚组体重显著下降，皮毛枯槁，喜聚集成团，精神委靡，饮水量减少，游泳时间缩短，四肢和尾巴冰凉等典型"虚寒证"特点，体盛组体重和饮水量均显著增加，喜动等典型"热证"特点。给药后，生晒参能使体盛模型组小鼠体重下降更接近正常组小鼠；参花对小鼠的体重影响不明显。

2. 各组小鼠冷热板温度趋向性比较

与正常组比较，体虚组小鼠对高温的趋向性显著增强（$P<0.05$），与其"虚寒证"特点相吻合；体盛组小鼠对高温的趋向性则明显降低，与其"热证"特点一致。同一体质模型小鼠灌服生晒参和人参花后对高温的趋向性表现出一定的差异，生晒参可上调而参花则下调体虚和体盛模型小鼠对高温的趋向性（图8-1）。

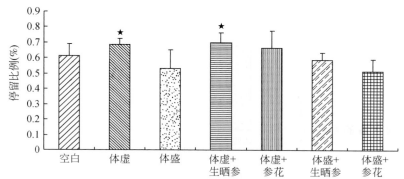

图8-1 小鼠温度趋向性变化直方图（连续七天高温停留比率）

★与空白比较 $P<0.05$

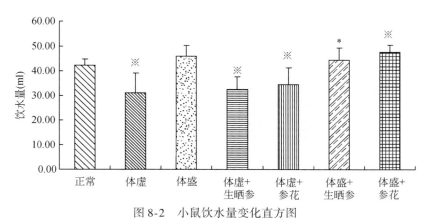

图8-2 小鼠饮水量变化直方图

※与正常比较 $P<0.05$，＊与体盛组比较 $P<0.05$

3. 小鼠饮水量变化

与正常组比较，体虚组小鼠饮水量显著减少（$P<0.05$），体盛组小鼠饮水量有所增

加；体虚组小鼠给药后，饮水量均增加，与模型组比较，生晒参使其饮水量减小，参花则使其降低（图8-2）。

4. 小鼠耗氧量变化

与正常组比较，6min内消耗氧气体积，体虚组显著下降（$P<0.05$），体盛组有所增加；与体虚模型组比较，给药后小鼠耗氧量均增加，体虚+参花组增加的更为明显；体盛模型组的变化与体盛组一致（图8-3）。消耗2.5ml氧气所需时间指标的变化趋势与6min内消耗氧气体积相反，表达的耗氧量结果基本吻合（图8-4）。

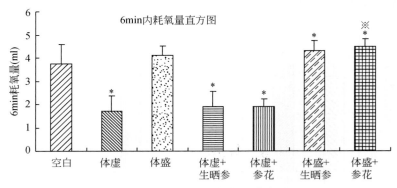

图 8-3　6min 内消耗氧气量直方图

＊与空白比较 $P<0.05$，※与体盛比较 $P<0.05$

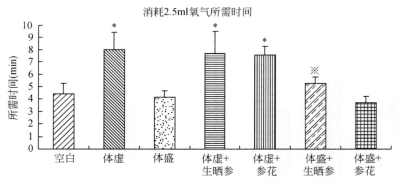

图 8-4　消耗 2.5ml 氧气所需时间直方图

＊与空白比较 $P<0.05$，※与体盛比较 $P<0.05$

5. 小鼠肝组织 Na^+-K^+-ATP 酶和 SOD 活性比较

分别对小鼠肝组织 Na^+-K^+-ATP、Mg^{2+}-ATP、Ca^{2+}-ATP 酶活性进行了测定，发现三者的变化趋势基本一致。与正常组比较，体虚组小鼠的 ATP 酶活性显著下降，体盛组小鼠的 ATP 酶活性有所增加；与模型组比较，给药后生晒参可使小鼠肝组织 ATP 酶活性增加，参花则使其减小（表 8-3）。SOD 酶活性的变化与 ATP 酶活性变化一致（表 8-4）。

表 8-3　生晒参和参花对小鼠肝组织 ATP 酶活性的影响

分组	Na$^+$-K$^+$-ATP 酶	Mg^{2+}-ATP 酶	Ca^{2+}-ATP 酶
正常	1.67±0.59	0.90±0.66	1.35±0.78
体虚	1.28±0.43[b]	0.72±0.14[b]	1.05±0.74[b]
体盛	1.40±0.31	0.97±0.25	2.04±1.12[b]
体虚+生晒参	1.08±0.37[c]	0.72±0.53	0.47±0.27[b]
体虚+参花	3.23±0.45[ae]	2.33±0.57[ae]	3.23±0.62[ae]
体盛+生晒参	1.70±0.97	1.07±0.56	1.75±0.47
体盛+参花	3.74±1.81[ad]	3.37±1.89[ad]	4.30±0.66[ad]

与空白组比较，a：$P<0.01$，b：$P<0.05$；与体虚组比较，c：$P<0.05$，d：$P<0.01$；与体盛组比较，e：$P<0.05$

表 8-4　生晒参和参花对小鼠肝组织 SOD 活性的影响

分组	SDH 酶活性	SOD 酶活性	MDA 含量
空白	15.93±8.04	143.73±63.22	0.80±0.48
体虚	10.15±5.29[a]	86.83±17.08[a]	1.59±3.31[a]
体盛	18.05±4.30	117.54±30.64[a]	0.64±0.12[a]
体虚+生晒参	12.17±7.85	114.27±58.86[ab]	0.70±0.41[b]
体虚+参花	14.18±7.38[b]	160.79±182.41[b]	0.87±0.64[b]
体盛+生晒参	16.20±4.67	82.84±13.06[ac]	0.53±0.08[ac]
体盛+参花	17.75±5.76	95.09±17.23[a]	0.55±0.12[a]

与空白组比较，a：$P<0.05$ 与体虚组比较，b：$P<0.05$；与体盛组比较，c：$P<0.05$

四、讨　　论

结果表明，体虚、体盛模型动物的表现与前期的研究结果一致，有明显的温度趋向性。在上述简单的寒热体质模型上给药后，生晒参可下调体虚小鼠高温趋向性，参花能上调体虚小鼠的高温趋向性，均没有统计学意义。体虚动物的肝组织 ATP 酶、SOD 酶活性均下降，表现为机体能量代谢减弱、调节能力下降，与传统对"虚寒"的认识相吻合；体盛动物则反之。给药后，生晒参能使小鼠肝组织 ATP 酶、SOD 酶活性均表现出增强的趋势。参花则与之相反。

第三节　基于体质模型动物的黄连
不同炮制品寒热药性评价

　　通过炮制改变中药药性从而达到不同的临床治疗目的，是中药传统理论中的重要特色内容。如生黄连苦寒之性颇强，善清心火；经反制即以热制寒，药性偏温；酒制黄连借酒力引药上行，缓其寒性，善清头目之火；姜制黄连能缓和过于苦寒之性，并增强其止呕作用；吴萸黄连抑制其苦寒之性，散肝胆郁火；经从制即寒者益寒，药性更寒；醋炒或胆汁炒黄连使其寒性增加，则去肝胆之火[7,8]。本实验以黄连及其炮制品为研究对象，排除由于来源、成分等背景不同对药物药性的影响，凸显药物寒热药性差异，通过冷热板示差法刻画黄连不同炮制品寒热药性差异的客观真实性，并通过检测 ATP酶等与机体能量代谢密切相关的生化指标，从能量变化的角度初步探讨其可能的作用机制。

一、材料与方法

1. 实验用药

　　黄连经本研究组鉴定为毛茛科多年生草本植物黄连（*Coptis chinensis* Franch.）的干燥根茎。姜制黄连和胆制黄连取同批生黄连按《中国药典》炮制而得。称取生黄连、姜黄连、胆黄连各 80 g，第 1 次煎煮加 10 倍量蒸馏水，浸泡 30 min，快速加热至沸腾，而后保持微沸 20 min，趁热过滤；第 2、3 次煎煮各加 8 倍量蒸馏水，快速加热至沸腾，而后保持微沸 15min，趁热过滤，合并 3 次滤液，浓缩至 1 : 1（即 1 ml 药液含原生药 1 g），4℃储存备用。

2. 实验动物

　　清洁级 KM 种小鼠，雄性，体重 18 ~ 20 g，购于军事医学科学院，许可证号：SCKX-（军）2007004。

3. 仪器及试剂

　　冷热板示差系统由中国人民解放军第三〇二医院全军中药研究所自主设计研制；视频识别软件参考了文献[9]算法，数据分析软件采用 Visual Basic 6.0 语言编制。Cary50 Bio紫外分光光度计（varian australiaPTY LTD），白洋 B320 型低速离心机，ATP 酶试剂盒（20081009）、SOD 测试盒（20081009）、考马斯亮蓝蛋白测定盒（20081009）、T- AOC 测试盒（20081009）。其他试剂均为分析纯。

4. 方法

（1）分组及给药：预养期间，使小鼠学习记忆冷热板（温度控制板）不同温区的位置。给药前测定小鼠肛温，淘汰体温差异较大者。随机分为 9 组，即空白组（control）、体虚组（weak model，WM）、体盛组（strong model，SM）、体虚+生黄连组（WM+CC，5.0g/kg）、体虚+姜黄连组（WM+GC，5.0 g/kg）、体虚+胆黄连组（WM+BC，5.0 g/kg）、体盛+生黄连组（SM+CC，5.0 g/kg）、体盛+姜黄连组（SM+GM，5.0 g/kg）、体盛+胆黄连组（SM+BM，5.0 g/kg），空白组给同体积生理盐水，连续灌胃给药 6 天。

（2）体虚、体盛动物模型的复制：体虚组模型采用控制饮食+游泳，即每日正常饲水，1 g 小鼠体重给予 0.1 g 普通饲料（饲料组成：粗蛋白 19.2%、粗脂肪 4.1%、粗纤维 2.5%、水分 9.5%、粗灰分 6.6%、总钙 1.2%、磷 0.87%），每日测试前 1 h 让其游泳，至自然沉降，水温（20±5）℃，水深 20 cm。体盛组：每日正常饮水，同时饲喂足够高蛋白饲料（饲料组成：粗蛋白 24.9%、粗脂肪 4.2%、粗纤维 2.3%、水分 8.4%、粗灰分 6.6%、总钙 1.2%、磷 0.86%）。

（3）小鼠冷热板温度趋向性测定：实验室温度（20±2）℃，自动温控系统底板温度设置，低温板 25℃，高温板 40℃。每次给药 1 h 后，将小鼠依次放入冷热板上各通道内，通过摄像头远程监测其冷热板寒热温区趋向活动，并对活动轨迹进行全程记录。停留比例=高温区停留时间（s）/总监测时间（s）×100%。

（4）耗氧量测定：将小鼠置密闭容器中，容器底部放置钠石灰 10 g，用以吸收小鼠呼吸所产生的 CO_2，顶端胶塞开口通橡胶管连接一刻度移液管，下端置入水中并保持垂直，所有接口用凡士林密封。记录小鼠呼吸 2.5 ml 空气所需时间，及 6 min 内消耗空气体积。

（5）小鼠肝组织 Na^+-K^+-ATP 酶、Ca^{2+}-Mg^{2+}-ATP 酶活性测定：颈椎脱臼处死动物，迅速取出肝脏，放入 4℃生理盐水中，洗去表面血迹，滤纸洗掉表面水分，称取肝组织制备 2% 匀浆，采用定磷法测定 ATP 酶活性。其活性以每小时每毫克组织蛋白中 ATP 酶分解 ATP 产生 1μmol 无机磷的量作为一个 ATP 酶活力单位 [μmol/（mg·h）]。

（6）小鼠肝组织总抗氧化能力（T-AOC）测定：取 10% 肝组织匀浆，按试剂盒说明书操作。总抗氧化能力以 37℃时，每分钟每毫克组织蛋白，使反应体系的吸光度（A）值每增加 0.01 时，为一个总抗氧化能力单位。

（7）小鼠肝组织超氧化物歧化酶（SOD）测定：取 1% 肝组织匀浆，采用黄嘌呤氧化酶法测定 SOD 活力。其活力以每毫克组织蛋白在 1 ml 反应液中 SOD 抑制率达 50% 时所对应的 SOD 量为一个 SOD 活力单位（U）。

（8）统计学处理：各数据以 $\bar{x}±s$ 表示，小鼠冷热板各温区活动分布率、肝组织 ATP 酶活性、总抗氧化能力、SOD 活力均采用 SPSS13.0 统计软件进行单因素方差分析和 t 检验，显著性概率水平 $\alpha = 0.05$。

二、结　果

1. 小鼠一般体征状态

体虚组动物的体重较空白组迅速下降，之后增长近乎停滞，饮水量显著减少，皮毛枯槁易脱落，喜热聚集成团，精神委靡，游泳时间缩短，四肢和尾巴冰冷，出现典型的"虚寒证"特点，体虚动物经黄连干预后，胆黄连组的体重下降更显著，生黄连和姜黄连组初期体重下降较快，而从第4天超过体虚组，但未进一步增长；3个黄连组饮水量均低于体虚组，其中胆黄连组下降最多，生黄连组次之，姜黄连组下降最少，与炮制黄连药性改变趋势一致，结果验证了黄连的"寒性"使体虚动物的"虚寒证"进一步加重。体盛组动物的饮水量比空白组显著增加，毛色光亮，喜动活跃等，具有一定的"热证"特点。体盛动物经黄连干预后，胆黄连和生黄连组的饮水量显著下降，而姜黄连影响不大；3个黄连组体重增长均比体盛组快，提示黄连的"寒性"使体盛动物的"热证"得到抑制，符合中医"热者寒之"的治疗法则，因此体重增长更快（图8-5）。

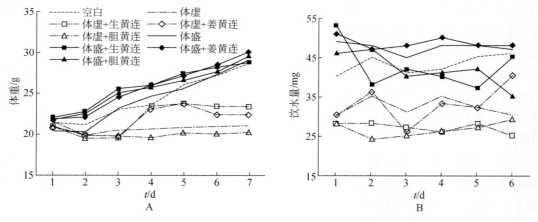

图8-5　黄连及其炮制品对小鼠的影响

A 对体重的影响；B 对饮水量的影响

2. 小鼠温度趋向性的改变

与空白组比较，体虚组小鼠在高温区停留比例（remaining ratio，RR）明显增高（$P < 0.05$），表现为趋热性，与其"虚寒证"特点相合；而体盛组小鼠在高温区停留比例显著减少（$P < 0.05$），表现为趋寒性，与其"热证"特点一致；当体虚、体盛组小鼠给予黄连及其炮制品干预后，动物对温度的趋向性变化表现出一定的差异规律，总结如下：①与

体虚组比，体虚+生黄连组和体虚+胆黄连组小鼠在高温区停留比例在多个时间点均显著提高（$P<0.05$），即进一步增强了体虚动物的趋热性，使体虚动物"虚寒"加重，反映出生黄连和胆黄连的"寒性"特征；而体虚+姜黄连组在第1~3天与体虚组差异不明显，仅在第4天高于体虚组，在第5~6天反而低于体虚组，与同天次体虚+生黄连组差异显著（$P<0.05$），提示经姜"炮制"后，黄连的寒性明显降低；生黄连与两个炮制品的寒性表现差异明显，顺序为：胆黄连>生黄连>姜黄连；②与体盛组比较，体盛+生黄连组、体盛+姜黄连组和体盛+胆黄连组高温趋向性在多个时间点均显著增加（$P<0.05$），使体盛动物"热证"减轻，同样反映出生黄连及其炮制品的"寒性"特征；生黄连与两个炮制品的寒性表现差异趋势相对不明显，生黄连在第2、4天表现的寒性较强，胆黄连在第3、5天表现的寒性较强，姜黄连在第4天表现的寒性较强，三者的大致顺序为：胆黄连≈生黄连>姜黄连（图8-6）。

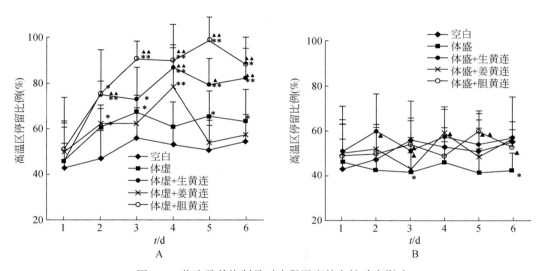

图8-6　黄连及其炮制品对小鼠温度趋向性动态影响

A 空白与体虚各组小鼠温度趋向性动态变化图；B 空白与体盛各组小鼠温度趋向性动态变化图。与空白组比较有显著性差异，＊：$P<0.05$，＊＊：$P<0.01$；与相应模型组比较有显著性差异，▲：$P<0.05$，▲▲：$P<0.01$

3. 小鼠耗氧量的变化

以6 min内消耗氧气体积为指标，与空白组比较，体虚组耗氧量显著下降（$P<0.05$），体盛组耗氧量显著提高（$P<0.05$）；与体虚组比较，体虚+各黄连组耗氧量均进一步下降，下降程度：胆黄连>生黄连>姜黄连；与体盛组比较，体盛+各黄连组耗氧量均下降，下降程度：生黄连>胆黄连>姜黄连。消耗2.5 ml氧气所需时间指标的变化趋势与6 min内消耗氧气体积相反，表达的耗氧量结果基本一致，但相对而言后者的敏感性更高（图8-7）。

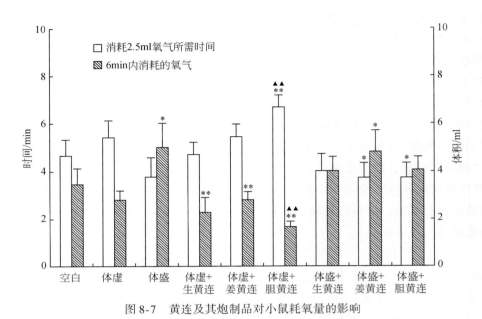

图 8-7　黄连及其炮制品对小鼠耗氧量的影响

与空白组比较有显著性差异，＊：$P<0.05$，＊＊：$P<0.01$；与相应模型组比较有显著性差异，▲：$P<0.05$，▲▲：$P<0.01$

4. 小鼠肝组织 ATP 酶活性的变化

与空白组比较，体虚模型组 Na^+-K^+-ATP 酶活性下降，而体盛模型组 Na^+-K^+-ATP 酶活性增强；与体虚组比较，体虚+各黄连组 Na^+-K^+-ATP 酶活性均进一步下降，下降程度：胆黄连>姜黄连≈生黄连；与体盛组比较，体盛+各黄连组 Na^+-K^+-ATP 酶活性均下降，下降程度：胆黄连>生黄连>姜黄连，Ca^{2+}-Mg^{2+}-ATP 酶活性变化规律与 Na^+-K^+-ATP 酶基本一致（图 8-8）。

5. 小鼠肝组织总抗氧化能力（T-AOC）的变化

与空白组比较，体虚组肝组织总抗氧化能力显著下降，而体盛组显著增强；与体虚组比较，体虚+生黄连组肝组织总抗氧化能力进一步下降，体虚+胆黄连组变化不明显，体虚+姜黄连组反而增加；与体盛组比较，体盛+各黄连组肝组织总抗氧化能力均下降，下降程度：胆黄连>生黄连>姜黄连（图 8-9）。

三、讨　　论

相关文献已报道了药物对改善动物体温调节、能量代谢以及运动功能等方面的研究。如肾上腺素对不同体质大鼠体温调节水平的影响[10]，桂枝汤可调节大鼠下丘脑中前列腺素 E_2 含量及腺苷酸环化酶和磷酸二酯酶活性，从而表现出对体温的双向调节作用[11,12]，

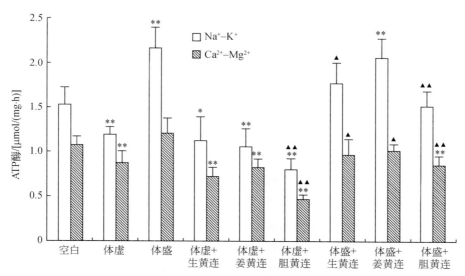

图 8-8 黄连及其炮制品对小鼠肝组织 ATP 酶活性的影响

与空白组比较有显著性差异，*：$P<0.05$，**：$P<0.01$；与相应模型组比较有显著性差异，▲：$P<0.05$，▲▲：$P<0.01$

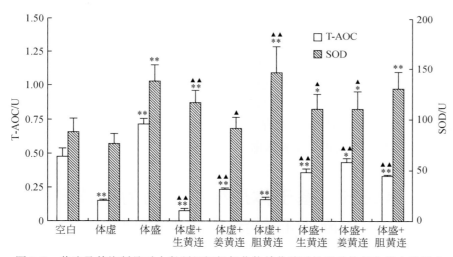

图 8-9 黄连及其炮制品对小鼠肝组织超氧化物歧化酶活性及总抗氧化能力的影响

与空白组比较有显著性差异，*：$P<0.05$，**：$P<0.01$；与相应模型组比较有显著性差异，▲：$P<0.05$，▲▲：$P<0.01$

以及红景天及其复方可提高小鼠运动能力和能量代谢水平[13,14]等。但这些药物对机体能量代谢的影响与其寒热药性间有何内在关联，以往研究并未探讨。本研究发现，与空白组比较，控制饮食+游泳组小鼠呈现倦怠、委靡、皮毛枯槁、聚集成团、体重显著下降、饮水量减少、游泳时间缩短、四肢和尾巴冰凉、对高温趋向性增加等典型"虚寒证"特点，称之为"体虚"模型；饲喂高蛋白饲料组动物呈现喜动，饮水量显著增加，对高温的趋向性减弱等典型"热证"特点，食物对动物温度调节的影响与文献报道一致[15]，称之为"体盛"模型，体虚与体盛模型可看作是最简单的寒热体质模型。在此模型上，以不同寒热药性的药物进行干预，其温度趋向性的变化可在一定程度上用于表征药物寒热药性的差异。当上述动物给予寒性药黄连后，宏观行为学表现为"趋热性"增强，抵御外界温度变化的能力下降，其内在表现为机体能量代谢能力下降，从而使动物代偿性地趋向高温区，以补偿机体偏"寒"的感知和客观存在，也即体现出黄连内在的"寒性"特征。传统药性理论认为，生黄连经炮制后药性发生了不同程度的改变，胆黄连寒性相对增强，而姜黄连寒性则相对减弱[16]。实验结果显示，黄连及其炮制品对机体能量代谢影响程度不同，对小鼠"趋热性"增强的顺序与传统对炮制黄连的药性改变规律基本一致，提示通过动物温度趋向性实验可以分辨黄连炮制品药性的细微差别，同时也从实验水平验证了传统药性理论认识的客观存在性。本实验还考察了黄连及其炮制品对动物耗氧量、ATP 酶活性的影响，以寻找可能与动物温度趋向性改变相关的能量代谢指标。结果表明，体虚动物的耗氧量和 ATP 酶活性均下降，表现为能量代谢减弱，符合"虚寒"特点，而经黄连及其炮制品干预后，耗氧量和 ATP 酶活性均进一步下降。提示黄连的"寒性"使动物能量代谢水平进一步受到抑制；在体盛动物也得到类似结果。动物对外界温度改变的响应实际是一种自我保护过程。对体虚动物而言，由于体质下降，对外界环境变化的抵御能力下降，检测结果表明其总抗氧化能力（T-AOC）和超氧化物歧化酶（SOD）活力均显著下降。而经黄连干预后，两个指标进一步下降，提示黄连的"寒性"使动物抗氧化能力进一步受到抑制，反映出机体抵御外部环境包括温度改变的能力下降。由此可见，动物的温度趋向性和能量代谢改变与证候和药性的寒热及其相互作用有一定的相关性。本文采用冷热板示差法，以温区停留比例作为宏观评价指标，在动物行为学水平验证了黄连"寒性"药性的客观存在，为阐释中药寒热药性差异的客观真实性以及建立评价方法和指标体系提供了实验依据。

第四节　基于体质模型动物的麻黄汤和麻杏石甘汤寒热药性评价

经典类方是中医方剂宝库中的精粹，其"形同神异"的特征体现了中医组方的精妙，如左金丸（主治胃实热证）与反左金丸（主治胃寒证）、麻黄汤（辛温解表）与麻杏石甘汤（辛凉解表）等。这些类方看似雷同但功效迥异或各有特色。

为了科学认识和评价中医经典类方的相似性和差异性，把握中医经典类方"形同神异"的实质，本节选取中医经典名方麻黄汤及其类方麻杏石甘汤为代表方剂，运用生物热力学理论的方法和手段，考察中医经典类方的相似性和差异性。

麻黄汤和麻杏石甘汤同源自汉代张仲景的《伤寒论》，均为解表要方。两方组成相近，药性却相反，是寒热药性的经典配伍：麻黄汤由麻黄、桂枝、杏仁、甘草 4 味中药组成，性偏温热而辛温解表；麻杏石甘汤在麻黄汤的基础上去桂枝加石膏，麻黄、杏仁减量而成，性偏寒凉而辛凉解表[17]。二方仅一味药之变而致全方寒热药性迥异，这种改变是否客观存在？如果确实存在，如何用直观的方法加以表征？

文献对麻黄汤和麻杏石甘汤的研究，多关注于两方药效的差异以及配伍组成对其成分含量的变化[18~21]。专门从寒热药性的角度研究的有樊冬丽[22]，但是该研究在微生物水平，可以反映差异，但与寒热药性还不是直接相关。为此，本文尝试从动物整体行为学的角度，通过比较两方对小鼠温度趋向性干预作用的差异，及与反映机体能量变化的生化指标进行相关分析，研究二方寒热药性差异与动物温度趋向性改变间的相关性。

一、材料与方法

1. 实验用药

麻黄、桂枝、杏仁、甘草、石膏药材，经中国人民解放军第三○二医院肖小河研究员鉴定均符合 2005 版《中国药典》规定。

药液制备：按传统配方取全方各味药材，即麻黄汤（麻黄 9 g、桂枝 6 g、杏仁 6 g、甘草 3 g）、麻杏石甘汤（麻黄 6g、杏仁 9g、炙甘草 6g、生石膏 24g），分别煎煮三次，第 1 次煎煮加 10 倍量水，浸泡 30min，第 2、3 次煎煮加 8 倍量水，每次煎煮 1h，分别合并滤液，浓缩至 2：1（即 1ml 药液含原生药 2g），4℃冰箱中保存备用。

2. 实验动物

清洁级 KM 种小鼠，雄性，三周龄，体重 13~15g，购于中国人民解放军军事医学科学院实验动物中心，许可证号 SCXK-（军）2007-004。

3. 仪器及试剂

动物温度趋向行为学智能监测系统由本单位自行研制设计（专利号：ZL2008200004444.2）。其原理为：由自动温控系统生成若干个不同温度区域，上面装有用不透明的硬塑料板分成的六个通道，将实验小鼠分别置于其中，动物可自由跑动停留于任意温区，同时又相互不影响。通过温控板上方的视频检测系统对小鼠的活动情况进行全程跟踪，记录小鼠在不同温度区域的停留时间、活动频率、运动距离并转化为量化的数据。视频识别软件参考了文献［23］算法，数据分析软件采用 Visual Basic 6.0 语言编制。

Cary50 Bio 紫外分光光度仪，ATP 酶试剂盒、考马斯亮蓝蛋白测定盒、超氧化物歧化酶试剂盒、琥珀酸脱氢酶试剂盒、丙二醛试剂盒，其他试剂均为分析纯。

4. 方法

（1）分组及给药：预养期间，使小鼠学习记忆冷热板（温度控制板）不同温区的位置。给药前剔除体温差异较大者，随机分为 7 组，即正常组、体虚组、体盛组、体虚+麻黄汤组、体虚+麻杏石甘汤组、体盛+麻黄汤组、体盛+麻杏石甘汤组。麻黄汤和麻杏石甘汤均灌胃给药（1 次/天，连续 7 天），剂量分别为 40.8 和 76.8 g 生药/kg。正常组给同体积生理盐水。

（2）体虚、体盛动物模型的复制：体虚模型采用控制饮食+游泳的方法复制，即每日正常饲水，给予 1g 饲料/10g 体重/天，每日测试前一小时让其游泳，至自然沉降，水温（20±5）℃，水深 10cm；体盛模型通过饲喂高蛋白饲料复制，每日正常饮水。

（3）小鼠冷热板温度趋向性测定：实验室温度：（20±2）℃。自动温控系统底板温度设置：低温板 25℃，高温板 40℃。给药 1h 后，将小鼠依次放入冷热板上各通道内，通过摄像头远程监测其冷热板寒热温区趋向活动，并对活动轨迹进行全程记录。

（4）耗氧量测定：将小鼠置密闭容器中，容器底部放置钠石灰 10g，用以吸收小鼠呼吸所产生的 CO_2，顶端胶塞开口通橡胶管连接一刻度移液管，下端置入水中并保持垂直，所有接口用凡士林密封。记录小鼠呼吸 2.5ml 氧气所需时间，及 6min 内消耗氧气体积。

（5）小鼠肝组织肝组织 ATP 酶、超氧化物歧化酶（SDH）、琥珀酸脱氢酶（SOD）活性以及丙二醛（MDA）含量的测定：颈椎脱臼处死动物，迅速取出肝脏，放入预冷至 4℃生理盐水中，洗去表面血迹，滤纸吸去表面水分，称取肝组织制备匀浆，按试剂盒说明书操作。

（6）统计学处理：各数据以 $\bar{x}\pm s$ 表示，均采用 spss13.0 选单因素方差分析及 t 检验进行分析，显著性水平 $\alpha = 0.05$。

二、结　　果

1. 一般情况

模型动物一般情况与之前研究结果类同：体虚组体重显著下降，皮毛枯槁，喜聚集成团，精神委靡，饮水量减少，游泳时间缩短，四肢和尾冰凉等典型"虚寒证"特点，体盛组重和饮水量均显著增加，喜动等典型"热证"特点。模型动物分别给予两个复方干预后，动物的体重与模型动物相比变化不显著。

2. 复方对小鼠冷热板温度趋向性的影响

模型动物对温度的趋向性与前期研究结果一致。给药后同一体质模型灌服麻黄汤和麻杏石甘汤以后，小鼠对高温的趋向性变化表现出一定的差异。

（1）与体虚模型组比较，体虚+麻黄汤组给药三天后小鼠对低温的趋向性逐渐增强（$P<0.05$）；而体虚+麻杏石甘汤组从第四天开始小鼠即对高温的趋向性显著增加（$P<0.05$）。

（2）与体盛模型组比较，体虚+麻黄汤、体虚+麻杏石甘汤均使小鼠对高温的趋向性下降（$P<0.05$），不同的是从第4天开始，麻杏石甘汤使体盛小鼠对低温的趋向性更为明显（图8-10、图8-11）。

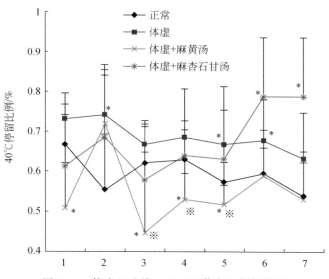

图8-10　体虚组连续7天40℃停留比例折线图

＊：与正常比较 $P<0.05$，※：与体虚组比较 $P<0.05$

3. 小鼠耗氧量的变化

与正常组比较，6min内消耗氧气体积，体虚组显著下降（$P<0.05$），体盛组有所增加；与体虚模型组比较，体虚+麻黄汤组小鼠耗氧量增加，而体虚+麻杏石甘汤组耗氧量降低；与体盛模型组比较，给药后耗氧量均下降，但麻杏石甘汤下降的程度更为明显。消耗2.5ml氧气所需时间指标的变化趋势与6min内消耗氧气体积相反，表达的耗氧量结果基本一致（图8-12、图8-13）。

4. 小鼠肝组织 Na^+-K^+-ATP、Mg^{2+}-ATP、Ca^{2+}-ATP 酶活性的变化

分别对小鼠肝组织 Na^+-K^+-ATP、Mg^{2+}-ATP、Ca^{2+}-ATP 酶活性进行了测定，发现三者的变化趋势基本一致。与正常组比较，体虚组小鼠的 ATP 酶活性显著下降（$P<0.05$），体盛组小鼠的 ATP 酶活性明显增加（$P<0.05$）；与模型组比较，给药后小鼠肝组织 ATP 酶活性均明显增加，其中麻黄汤比麻杏石甘汤增加的更为明显（图8-14）。

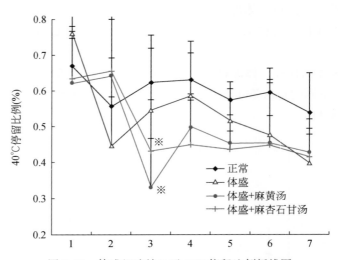

图 8-11　体盛组连续 7 天 40℃停留比例折线图

＊：与正常比较 $P<0.05$，※：与体盛组比较 $P<0.05$

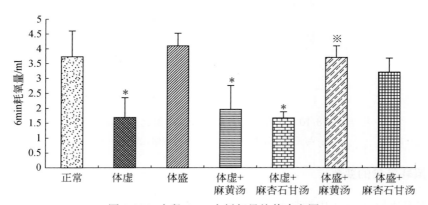

图 8-12　小鼠 6min 内耗氧量均值直方图

＊：与正常比较 $P<0.05$，※：与体盛组比较 $P<0.05$

5. 小鼠肝组织 SDH 酶活性的变化

与正常组比较，体虚组小鼠的 SDH 酶活性明显下降（$P<0.05$），体盛组小鼠显著增强（$P<0.05$）。与体虚模型组比较，体虚+麻黄汤组小鼠 SDH 酶活性明显增加（$P<0.05$），体虚+麻杏石甘汤组显著下降（$P<0.05$）；体盛模型组给药后的变化趋势与体虚组一致（图 8-15）。

6. 小鼠肝组织 SOD 活性与 MDA 含量的变化

与正常组比较，体虚组小鼠的 SOD 活性呈下降趋势，体盛组小鼠的 SOD 活性增加。给药后与体虚组比较，体虚+麻黄汤组明显增加（$P<0.05$），体虚+麻杏石甘汤组则下降；

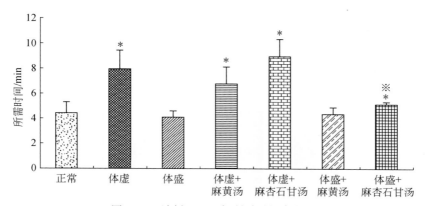

图 8-13　消耗 2.5ml 氧所需时间直方图

*：与正常比较 $P<0.05$，※：与体盛组比较 $P<0.05$

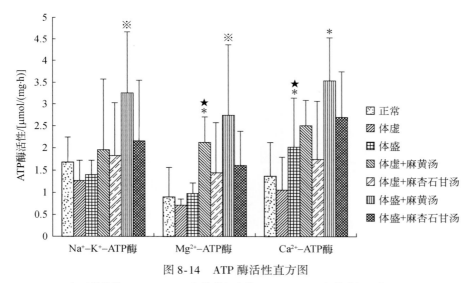

图 8-14　ATP 酶活性直方图

*：与正常比较 $P<0.05$，★：与体虚组比较 $P<0.05$，※：与体盛组比较 $P<0.05$

与体盛组比较，SOD 活性均下降，其中麻黄汤使其下降的更为明显。MDA 含量的变化趋势与 SOD 相反，不同之处在于，给药后除体盛模型给服麻杏石甘汤后 MDA 含量较空白下降外，其余 MDA 含量均明显增加（图 8-16、图 8-17）。

三、讨　论

课题组前期的实验过程中已采用冷热板示差法对大黄、附子、干姜、石膏、红参和西洋参，以及黄连的不同炮制品之间药性的差异进行了动物整体行为学水平的初步研究，结果显示附子、干姜、红参等温热性药均可使小鼠对高温（40℃）的趋向性减小；而大

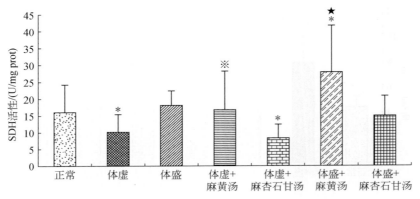

图 8-15　SDH 活性直方图

＊：与正常比较 $P<0.05$，※：与体虚组比较 $P<0.05$，★：与体盛组比较 $P<0.05$

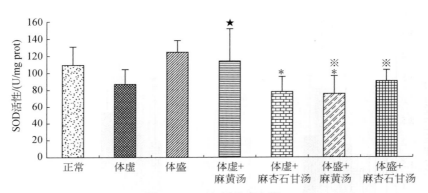

图 8-16　SOD 活性直方图

＊：与正常比较 $P<0.05$，★：与体虚组比较 $P<0.05$，※：与体盛组比较 $P<0.05$

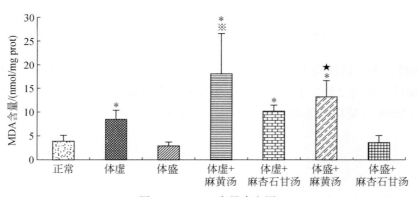

图 8-17　MDA 含量直方图

＊：与正常比较 $P<0.05$，※：与体虚组比较 $P<0.05$，★：与体盛组比较 $P<0.05$

黄、石膏、西洋参等寒凉性药则使小鼠对高温（40℃）的趋向性增加，同时黄连的不同炮制品对温度的趋向性也表现出一定的差异：即对高温的趋向性胆黄连≈生黄连>姜黄连。提示寒热药性差异与动物的温度趋向行为有一定相关性。体虚和体盛动物模型在一定程度上体现了"寒证"和"热证"的特点，与正常动物相比，体虚/体盛模型可以更好地反映出药物寒热药性的差异。

在此基础上，本研究继续采用冷热板示差法，以小鼠在高温区停留时间比率为指标，通过考察麻黄汤和麻杏石甘汤对体虚、体盛不同小鼠模型温度趋向性的调节作用对两方的寒热药性进行了客观表征。研究发现，体虚、体盛模型动物的表现与前期的研究结果一致，有明显的温度趋向性。在上述简单的寒热体质模型上给药后，麻黄汤可下调体虚小鼠高温趋向性（$P<0.05$），反映出其"辛温"的特点，亦体现了"方之既成，能使药各全其性"[24]，对于体盛小鼠麻黄汤没能改变其对低温的趋向性，可能与药症不对应有关；麻杏石甘汤能上调体虚小鼠的高温趋向性（$P<0.05$），反映出其"辛凉"的特点，亦体现了"方之既成，能使药各失其性"[24]，也可认为大剂量的寒性药石膏掩盖了用量较小的麻黄等药的温热之性。对于体盛模型，在第六天后才出现对高温趋向性增加的趋势，可能与剂量较小或服药时间太短有关。

结果提示：麻黄汤可使体虚、体盛小鼠的趋热性均减小，表现出其性温热的特点，亦反映出"方之既成，能使药各全其性"；麻杏石甘汤增加了体虚小鼠的趋热性，加剧了其"虚寒"症状，表现出凉性特点。上述结果亦与中医"寒者热之，热者寒之"的治疗法则相吻合。

机体的表现状态是各种生命系统生理和病理因素相互作用的综合结果，生物体的新陈代谢就是机体内进行的一系列化学反应的总和[25]。通过对可能与动物温度趋向性改变相关的能量代谢及氧化与抗氧化平衡的指标的进一步分析，发现体虚动物的肝组织ATP、SDH、SOD活性均下降，MDA含量却增加，表现为机体能量代谢减弱、调节能力下降，与传统对"虚寒"的认识相吻合；体盛动物则反之。给药后，麻黄汤能使小鼠肝组织ATP、SDH、SOD活性均表现出增强的趋势，这可能与方中麻黄等热性药能增加机体能量代谢相关。麻杏石甘汤与之相反，这与樊冬丽等从微量量热法角度的研究结果一致；MDA的含量除体盛组给服麻杏石甘汤后与正常组相当外，其余均显著增加（$P<0.05$），可能与方证不对应有关。也再次体现了方证对应是制方的灵魂。

综上，本文采用冷热板示差法，以温区停留比例作为宏观评价指标，在整体动物行为学水平验证了麻黄汤和麻杏石甘汤寒热药性的客观存在，为阐释形似而神异方剂寒热药性差异的客观真实性以及建立其评价方法和指标体系提供了实验依据，对临床遣方用药也有一定的指导意义。

第五节　基于体质模型动物的左金丸及其类方寒热药性评价

　　左金丸及类方是著名的传统中医方剂，由黄连和吴茱萸按不同的配伍比例组成而分别主治不同的病症。左金丸出自《丹溪心法》，处方组成为黄连：吴茱萸6∶1，主治胃实热证。反左金丸出自《施今墨药对》，处方组成为黄连：吴茱萸1∶6，主治胃寒证。二方均由黄连和吴茱萸组成，二者配伍比例的变化而致全方的寒热药性发生改变，为了探讨四个类方药性改变的客观依据，本研究从动物整体行为学的角度，通过比较两方对小鼠温度趋向性干预作用的差异，及与反映机体能量变化的生化指标进行相关分析，研究二方药性寒热差异与动物温度趋向性改变间的相关性。

一、材　　料

1. 药材及药液制备

　　黄连、吴茱萸经中国人民解放军第三〇二医院全军中药研究所肖小河研究员鉴定为毛茛科多年生草本植物黄连 *Coptis chinensis* Franch. 的干燥根茎和芸香科植物吴茱萸 *Evodia rutaecarpa*（Juss.）Benth. 的近成熟果实。

　　药液制备：称取黄连、吴茱萸、左金方（黄连、吴茱萸比例为6∶1）、反左金方（黄连、吴茱萸比例为1∶6）各200g，第1次煎煮加10倍量蒸馏水，浸泡30min，快速加热至沸腾，而后保持微沸20min，趁热过滤；第2、3次煎煮各加8倍量蒸馏水，快速加热至沸腾，而后保持微沸15min，趁热过滤，合并三次滤液，浓缩至1∶1（即1ml药液含原生药1g），4℃储存备用。

2. 实验动物及饲料

　　清洁级KM种小鼠，雄性，体重（20±2）g，购于军事医学科学院，许可证号：SCKX-（军）2007-004。饲料同上一实验。

3. 仪器及试剂

　　冷热板示差系统；Cary50 Bio紫外分光光度计，白洋B320型低速离心机。考马斯亮蓝蛋白测定盒、ATP酶试剂盒。其他试剂均为分析纯。

二、方　　法

1. 分组及给药

预养期间，使小鼠学习记忆冷热板（温度控制板）不同温区的位置，并淘汰体温差异较大者。将动物随机分为 11 组，即空白组（control）、体虚组（weak model，WM）、体盛组（strong model，SM）、体虚+黄连组（WM+CC，20g/kg）、体虚+吴茱萸组（WM+ER，20g/kg）、体虚+左金丸组（WM+ZJW，20g/kg）、体虚+反左金丸组（WM+FZJ，20g/kg）、体盛+黄连组（SM+CC，20g/kg）、体盛+吴茱萸组（SM+ER，20g/kg）、体盛+左金丸组（SM+ZJW，20g/kg）、体盛+反左金丸组（SM+FZJ，20g/kg），空白组、体虚组、体盛组给同体积生理盐水，连续灌胃给药 7 天。

2. 体虚、体盛动物模型的复制

体虚模型采用控制饮食+游泳的方法复制，即每日正常饲水，给予 1g 饲料/10g 体重/天，每日测试前一小时让其游泳，至自然沉降，水温（20±5）℃，水深 10cm；体盛模型通过饲喂高蛋白饲料复制，每日正常饮水。

3. 小鼠冷热板温度趋向性测定

实验室温度：（20±2）℃。自动温控系统底板温度设置：低温板 25℃，高温板 40℃。给药 1h 后，将小鼠依次放入冷热板上各通道内，通过摄像头远程监测其冷热板寒热温区趋向活动，并对活动轨迹进行全程记录。

4. 耗氧量测定

将小鼠置密闭容器中，容器底部放置钠石灰 10g，用以吸收小鼠呼吸所产生的 CO_2，顶端胶塞开口通橡胶管连接一刻度移液管，下端置入水中并保持垂直，所有接口用凡士林密封。记录小鼠呼吸 2.5ml 氧气所需时间，及 6min 内消耗氧气体积。

5. 小鼠肝组织肝组织 ATP 酶测定

颈椎脱臼处死动物，迅速取出肝脏，放入预冷至 4℃ 生理盐水中，洗去表面血迹，滤纸吸去表面水分，称取肝组织制备匀浆，按试剂盒说明书操作。

6. 统计学处理

各数据以 $\bar{x} \pm s$ 表示，小鼠冷热板各温区活动分布率、耗氧量、肝组织 ATP 酶活性、总抗氧化能力均采用单因素方差分析和 t 检验进行统计分析，显著性概率水平 $\alpha = 0.05$。

三、结　果

1. 一般情况

与空白组比较：体虚模型组动物的体重下降迅速，之后停留在较低水平，体型瘦弱，饮水量显著减少，皮毛松弛枯槁易脱落，喜热聚集成团，精神委靡，游泳时间缩短，四肢和尾巴冰凉，出现典型的"寒证"特点；体盛模型组动物体重增长迅速，饮水量显著增加，体态肥胖，毛色润泽，活跃好动，精神亢奋，体现特定的"热证"特征。

与体虚模型组相比：体虚动物给药干预后，体重下降趋势变缓，并显著高于体虚模型组，并显著低于正常动物；给予吴茱萸的动物饮水量有增大趋势，略高于模型组及给予黄连及复方组。

与体盛模型组动物相比：各体盛给药组动物体重增长速率有所降低，下降程度为黄连>左金丸>反左金丸>吴茱萸，其中吴茱萸组体重高于同时期正常组但低于模型组；与模型组比较，各给药组饮水量有所下降，下降趋势与体重变化相同，其中吴茱萸及反左金丸组饮水量高于空白组，表现出"体热欲饮"的特征，而黄连及左金丸组则表现出"寒不欲饮"的特征（图 8-18、图 8-19）。

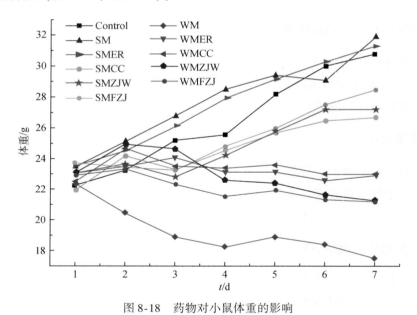

图 8-18　药物对小鼠体重的影响

2. 药物对小鼠温度趋向性的影响

与空白组比较：体虚组小鼠在高温区停留比例（remaining ratio，RR）明显增高（$P<$

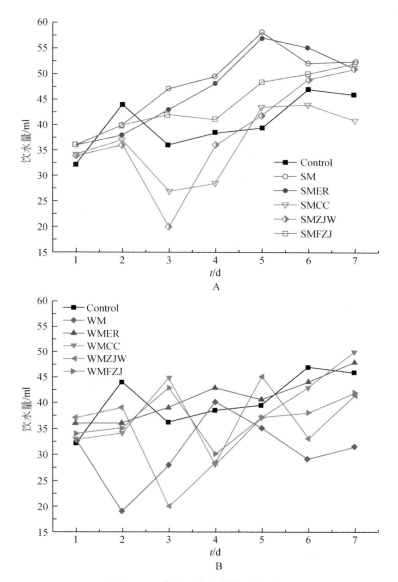

图 8-19 药物对小鼠饮水量的影响

0.05），表现为趋热性，与其"虚寒证"特点相合；而体盛组小鼠在高温区停留比例有所减少，表现为趋热减少而趋寒增加，与其"热证"特点一致。

与体虚模型组比较，给予黄连及左金丸干预的体虚模型小鼠在高温区停留比例显著提高（$P<0.01$），进一步加重了动物的趋热性，使动物"虚寒"体质加重，表现出药物的"寒性"。与体虚模型组比较，给予反左金丸组动物仅在前3天表现为趋热性增强，在给药后4天反而表现为在冷板停留比例增加，且与体虚模型组有显著差异（$P<0.05$）；同时，给予吴茱萸干预组动物趋热性在多个时间点均低于同天模型组动物，表明药物对动

物的趋热性有一定的纠正作用，表现出吴茱萸的"热性"（图8-20A）。

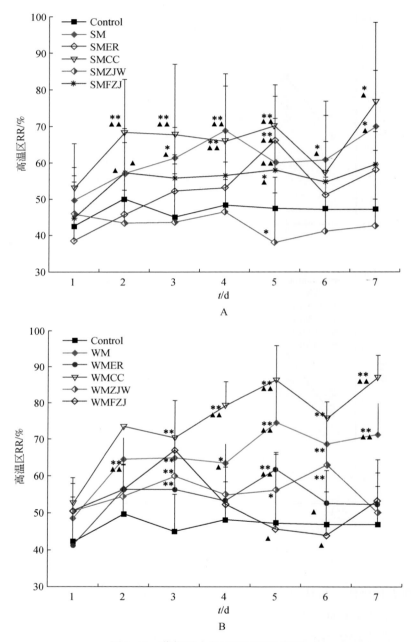

图8-20　药物对小鼠温度趋向性影响

与空白组比较有显著性差异 ＊：$P<0.05$，＊＊：$P<0.01$；与相应模型组比较有显著性差异▲：$P<0.05$，▲▲：$P<0.01$

　　与体盛模型组动物比较，各给药干预动物在高温板区停留比例显著提高（$P<0.01$），依次为：黄连＞左金丸＞反左金丸＞吴茱萸。结果表明：从黄连到吴茱萸，药物的寒性依次

降低，而热性依次增高；同时，随方剂内黄连比例的增高，复方寒性随之提高，反之亦然，这与传统中医药理论认识相符。而给予吴茱萸及反左金丸干预并未加重模型动物的趋寒性，可能是由于动物的应激反应所致（图8-20B）。

3. 药物对小鼠耗氧量的影响

（1）以消耗 2.5ml 氧气所需时间为指标，与正常动物比较，体虚模型组动物所需时间显著延长（$P<0.01$），表明虚寒体质动物耗氧能力显著降低；体盛模型组动物所需时间明显缩短（$P<0.01$），表明体壮身热动物耗氧能力显著提高。

与体虚模型组比较，除黄连组所需时间提高外，其余各组动物所需时间均有所减少，其中吴茱萸组及反左金丸组分别在 $P<0.01$ 及 $P<0.05$ 水平有显著统计意义，所需时间依次为黄连>左金丸>反左金丸>吴茱萸。结果表明，自黄连至吴茱萸，药物对动物虚寒的加重作用依次减轻，而对其虚寒的逆转作用依次增强，这与中医"治寒以热"理论相一致，同时证明吴茱萸之热性与黄连之寒性标定的科学性。

与体盛模型组比较，各给药组均显著延长耗氧所需时间（$P<0.01$ 或 $P<0.05$），依次为：左金丸>反左金丸>黄连>吴茱萸，这与给药后动物体重增长不及模型组，耗氧较模型组低有关。

（2）以 6min 耗氧体积为指标，各组动物耗氧体积变化趋势与耗氧 2.5ml 所需时间变化趋势相反，所表达药物对动物耗氧量干预作用方向一致，并互为补充，且以耗氧 2.5ml 所需时间指标更为灵敏（图8-21）。

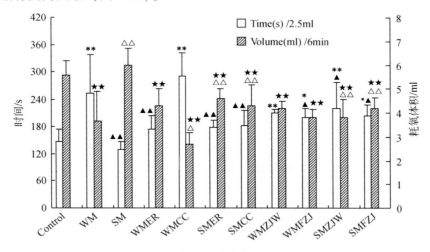

图8-21 药物对小鼠耗氧量的影响

以耗氧 2.5ml 所需时间为指标，与空白组比较有显著性差异 ＊：$P<0.05$，＊＊：$P<0.01$；与相应模型组比较有显著性差异▲：$P<0.05$，▲▲：$P<0.01$. 以 6min 消耗氧气体积为指标，与空白组比较有显著性差异★：$P<0.05$，★★：$P<0.01$；与相应模型组比较有显著性差异△：$P<0.05$，△△：$P<0.01$

4. 小鼠肝组织 ATP 酶活性的变化

　　与空白组比较，体虚模型组 Na^+-K^+-ATP 酶活性下降，而体盛模型组 Na^+-K^+-ATP 酶活性增强；与体虚模型组比较，各给药组 Na^+-K^+-ATP 酶活性均有所提高，依次为：吴茱萸（$P<0.01$）>左金丸>黄连>反左金丸；与体盛模型组比较，除黄连组降低外，其余给药组 Na^+-K^+-ATP 酶活性均有所提高，依次为：吴茱萸（$P<0.01$）>反左金丸>左金丸>黄连。结果表明：吴茱萸提高 Na^+-K^+-ATP 酶活性的能力显著高于黄连，这与其提高机体产热、纠正体寒，从而恢复机体寒热（阴阳）平衡的作用相一致，从而体现其热性；相形之下，黄连则表现出明显的寒性（图 8-22）。

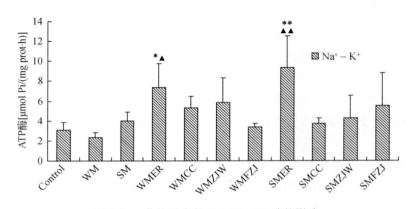

图 8-22　药物对小鼠 Na^+-K^+-ATP 酶的影响

与空白组比较有显著性差异 $*$：$P<0.05$，$**$：$P<0.01$；与相应模型组比较有显著性差异 ▲：$P<0.05$，▲▲：$P<0.01$

四、讨　　论

　　研究发现，黄连具有使动物能量代谢减弱，并代偿性地趋向温暖环境，表现出寒性的特征；而吴茱萸则相反地表现出热性的特征，这些都与传统药性理论中对其寒热赋性一致；同时，随二者配伍比例的变化，左金丸和反左金丸分别随从与黄连和吴茱萸剂量的变化而表现为寒性的清热之剂和热性的温里之剂，表明中药药性也是方剂性能的基础，通过对方剂中药物的配伍及剂量等关系的调控，可以使药物的寒热之性得到更灵敏、充分的发挥和制用。

第六节　基于体质模型动物的附子与干姜不同比例配伍的寒热药性评价

　　"附子无干姜不热"语出于《证治要诀》。附子配伍干姜为中医药古今临床应用频率很高的药对。附子辛温大热，火性迅发，无所不到，乃回阳救逆第一品药；干姜辛温，大热无毒，凡胃中虚冷，元阳欲绝，合以附子同用，则能回阳立效，故书有云"附子无干姜不热"之句。正如《本经疏证》云："附子以走下，干姜以守中，有姜无附，难收斩将夺旗之功；有附无姜，难取坚壁不动之效。""附子无干姜不热"是中药药性理论领域的一个重要命题。那么，"附子无干姜不热"究竟是否客观存在？本研究从动物整体行为学的角度，通过比较附子与干姜不同比例配伍对小鼠温度趋向性干预作用的差异和机体能量变化的生化指标进行相关分析，研究附子与干姜药性特点与动物温度趋向性改变间的相关性，为中药寒热属性现代化研究方面提供新的视角与技术手段，也为中药药性客观评价研究方提供了思路和参考[26~29]。

一、实　验　材　料

1. 药材及药液制备

附子、干姜药材产地为四川；经中国人民解放军第三〇二医院全军中医药研究所肖小河研究员鉴定分别为毛茛科植物乌头 *Aconitum carmichaelii* Debx. 的子根的加工品及姜科植物 *Zingiber offcinale* Rosc. 的干燥根茎，药材品质符合《中国药典》2010 年版规定。

药液制备：按配伍比例分别称取附子与干姜药材，10 倍量水浸泡 30min，煎煮 1.5h，共煎 2 次，合并滤液，浓缩、干燥，计算出膏率，4℃储存，待用时现配。

2. 实验动物

清洁级 KM 种小鼠，雄性，体重（20±2）g，购于军事医学科学院，许可证号：SCKX-（军）2007—004。

3. 仪器及试剂

冷热板示差系统；Cary50 Bio 紫外分光光度计，白洋 B320 型低速离心机。ATP 酶试剂盒、考马斯亮兰蛋白测定盒、T-SOD 测试盒、T-AOC 测试盒，钠石灰，其他试剂均为分析纯。

二、方　　　法

1. 分组及给药

预养期间，使小鼠感受冷热板不同温区的温度，学习记忆不同温区的位置。将小鼠随机分为 10 组。即寒性体质模型组（model，M）、模型+附子组（10g/kg，*Aconiti lateralis Radix praeparata*，mALRP）、模型+干姜组（10g/kg，*Zingiberis rhizoma*，mZR）、模型+附子：干姜=1：1/8（10g/kg，$mAZ_{1:1/8}$），模型+附子：干姜=1：1/4（10g/kg，$mAZ_{1:1/4}$），模型+附子：干姜=1：1/2（10g/kg，$mAZ_{1:1/2}$），模型+附子：干姜=1：1（10g/kg，$mAZ_{1:1}$），模型+附子：干姜=1：2（10g/kg，$mAZ_{1:2}$），模型+附子：干姜=1：4（10g/kg，$mAZ_{1:4}$），模型+附子：干姜=1：8（10g/kg，$mAZ_{1:8}$），连续灌胃7天。

2. 寒性体质动物模型的复制

寒性体质动物模型：采用控制饮食与低温游泳相结合的方法[30]，即每日正常饮水，给予普通饲料1g/（10 g体重/d）（相当于动物正常食量的45%）；动物每日测试前1 h游泳至自然沉降，水温（20±5）℃，水深20 cm。

3. 小鼠冷热板温度趋向性测定

在室温（20±2）℃下，设置自动温控系统不同温区的底板温度23℃（低温区）和37℃（高温区），待冷热板温度达到预设温度后，将各待测组的苦味酸涂色小鼠分别放入各通道内，运用摄像跟踪软件，检测小鼠冷热板寒热温区趋向活动，并对活动轨迹进行全程监测记录。每天记录1次，每次30min，连续7天。热区停留比例（%）=高温区停留时间（s）/总监测时间（s）×100%。

4. 耗氧量测定

小鼠于检测当日给药后，放入装有钠石灰的容器内，立即封闭容器；记录6min所消耗O_2的体积作为耗氧量。

5. 小鼠肝组织 ATP 酶活性测定

脱颈椎处死小鼠，迅速取出肝脏，放入4℃生理盐水中，洗去表面血迹，滤纸洗掉表面水分，称取肝组织制备2%匀浆，采用定磷法测定 Na^+-K^+-ATP 酶、Ca^{2+}-Mg^{2+}-ATP 酶活性。其活性以每小时每毫克组织蛋白中 ATP 酶分解 ATP 产生 $1\mu mol$ 无机磷的量作为一个 ATP 酶活力单位 $[\mu mol/(mg \cdot h)]$。

6. 小鼠血清总抗氧化能力（T-AOC）和总超氧化歧化酶（T-SOD）活力测定

按试剂盒说明书操作：总抗氧化能力以37℃时，每分钟每毫升血清使反应体系的吸光度（A）值每增加0.01时，为一个总抗氧化能力单位；总 SOD 活力是每毫升反应液中 SOD 抑制率达50%时所对应的 SOD 量为一个 SOD 活力单位（U）。

7. 统计学处理

各数据以 $\bar{x}\pm s$ 表示，小鼠冷热板各温区活动分布率、耗氧量、肝组织 ATP 酶活性、总抗氧化能力均采用单因素方差分析和 t 检验进行统计分析，显著性概率水平 $\alpha=0.05$。

三、实　验　结　果

1. 一般体征状态

与寒性体质模型动物组比较，动物在药物干预下，体重下降的趋势减缓，且体重处于模型组和空白组之间；给予附子干姜配伍（$mAZ_{1:8}$）饮水量有增大趋势，且略高于空白组。

2. 呼吸耗氧量

与空白组比较，寒性体质模型组耗氧量显著降低（$P<0.01$），与模型组比较，模型+附子干姜不同比例配伍组（$mAZ_{1:1}$、$mAZ_{1:2}$、$mAZ_{1:4}$、$mAZ_{1:8}$）的耗氧量显著升高（$P<0.01$），且强于模型+附子组呼吸耗氧量水平（图8-23）。

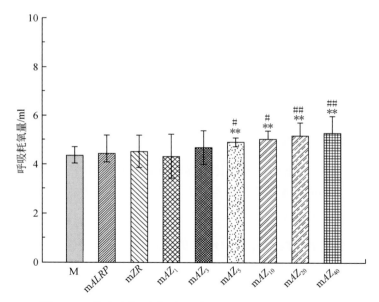

图8-23　附子干姜不同比例配伍对小鼠呼吸耗氧量的影响

与模型组比较，呼吸耗氧量有显著性差异，＊：$P<0.05$，＊＊：$P<0.01$；与附子模型组比较，

呼吸耗氧量有显著性差异，#：$P<0.05$，##：$P<0.01$

3. 肝组织 ATP 酶活力的变化

与空白组比较，寒性体质模型组 ATP 酶活力显著降低（$P<0.01$）。模型组给药后，随着附子干姜配伍比例的增大，ATP 酶活力较模型组显著增强（$P<0.01$），但与空白组相比还有一定的差距。Ca^{2+}-Mg^{2+}-ATP 酶活力变化与 Na^+-K^+-ATP 酶活力变化趋势基本一致

（图 8-24）。

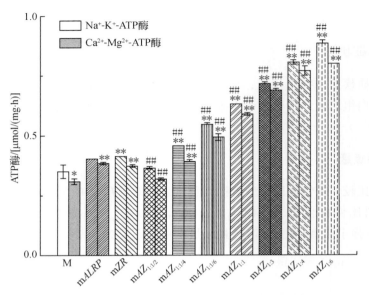

图 8-24　附子干姜不同比例配伍对 ATP 酶活力的影响

与模型组比较，ATP 酶活力有显著性差异，＊：$P<0.05$，＊＊：$P<0.01$；与附子模型组比较，

ATP 酶活力有显著性差异，#：$P<0.05$，##：$P<0.01$

4. 冷热板温度趋向性变化

与空白组比较，模型组的热区停留比例显著升高（$P<0.01$）。且随着附子干姜不同比例配伍给药后，热区停留比例逐渐接近空白组，说明附子干姜配伍给药能够缓解由模型引起的热区停留比例的升高（图 8-25）。

5. 给药后小鼠总抗氧化能力（T-AOC）的变化

与空白组比较，模型组的总抗氧化能力显著降低（$P<0.01$）。与模型组比较，附子干姜不同比例配伍（$mAZ_{1:1/8}$、$mAZ_{1:1/2}$、$mAZ_{1:1/4}$、$mAZ_{1:1}$、$mAZ_{1:2}$、$mAZ_{1:4}$、$mAZ_{1:8}$）总抗氧化能力显著升高（$P<0.01$ 或 $P<0.05$），且与附子组相比总抗氧化能力亦显著升高（$P<0.01$ 或 $P<0.05$）（表 8-26）。

6. 给药后小鼠总超氧化歧化酶（T-SOD）活力的变化

与空白组比较，模型组的总超氧化歧化酶活力显著降低（$P<0.01$）。与模型组比较，干姜及附子干姜不同比例配伍（$mAZ_{1:1/8}$、$mAZ_{1:1/2}$、$mAZ_{1:1/4}$、$mAZ_{1:1}$、$mAZ_{1:2}$、$mAZ_{1:4}$、$mAZ_{1:8}$）总超氧化歧化酶活力显著升高（$P<0.01$）；与附子组比较，附子干姜不同比例配伍（$mAZ_{1:1/4}$、$mAZ_{1:1}$、$mAZ_{1:2}$、$mAZ_{1:4}$、$mAZ_{1:8}$）总超氧化歧化酶活力显

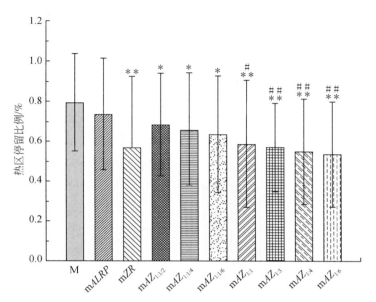

图 8-25　附子干姜不同比例配伍对热区停留比例的影响

与模型组比较，热区停留比例有显著性差异，＊：$P<0.05$，＊＊：$P<0.01$；与附子模型组比较，
热区停留比例有显著性差异，#：$P<0.05$，##：$P<0.01$

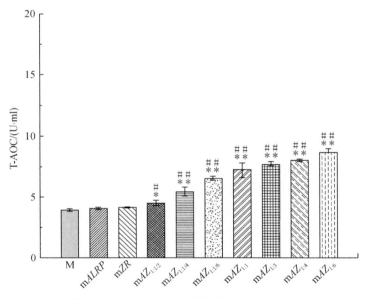

图 8-26　附子干姜不同比例配伍对热小鼠总抗氧化能力的影响

与模型组比较，热区停留比例有显著性差异，＊：$P<0.05$，＊＊：$P<0.01$；与附子模型组比较，
热区停留比例有显著性差异，#：$P<0.05$，##：$P<0.01$

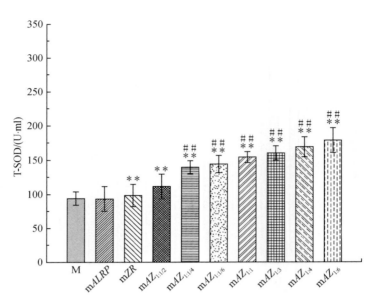

图 8-27　附子干姜不同比例配伍对总超氧化歧化酶活力的影响

与模型组比较，热区停留比例有显著性差异，＊：$P<0.05$，＊＊：$P<0.01$；与附子模型组比较，

热区停留比例有显著性差异，#：$P<0.05$，##：$P<0.01$

著升高（$P<0.01$）（表 8-27）。

四、讨　　论

　　本节通过冷热板示差法对附子干姜不同比例配伍的寒热差异进行研究，分别对正常动物及寒性体质模型动物进行干预。系统考察了体重、饮水量、耗氧量、ATP 酶活力、总抗氧化能力、总超氧化歧化酶活力等指标，为基于冷热板示差法的附子干姜不同比例配伍的寒热差异研究进行了佐证。结果表明：与空白组比较，寒性体质模型组动物的体重、饮水量、耗氧量、ATP 酶活力、总抗氧化能力、总超氧化歧化酶活力等指标显著降低（$P<0.01$），而热区停留比例显著升高（$P<0.01$），说明模型复制成功；与正常组比较，附子干姜不同比例配伍给药组能够升高小鼠的体重、饮水量、耗氧量、ATP 酶活力、总抗氧化能力、总超氧化歧化酶活力和降低热区停留比例；与附子组比较，附子干姜不同比例配伍组（$AZ_{1:1}$、$AZ_{1:2}$、$AZ_{1:4}$、$AZ_{1:8}$）升高了小鼠的体重、饮水量、耗氧量、ATP 酶活力、总抗氧化能力、总超氧化歧化酶活力和降低了热区停留比例；与模型组比较，模型+附子干姜不同比例配伍给药组能够缓解由制作模型引起的小鼠体重、饮水量、耗氧量、ATP 酶活力、总抗氧化能力、总超氧化歧化酶活力降低和热区停留比例升高，且呈一定的剂量依赖；而与模型+附子组比较，模型+附子干姜不同比例配伍给药组（$mAZ_{1:1}$、$mAZ_{1:2}$、$mAZ_{1:4}$、$mAZ_{1:8}$）升高小鼠体重、饮水量、耗氧量、ATP 酶活力、

总抗氧化能力、总超氧化歧化酶活力和降低热区停留比例更明显。实验结果表明，附子干姜配伍能够增强实验动物的能量代谢水平和抗氧化能力，同时降低热区停留比例，且其强弱差异与配伍中干姜所占比例大小相关。

第七节　基于体质模型动物的附子与姜炮制品配伍寒热药性评价

　　炮制与配伍是中医用药的两大特色，通过炮制和配伍改变中药药性从而达到不同的临床治疗目的，是中药传统理论中的重要特色内容。生姜为姜科植物姜 *Zingiber officinalies Rose.* 的新鲜根茎，为多年生草本植物。中医根据临床用药的需要，生姜晒干即得干姜，将干姜分别炮制成炮姜、姜炭等不同品种，收载于 2010 年版《中国药典》一部[31]中。前人一直有"生姜走而不守，干姜能走能守，炮姜守而不走"之说。大意可理解为生姜辛温，具"走"的特性，长于散表寒，为呕家之圣药；经晒干即得干姜，其性味辛而大热，具"走"、"守"之性，长于祛里寒，温中回阳；干姜经炒黄后得炮姜，其辛辣刺激性降低，温性增强，具"守"的特性，善于走血分，长于温中散寒，温经止血；干姜经炒炭后得姜炭，不具有辛味，长于止血[32]。而附子为毛茛科多年生草本植物乌头 *Aconitum Carmichaelii Debx.* 子根的加工品。辛、甘，大热；有毒。归心、肾、脾经。具回阳救逆，补火助阳，散寒止痛的功效，用于亡阳虚脱、肢冷脉微、心阳不足、胸痹心痛、虚寒吐泻、脘腹冷痛、肾阳虚衰等[33,34]。本实验以附子与姜不同炮制品配伍为研究对象，通过冷热板示差法刻画分析和阐明附子与姜不同炮制品配伍后的寒热差异的客观真实性，并通过检测 ATP 酶等与机体能量代谢密切相关的生化指标，从能量变化的角度初步探讨其可能的作用机制。

一、实　验　材　料

1. 实验药材

　　生姜、炮姜、干姜药材经中国人民解放军第三〇二医院全军中药研究所肖小河研究员鉴定为姜科植物姜 *Zingiber officinale Rosc.* 的干燥根茎，各炮制品均为正品。生附子；经中国人民解放军第三〇二医院全军中药研究所肖小河研究员鉴定为毛茛科植物乌头 *Aconitum carmichaeli Debx.* 的干燥子根，符合《中国药典》2010 版有关规定。称取干燥的生附子 50g 置圆底烧瓶中，加水浸泡 30min 后回流提取 2 次，加水量分别为药材重量的 8 倍、6 倍，每次提取 1 小时，趁热倾出上清液，滤过，合并滤液，减压浓缩后干燥即得。分别称取生姜、生附子各 50g，按附子水煎液方法制备供试品溶液。同理可得炮姜附子干浸膏、干姜附子干浸膏。

2. 实验动物

清洁级 KM 种小鼠，雄性，清洁级，14 ~ 16g，购买于军事医学科学院。动物自由摄食及饮水，饲养室光照 12h，黑暗 12h，室温为 23 ~ 25℃，湿度 60% ~ 80%。

3. 仪器及试剂

T10-Basic 型动物组织匀浆机；Sigma3-18k 型高速冷冻离心机；ZS-3 板式酶标仪；FA21004A 型电子天平；动物温度趋向性行为智能监测系统由中国人民解放军第三〇二医院。全军中药研究所自主设计（专利号 ZL20082000044441.2）。考马斯亮兰蛋白测试盒、总抗氧化能力 T-AOC、ATP 酶测试盒、SOD 测试盒，其他试剂均为分析纯。去离子水。

二、实验方法

1. 实验分组及给药

预养期间，使小鼠学习记忆冷热板（温度控制板）不同温区的位置，每天 30min。造模前测定小鼠肛温和体重，淘汰体温和体重差异较大者。按体重将小鼠随机分为 6 组，即空白组、体虚组、体虚+附子组（10.0g/kg）、体虚+生姜附子组（10.0g/kg）、体虚+炮姜附子组（10.0g/kg）、体虚+干姜附子组（10.0g/kg）。其中空白组和体虚组给相同体积生理盐水，连续灌胃给药 7 天；除空白组，其余各组在灌胃前，均进行寒性体质模型的复制。

2. 体虚模型的复制

体虚组模型采用控制饮食+游泳，即每日正常饲水，1 g 小鼠体重给予 0.1 g 普通饲料（饲料组成：粗蛋白 19.2%、粗脂肪 4.1%、粗纤维 2.5%、水分 9.5%、粗灰分 6.6%、总钙 1.2%、磷 0.87%），每日测试前 1 h 让其游泳，至自然沉降，水温（20±5）℃，水深 20 cm。体盛组：每日正常饮水，同时饲喂足够高蛋白饲料（饲料组成：粗蛋白 24.9%、粗脂肪 4.2%、粗纤维 2.3%、水分 8.4%、粗灰分 6.6%、总钙 1.2%、磷 0.86%）。

3. 小鼠冷热板温度趋向性测定

实验室温度（20±2）℃，自动温控系统底板温度设置：低温板 25℃，高温板 40℃。每次给药 1 h 后，将小鼠依次放入冷热板上各通道内，通过摄像头远程监测其冷热板寒热温区趋向活动，并对活动轨迹进行全程记录。停留比例=高温区停留时间（s）/总监测时间（s）×100%。

4. 耗氧量测定

将小鼠置密闭容器中，容器底部放置钠石灰 10g，用以吸收小鼠呼吸所产生的 CO_2，顶端胶塞开口通橡胶管连接一刻度移液管，下端置入水中并保持垂直，所有接口用凡士林密封。记录小鼠 6 min 内消耗空气体积。

5. 小鼠肝组织 Na⁺-K⁺-ATP 酶活性测定

颈椎脱臼处死动物，迅速取出肝脏，放入 4℃ 生理盐水中，洗去表面血迹，滤纸洗掉表面水分，称取肝组织制备 2% 匀浆，采用定磷法测定 ATP 酶活性。其活性以每小时每毫克组织蛋白中 ATP 酶分解 ATP 产生 1 μmol 无机磷的量作为一个 ATP 酶活力单位 [μmol/(mg·h)]。

6. 小鼠肝组织总抗氧化能力（T-AOC）测定

取 10% 肝组织匀浆，按试剂盒说明书操作。总抗氧化能力以 37℃ 时，每分钟每毫克组织蛋白，使反应体系的吸光度（A）值每增加 0.01 时，为一个总抗氧化能力单位。

7. 小鼠肝组织超氧化物歧化酶（SOD）测定

取 1% 肝组织匀浆，采用黄嘌呤氧化酶法测定 SOD 活力。其活力以每毫克组织蛋白在 1 ml 反应液中 SOD 抑制率达 50% 时所对应的 SOD 量为一个 SOD 活力单位（U）。

8. 统计学处理

各数据以 $\bar{x} \pm s$ 表示，小鼠冷热板各温区活动分布率、肝组织 Na⁺-K⁺-ATP 酶活性、T-AOC、SOD 活力均采用 SPSS13.0 统计软件进行单因素方差分析和 t 检验，显著性概率水平 $\alpha = 0.05$。

三、实　验　结　果

1. 小鼠一般体征状态

体虚组动物的体重较空白组迅速下降，饮水量显著减少，皮毛枯槁易脱落，喜热聚集成团，精神委靡，游泳时间缩短，四肢和尾巴冰冷，出现典型的"虚寒证"特点。体虚动物经药物干预后，4 个给药组体重均逐渐下降，并低于模型组，其中干姜附子组下降最多，生姜附子组、炮姜附子组次之，附子组最少；4 个给药组饮水量均逐步上升，并高于体虚组，其中干姜附子组上升最多，生姜附子组、炮姜附子组次之，附子组最少，与姜的炮制品药性改变趋势一致。结果验证了姜的炮制品和附子配伍的"热性"使寒性体质动物的"寒性体质"得到抑制，符合中医"寒者热之"的治则。

2. 小鼠温度趋向性的改变

与空白组比较，体虚组小鼠在高温区停留比例（remaining ratio，RR）明显增高（$P<$

0.05），表现为趋热性，与其"虚寒证"特点相合。当体虚组小鼠给予药物干预后，动物对温度的趋向性变化表现出一定的差异规律，总结如下：与体虚组相比，体虚+附子组小鼠的高温区停留比例差异不明显（$P>0.05$）；三个配伍组的高温区停留比例在多个时间点均显著降低（$P<0.01$ 或 $P<0.05$），表明配伍组改变了小鼠的趋热性，减轻小鼠寒性症状，并且反映了配伍组比单用附子表现出更强的热性特征。与体虚+附子组相比，体虚+生姜附子组、体虚+炮姜附子组、体虚+干姜附子组的高温区停留比例在多个时间点均显著降低（$P<0.05$）。由图 8-28 可知，给药组产热的大致顺序为：体虚+干姜附子组>体虚+生姜附子组>体虚+炮姜附子组>体虚+附子组。

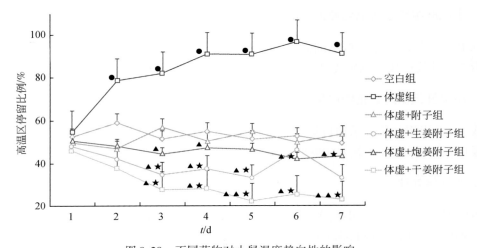

图 8-28　不同药物对小鼠温度趋向性的影响

与空白组相比有显著差异●：$P<0.05$，●●：$P<0.01$；与模型组相比有显著差异▲：$P<0.05$，▲▲：$P<0.01$；
与附子组相比有显著差异★：$P<0.05$，★★：$P<0.01$

3. 小鼠耗氧量的变化

为了探讨给药组热性程度，以六分钟内消耗氧气体积作为评价指标。与空白组相比，体虚组呼吸耗氧量显著下降（$P<0.05$）。与体虚组相比，体虚+各配伍组的耗氧量显著增加（$P<0.05$），由图 8-29 所示的结果可知，各给药组呼吸耗氧量增加的大致顺序为：体虚+干姜附子组>体虚+生姜附子组>体虚+炮姜附子组>体虚+附子组。

4. 小鼠肝组织 Na⁺-K⁺-ATP 酶活性的变化

与空白组相比，体虚组 Na^+-K^+-ATP 酶活性显著性下降（$P<0.01$）。与体虚组相比，四个给药组肝组织 Na^+-K^+-ATP 酶活性均显著增强（$P<0.05$ 或 $P<0.01$），即附子及姜不同炮制品与附子配伍均能增强小鼠肝组织 Na^+-K^+-ATP 酶的活性，使小鼠的能量代谢增强，改善小鼠的虚寒体质。与体虚+附子组相比，体虚+各配伍组的 Na^+-K^+-ATP 酶活性均显著增强（$P<0.05$），其活性增强的顺序为：干姜附子组>生姜附子组>炮姜附子组>附子

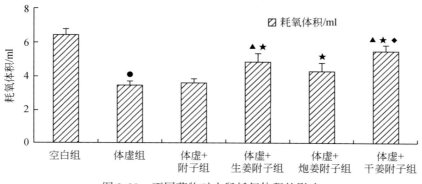

图 8-29 不同药物对小鼠耗氧体积的影响

与空白组相比有显著差异 ●：$P<0.05$，●●：$P<0.01$；与模型组相比有显著差异 ▲：$P<0.05$，▲▲：$P<0.01$；与附子组相比有显著差异 ★：$P<0.05$，★★：$P<0.01$；与生姜附子组相比有显著差异 ◆：$P<0.05$，◆◆：$P<0.01$

组（图 8-29）。

5. 小鼠肝组织总抗氧化能力（T-AOC）和 SOD 活性的变化

T-AOC 和 SOD 活性作为抗氧化指标，可以反映机体能量代谢，这在一定程度上可进一步说明药物热性对机体的影响。首先，与空白组相比，体虚组小鼠肝组织 T-AOC 和 SOD 活性显著下降（$P<0.01$）。与体虚组相比，给药组小鼠肝组织 T-AOC 和 SOD 活性显著性增强（$P<0.01$ 或 $P<0.05$），这表明附子及姜不同炮制品与附子配伍均能增强小鼠肝组织 T-AOC 和 SOD 活性，改善模型小鼠的寒性体质症状。与体虚+附子组相比，体虚+各配伍组小鼠肝组织 T-AOC 和 SOD 活性均显著增强（$P<0.05$），其活性增强的顺序为：干姜附子组>生姜附子组>炮姜附子组>附子组（表 8-5）。

表 8-5 姜的炮制品与附子配伍对小鼠肝组织各生化指标的影响（$n=3$）

分组	Na^+-K^+-ATP 酶/[μmol/(mg/h)]	T-AOC 活性/(U/mg prot)	SOD 活性/(U/mg prot)
空白组	3.49±0.49	12.92±0.33	50.21±2.76
模型组	2.13±0.35●●	5.92±1.23●●	33.86±4.04●●
附子组	2.81±0.46▲	8.18±1.41▲	52.18±5.95▲
生姜附子组	3.48±0.29▲★	9.31±2.15▲★	58.39±2.23▲★
炮姜附子组	3.27±0.55▲★	8.27±1.18▲★	53.29±3.92▲★
干姜附子组	3.86±0.53▲★◆■	11.21±1.67▲▲★◆■	60.65±3.08▲▲★◆■

与空白组相比有显著差异 ●：$P<0.05$，●●：$P<0.01$；与模型组相比有显著差异 ▲：$P<0.05$，▲▲：$P<0.01$；与附子组相比有显著差异 ★：$P<0.05$，★★：$P<0.01$；与生姜附子组相比有显著差异 ◆：$P<0.05$，◆◆：$P<0.01$；与炮姜附子组相比有显著差异 ■：$P<0.05$，■■：$P<0.01$.

四、讨　论

中医"证"与中药药性关系紧密，因而建立合适的中医"证"的模型对说明药效是必须的。结合现代药性研究模型，本实验以本团队前期建立的"控制饮食+游泳"诱导体虚小鼠模型，采用冷热板示差法，从宏观动物温度趋向行为学角度，并同时辅以一般体征、热区停留比例及与机体能量代谢相关 Na^+-K^+-ATP 酶、T-AOC、SOD 活性等生化指标对模型小鼠模型各给药组进行评价，从而考察了附子与姜不同炮制品配伍的寒热属性差异。

实验结果表明，体虚组小鼠在给予附子、生姜附子、炮姜附子、干姜附子后，其一般体征包括体重下降值、饮水量、呼吸耗氧量均增加，反映了给药后机体代谢增加，改善小鼠模型症状，使机体表现出"热性"特征，初步验证了中医"寒者热之"治则的真实性。与体虚+附子组比，体虚+各配伍组小鼠在冷热板高温区的多个时间点停留比例显著降低（$P<0.05$），宏观行为学均表现为使动物代偿性地趋向低温区，即"趋冷性"增强，初步验证了"附子无姜不热"的真实性。从整体上看，比较姜不同炮制品与附子配伍给药后体虚小鼠温度趋向性指标，辅以小鼠的一般体征及体内生化指标变化，表明四个给药组"热性"大小的顺序为：干姜附子组>生姜附子组>炮姜附子组>附子组，验证了姜不同炮制品与附子配伍的寒热属性客观真实性与差异性，为建立中药寒热药性差异评价方法和指标体系提供了实验依据。

第八节　基于体质模型动物的附子与干姜
不同化学配伍寒热药性评价

一、实 验 材 料

1. 药材及药液制备

附子、干姜药材产地为四川；经中国人民解放军第三〇二医院全军中医药研究所肖小河研究员鉴定分别为毛茛科植物乌头 *Aconitum carmichaelii* Debx. 的子根的加工品及姜科植物 *Zingiber offcinale* Rosc. 的干燥根茎，药材品质符合《中国药典》2010 年版规定。

药液制备：按配伍比例分别称取附子与干姜药材，10 倍量水浸泡 30min，煎煮 1.5h，共煎 2 次，合并滤液，浓缩、干燥，计算出膏率，4℃储存，待用时现配。

附子生物碱与非生物碱部位的制备：取生附子粗粉适量，加 10 倍量 75% 乙醇溶液 80℃水浴加热回流 2 次（2h，1h），过滤合并滤液，回收乙醇、浓缩，将滤液旋转蒸发至无醇味。浓缩液加稀氢氧化钠溶液（4%~5%）调 pH 值为 10~11，加等体积氯仿萃取 2 次，分别将水层、氯仿层合并。氯仿层回收溶剂，得附子生物碱部位，水层蒸干溶剂得附子非生物碱部位，测定含量，4℃储存，待用时现配。

干姜挥发油与非挥发油部位的制备：取干姜粉末若干加 12 倍体积水与玻璃珠数粒，振荡均匀、浸泡一定时间后连接挥发油测定器与回流冷凝管进行收集并测定含量，4℃储存，待用时现配。

2. 实验动物

清洁级 KM 种小鼠，雄性，体重（20±2）g，购于军事医学科学院，许可证号：SCKX-（军）2007—004。

3. 仪器及试剂

冷热板示差系统；Cary50 Bio 紫外分光光度计，白洋 B320 型低速离心机。ATP 酶试剂盒、考马斯亮兰蛋白测定盒、T-SOD 测试盒、T-AOC 测试盒、钠石灰。其他试剂均为分析纯。

二、实 验 方 法

1. 分组及给药

预养期间，使小鼠感受冷热板不同温区的温度，学习记忆不同温区的位置。将小鼠随机分为 12 组。即空白组、模型组（寒体质动物模型）、附子组（模型组+附子）、干姜组（模型组+干姜）、附子+干姜组（模型组+附子+干姜）、附子生物碱组（模型组+附子生物碱）、附子非生物碱组（模型组+附子非生物碱）、干姜挥发油组（模型组+干姜挥发油）、干姜非挥发油组（模型组+干姜非挥发油）、附子生物碱+干姜挥发油组（模型组+附子生物碱+干姜挥发油）、附子生物碱+干姜非挥发油组（模型组+附子生物碱+干姜非挥发油）、附子非生物碱+干姜挥发油组（模型组+附子非生物碱+干姜挥发油）、附子非生物碱+干姜非挥发油组（模型组+非生物碱+非挥发油），每组 12 只。各药物剂量为 10g/(kg·d)（按原药材生药量计算），每次给药体积为 0.4ml，空白组给予相同体积的生理盐水，连续灌胃给药 7 天。

2. 寒性体质动物模型的复制

寒性体质动物模型：采用控制饮食与低温游泳相结合的方法，即每日正常饮水，给予普通饲料 1g/(10 g 体重·d)（相当于动物正常食量的45%）；动物每日测试前 1 h 游泳至自然沉降，水温（20±5）℃，水深 20 cm。

3. 小鼠冷热板温度趋向性测定

在室温（20±2）℃下，设置自动温控系统不同温区的底板温度 23℃（低温区）和 37℃（高温区），待冷热板温度达到预设温度后，将各待测组的苦味酸涂色小鼠分别放入各通道内，运用摄像跟踪软件，检测小鼠冷热板寒热温区趋向活动，并对活动轨迹进行全程监测记录。每天记录 1 次，每次 30min，连续 7 天。热区停留比例（%）= 高温区停留时间（s）/总监测时间（s）×100%。

4. 耗氧量测定

小鼠于检测当日给药后，放入装有钠石灰的容器内，立即封闭容器；记录 6min 所消耗 O_2 的体积作为耗氧量。

5. 小鼠肝组织 ATP 酶活性测定

脱颈椎处死小鼠，迅速取出肝脏，放入 4℃生理盐水中，洗去表面血迹，滤纸洗掉表面水分，称取肝组织制备 2% 匀浆，采用定磷法测定 Na^+-K^+-ATP 酶、Ca^{2+}-Mg^{2+}-ATP 酶活性。其活性以每小时每毫克组织蛋白中 ATP 酶分解 ATP 产生 $1\mu mol$ 无机磷的量作为一个 ATP 酶活力单位（$\mu mol/mg \cdot h$）。

6. 小鼠血清总抗氧化能力（T-AOC）和总超氧化歧化酶（T-SOD）活力测定

按试剂盒说明书操作：总抗氧化能力以 37℃时，每分钟每毫升血清使反应体系的吸光度（A）值每增加 0.01 时，为一个总抗氧化能力单位；总 SOD 活力是每毫升反应液中 SOD 抑制率达 50% 时所对应的 SOD 量为一个 SOD 活力单位（U）。

7. 统计学处理

各数据以 $\bar{x}±s$ 表示，小鼠冷热板各温区活动分布率、耗氧量、肝组织 ATP 酶活性、总抗氧化能力均采用单因素方差分析和 t 检验进行统计分析，显著性概率水平 $\alpha = 0.05$。

三、实 验 结 果

1. 小鼠一般体征状况

与空白组比较，寒性体质模型组动物体型瘦弱，动物皮毛松弛枯槁容易脱落；由于每日连续控制饮食（等同于动物正常食量的 45%），因此与空白组相比较，模型组及附子干姜不同配伍层次组合给药组小鼠在喂食过程中频频出现抢食现象；与空白组比较，模型组小鼠表现出喜热、聚集成团、精神委靡的"寒"症现象，且其游泳时间日益缩短，四肢和尾巴冰凉，表现出"寒"体质的特征；与寒体质模型组小鼠相比，各给药组小鼠在附子干姜不同配伍层次组合药物干预下，其"寒"症状况有所改善，其中附子+干姜给药组及附子生物碱+干姜挥发油给药组小鼠体征状况改善最为明显；各组小鼠体重的变化趋势为，与空白组比较，寒性体质模型组动物的体重在实验周期内迅速下降；与寒性体质模型动物组比较，附子干姜不同配伍层次组合给药组小鼠在药物干预下，其体重下降的趋势减缓，且高于模型组低于正常组。见图8-30（A、B）；各组小鼠的饮水量变化趋势为，与空白

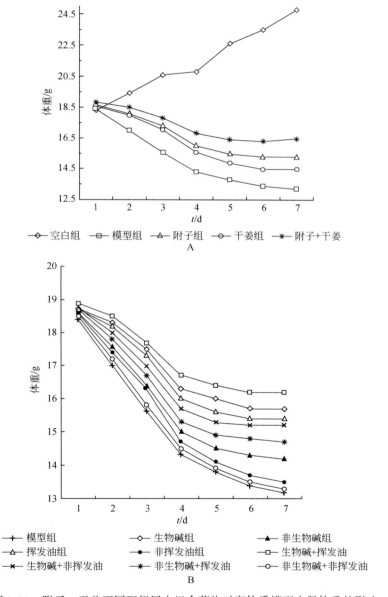

图 8-30　附子、干姜不同配伍层次组合药物对寒体质模型小鼠体重的影响

组比较，寒体质模型组小鼠的饮水量显著下降（$P<0.01$）；与寒体质模型组小鼠相比较，附子生物碱给药组、干姜挥发油给药组小鼠的饮水量增加明显（$P<0.05$）；附子+干姜给药组、附子生物碱+干姜挥发油给药组小鼠的饮水量显著增加（$P<0.01$）（图8-31）。

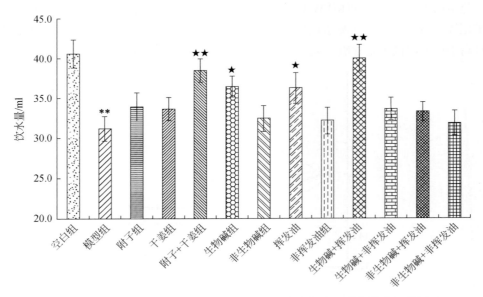

图 8-31　附子、干姜不同配伍层次组合药物对寒体质模型小鼠饮水量的影响

与空白组比较有显著性差异，＊：$P<0.05$，＊＊：$P<0.01$；与模型组比较有显著性差异，★：$P<0.05$，★★：$P<0.01$

2. 小鼠温度趋向性变化趋势

与正常组相比较，寒体质模型组小鼠的高温区停留比例（RR）显著升高（$P<0.01$），即高温趋向性升高，体现出"寒"体质的表征，趋热性行为增加；与寒体质模型组比较，附子组、附子非生物碱组、干姜非挥发油组、附子生物碱+干姜非挥发油组、附子非生物碱+干姜挥发油组、附子非生物碱+干姜非挥发油组小鼠的高温区停留比例没有明显变化；干姜组给药组、附子生物碱给药组、干姜挥发油给药组小鼠的高温区停留比例明显降低（$P<0.05$）；附子+干姜给药组、附子生物碱+干姜挥发油给药组小鼠的高温区停留比例显著降低（$P<0.01$），即高温趋向性降低，寒体质表征得到改善，趋热性行为降低（图8-32）。

3. 小鼠呼吸耗氧量测定结果

与正常组相比较，寒体质模型组小鼠的呼吸耗氧量显著降低（$P<0.01$）；与模型组比较，挥发油给药组小鼠的呼吸耗氧量明显升高（$P<0.05$）；附子+干姜给药组、附子生物碱+干姜挥发油给药组小鼠的呼吸耗氧量升高显著（$P<0.01$），附子非生物碱组、干姜非挥发油组、附子生物碱+干姜非挥发油组、附子非生物碱+干姜挥发油组、附子非生物碱+干姜非挥发油组小鼠的呼吸耗氧量变化不明显（图8-33）。

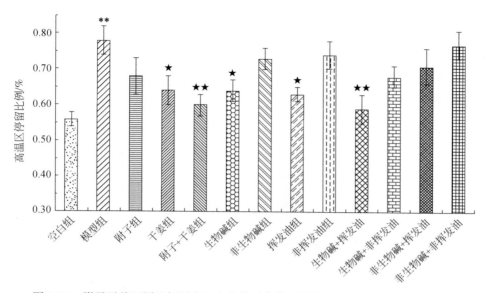

图 8-32　附子干姜不同配伍层次组合药物对寒体质模型小鼠热区停留比例的影响

与空白组比较有显著性差异，＊：$P<0.05$，＊＊：$P<0.01$；与模型组比较有显著性差异，★：$P<0.05$，★★：$P<0.01$

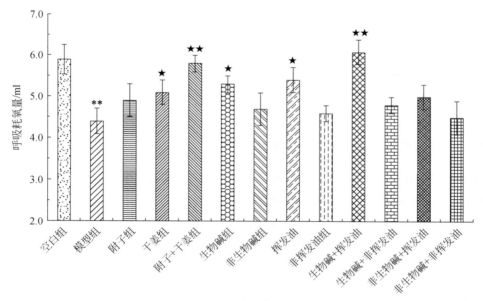

图 8-33　附子、干姜不同配伍层次组合药物对寒体质模型小鼠呼吸耗氧量的影响

与空白组比较有显著性差异，＊：$P<0.05$，＊＊：$P<0.01$；与模型组比较有显著性差异，★：$P<0.05$，★★：$P<0.01$

4. 小鼠肝组织 ATP 酶活力变化趋势

与正常组相比较，寒体质模型组小鼠肝组织的 Na^+-K^+-ATP 酶活力显著降低（$P<$

0.01）；与寒体质模型组比较，干姜组、附子非生物碱组、干姜非挥发油组、附子生物碱+干姜非挥发油组、附子非生物碱+干姜挥发油组、附子非生物碱+干姜非挥发油组小鼠肝组织的 Na$^+$-K$^+$-ATP 酶活力没有明显变化；附子组、附子生物碱组、干姜挥发油组小鼠肝组织的 Na$^+$-K$^+$-ATP 酶活力明显升高（$P<0.05$）；附子+干姜组、附子生物碱+干姜挥发油组小鼠肝组织的 Na$^+$-K$^+$-ATP 酶活力显著升高（$P<0.01$）（图 8-34）。

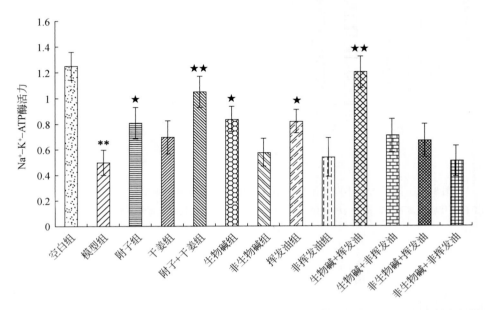

图 8-34　附子、干姜不同配伍层次组合药物对寒体质模型小鼠肝组织 Na$^+$-K$^+$-ATP 酶活力的影响
与空白组比较有显著性差异，＊：$P<0.05$，＊＊：$P<0.01$；与模型组比较有显著性差异，★：$P<0.05$，★★：$P<0.01$

5. 小鼠肝组织总抗氧化活力 T-AOC 变化趋势

与正常组相比较，寒体质模型组小鼠肝组织的总抗氧化能力（T-AOC）显著降低（$P<0.01$）；与寒体质模型组相比较，干姜给药组、附子生物碱给药组、干姜挥发油给药组小鼠肝组织的总抗氧化能力（T-AOC）明显升高（$P<0.05$）；附子+干姜给药组、附子生物碱+干姜挥发油给药组小鼠肝组织的总抗氧化能力（T-AOC）显著升高（$P<0.01$），其他组变化不明显（图 8-35）。

6. 小鼠肝组织总超氧化物歧化酶 T-SOD 变化趋势

与正常组相比较，寒体质模型组小鼠肝组织的总超氧化物歧化酶（T-SOD）活力显著降低（$P<0.01$）；与寒体质模型组比较，附子组、干姜组、附子生物碱组、干姜挥发油组小鼠肝组织的总超氧化物歧化酶（T-SOD）活力明显升高（$P<0.05$）；附子+干姜给药组、附子生物碱+干姜挥发油给药组小鼠肝组织的总超氧化物歧化酶（T-SOD）活力显著升高

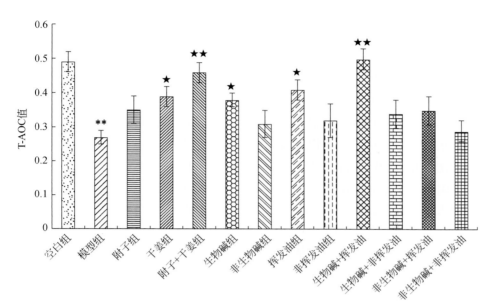

图 8-35　附子、干姜不同配伍层次组合药物对寒体质模型小鼠肝组织总抗氧化能力（T-AOC）活力的影响
　　　与空白组比较有显著性差异，* : $P<0.05$，** : $P<0.01$；与模型组比较有显著性差异，★ : $P<0.05$，★★ : $P<0.01$

（$P<0.01$），附子非生物碱组、干姜非挥发油组、附子生物碱+干姜非挥发油组、附子非
生物碱+干姜挥发油组、附子非生物碱+干姜非挥发油组变化不明显。（图 8-36）。

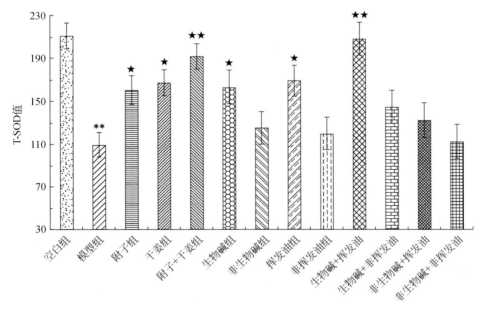

图 8-36　附子、干姜不同配伍层次组合药物对寒体质模型小鼠肝组织总超氧化物歧化酶（T-SOD）活力的影响
　　　与空白组比较有显著性差异，* : $P<0.05$，** : $P<0.01$；与模型组比较有显著性差异，★ : $P<0.05$，★★ : $P<0.01$

四、讨　论

本章主要采用生物热动力学方法中的冷热板示差法，以寒体质模型小鼠为研究对象，从整体动物水平考察了附子、干姜及其不同配伍层次组合的寒热药性差异，初步阐释了附子配伍干姜可能的具体物质基础。结果显示，采用冷热板示差法研究手段，附子干姜不同配伍层次组合药物对模型动物温度趋向性行为学上存在差异，主要体现在动物的高温区停留比例（RR）及呼吸耗氧量、饮水量和 ATP 酶活力、T-SOD 和 T-AOC 等相关生化指标，由于附子干姜不同配伍层次组合对能量代谢的干预作用结果具有多变量特征，基于此我们引入了聚类分析数理学统计方法，以相关参数（指标）作为聚类分析中的变量，通过聚类分层结果来综合表征附子干姜不同配伍层次组合之间的寒热药性差异。

聚类分析（cluster analysis）是依据样本个体或指标变量所具有的特性，对其进行分类的一种统计学方法。本章实验研究采用 SPSS19.0 统计学软件，以实验小鼠的高温区停留比例（RR）、呼吸耗氧量、饮水量、ATP 酶活力、T-SOD（总超氧化物歧化酶活力）和 T-AOC（总抗氧化能力）作为变量指标，对附子干姜不同配伍层次组合药物组进行了系统聚类（hierarchical cluster），并得到相应的聚类过程表（表 8-6）及聚类树状图（图 8-37），综合表征了附子干姜不同配伍层次组合的生物热效应差异。

表 8-6　基于模型动物的附子干姜不同配伍层次组合的聚类分析表

阶	群集组合		系数	首次出现阶群集		下一阶
	群集 1	群集 2		群集 1	群集 2	
1	6	12	2.062	0	0	4
2	5	7	4.825	0	0	5
3	2	10	4.880	0	0	6
4	6	8	16.517	1	0	8
5	3	5	28.598	0	2	9
6	2	11	84.901	3	0	9
7	4	9	103.351	0	0	11
8	1	6	165.323	0	4	10
9	2	3	278.483	6	5	10
10	1	2	1002.200	8	9	11
11	1	4	2677.286	10	7	0

由表 8-6 和图 8-37 可知，基于寒体质模型动物的冷热板示差法实验结果作为聚类分析方法中的变量时，空白组、模型组和附子干姜不同配伍层次组合给药组分为两类时，空白组、附子+干姜、附子生物碱+干姜挥发油给药组为一类，模型组和附子干姜不同配

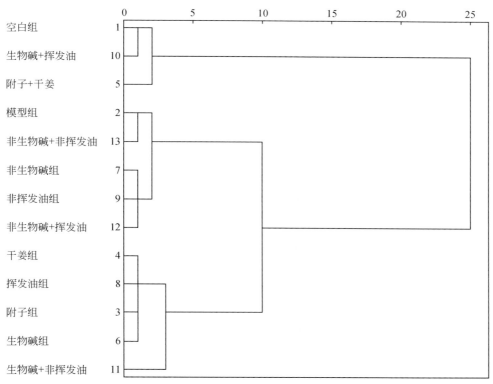

图 8-37 基于模型动物的附子干姜不同配伍层次组合的聚类树状图

伍层次组合其他给药组（除了附子+干姜组、附子生物碱+干姜挥发油组）为一类，提示寒体质模型小鼠在附子+干姜组合和附子生物碱+干姜挥发油组合干预作用下，其"寒"体质状况与模型组相比得到明显改善，接近空白组，表明附子+干姜组合和附子生物碱+干姜挥发油组合药物的热性相近及一致性，而附子干姜不同配伍层次组合其他给药组对模型小鼠的干预作用不明显。空白组、模型组和附子干姜不同配伍层次组合给药组分为三类时，空白组、附子+干姜、附子生物碱+干姜挥发油给药组为一类，干姜组、干姜挥发油组、附子组、附子生物碱组、附子生物碱+干姜非挥发油给药组为一类，模型组、附子非生物碱组、干姜非挥发油组、附子非生物碱组+干姜非挥发油组、附子非生物碱+干姜挥发油给药组为一类，提示附子中的非生物碱、干姜中的非挥发油对寒体质模型动物的体征状况几乎没有影响，与模型组状况相似；以上基于寒体质模型动物的冷热板示差法研究结果表明，附子+干姜组合和附子生物碱+干姜挥发油组合对模型动物的干预作用效果明显，两者药性功能相近。综合以上聚类分析的研究结果表明，基于正常动物及模型动物的冷热板示差法，能够表征附子干姜不同配伍层次组合之间的寒热药性差异，并在一定程度上能够阐释附子干姜配伍使用的具体物质基础为附子生物碱和干姜挥发油。

第九节　基于胃寒/胃热模型的左金丸及类方寒热药性评价

中药"四性"又称"四气"理论是中医理论体系的重要组成部分，其中寒和凉，温和热，属性相同而程度有异，热是大温，凉即微寒[35]。因此，所谓"四性"，实质上可以看作是寒凉、温热两个方面。中医的辨证施治重要原则是："疗寒以热药，疗热以寒药"，从而调整机体阴阳平衡。例如古用左金丸（黄连：吴茱萸 6∶1）治胃热证和由其变化而来的反左金丸（黄连：吴茱萸 1∶6）治胃寒证[36～40]，又如治疗风寒感冒的麻黄汤和治疗风热感冒的麻杏石甘汤，均主要依据寒热辨证理论进行配伍获得，一直沿用至今。那么前人提出的以寒热药性辨证论治理论是否正确，如何用现代技术手段直观和客观地加以验证，长期以来一直是中医药理论研究的难点和热点。

在本实验研究中是利用冷热板示差法进一步考察中医经典类方——左金丸（黄连：吴茱萸 6∶1）和反左金丸（黄连：吴茱萸 1∶6）对胃寒/胃热证小鼠机体的干预作用，验证古代中医运用中药的寒热属性辨证论治理论的正确性和科学性，寻找寒热药性与动物温度趋向行为学其可能的内在联系和作用机制，探讨建立中药寒热属性的客观真实性评价方法，为中药寒热属性现代化研究方面提供新的视角与技术手段，也为中药药性客观评价研究方提供了思路和参考。

一、实验仪器与材料

1. 实验仪器

FA21004A 电子天平（精度 0.1mg）；T10-basic 型动物组织匀浆机；TGL-16G 高速台式离心机；白洋 B320 型低速离心机；Cary50 Bio 紫外分光光度计；冷热板示差系统如前所述。

2. 试药

氢氧化钠；95 % 乙醇；去离子水；新鲜小辣椒；考马斯亮蓝蛋白测定盒、ATP 酶试剂盒和 T-AOC 测试盒。其他试剂均为分析纯。

3. 实验动物及饲养条件

清洁级 KM 种小鼠，雄性，体重 14～16 g。动物自由摄食饮水，饲养室光照 12 h，黑暗 12 h，室温为 23～25℃。

二、实 验 方 法

1. 受试药物的制备

黄连和吴茱萸经中国人民解放军第三〇二医院全军中药研究所肖小河研究员鉴定黄连 *Coptis chinensis Franch.* 为毛茛科多年生草本植物黄连的干燥根茎，吴茱萸 *Evodia rutaecarpa（Juss.）Benth.* 为芸香科植物吴茱萸的干燥近成熟果实。

（1）左金丸及类方总生物碱提取物的制备：按照黄连与吴茱萸的 6：1（左金丸）和 1：6（反左金丸）的剂量配比，称取二者粗粉共 210 g，10 倍量去离子水浸泡 60 min，回流提取 3 次（10 倍量水 1.5 h，8 倍量水 1 h，6 倍量水 0.5 h），合并提取液，浓缩，真空减压干燥分别得先配伍后共煎的左金丸反左金丸干浸膏，作为供试药品备用。

（2）造模药物的制备：4℃ 0.3 mol/L 的氢氧化钠溶液：取 0.60 g 氢氧化钠固体溶于 0.50L 去离子水中，不间断搅拌至固体全部溶解后，静置放冷到室温，然后将其放入提前设定好的 4℃冰箱中备用。

10% 乙醇的辣椒溶液的制备：取市售的新鲜小辣椒 100g，反复用清水冲洗，洗干净后，用 10 倍量的 70% 乙醇提取两次，将两次提取液合并，减压浓缩，得油状物[10]。将其溶于 30 ml 配好的 10% 乙醇中，即得。

2. 模型的建立

（1）冷氢氧化钠溶液灌胃模拟胃寒：小鼠自由饮食 3 天，同时按 20 ml/kg 灌服 4℃冷水 3 次（隔 6 h 一次），共灌胃 3 天。造模前小鼠禁食不禁水 24 h，然后给小鼠灌胃 4℃ 0.3 mol/L 的氢氧化钠溶液 10 ml/kg，制成胃寒证模型。

（2）10% 乙醇的辣椒溶液灌胃模拟胃热：小鼠自由饮食 3 天，造模前小鼠禁食不禁水 24 h，然后按 0.02 ml/g 给小鼠灌胃 10% 乙醇的辣椒溶液，每天一次，造模 3 天，制成小鼠胃热证模型。

3. 分组及给药

预养及造模期间，使小鼠感受不同温区的温度，每天 30 min，学习记忆冷热板（温度控制板）不同温区的位置。造模前测定小鼠肛温，淘汰体温差异较大者，然后随机分为 8 组（n=6），即空白组（control）、冷氢氧化钠溶液灌胃模型组（cold model，CM）、冷氢氧化钠溶液灌胃+左金丸组（CM+ZJW，5.0 g/kg）和冷氢氧化钠溶液灌胃+反左金丸组（CM+FZJ，5.0 g/kg）；10% 乙醇的辣椒溶液灌胃模型组（hot model，HM）、10% 乙醇的辣椒溶液灌胃+左金丸组（HM+ZJW，5.0 g/kg）和 10% 乙醇的辣椒溶液灌胃+反左金丸组（HM+FZJ，5.0 g/kg）。以上给药量均为原药材的生药量。

冷氢氧化钠溶液灌胃组：采用"防+治"方法。将各给药组先灌服受试药 30 min，再给予 4 ℃ 0.3 mol/L 的氢氧化钠溶液。

10 ％乙醇的辣椒溶液灌胃组：将各给药组先灌服 10 ％乙醇的辣椒素，2 h 后灌服受试药。

空白组：给予同体积生理盐水，连续灌胃给药 7 天。

4. 小鼠体重的测定

在给予受试药物的前一天早上，称量并记录各组小鼠的体重，并给予一定量食物及水。第二天重复记录小鼠的体重，记录完后，补给足量的食物和水。以上工作共重复七天，结束记录。

5. 小鼠冷热板温度趋向性的监测及数据处理

在室温（20±2）℃下，设置自动温控系统不同温区的底板温度［低温板（cold pad）25 ℃，高温板（hot pad）40 ℃］，待冷热板的温度达到预设温度后，将已给药 30 min 待测组的 6 只小鼠按编有 1→6 号的顺序分别放入相应的冷热板中的各通道内，运行摄像跟踪软件（15 帧/s），监测其冷热板冷热温区趋向活动，并对活动轨迹进行全程记录。停留比例=高温区停留时间（s）/总监测时间（s）×100％。

6. 小鼠肝组织各生化指标的测定

称取肝组织制备 10％肝组织匀浆，按各试剂盒说明书操作，分别测定 Na^+-K^+、Mg^{2+} 和 Ca^{2+}ATP 酶和总抗氧化能力（T-AOC）生化指标。

7. 统计学处理

各数据以 $\bar{x}±s$ 表示，小鼠冷热板各温区活动分布率和肝组织总抗氧化能力采用 SPSS13.0 统计软件进行单因素方差分析和 t 检验，显著性概率水平 $α=0.05$。

三、结　果

1. 各组小鼠冷热板温度趋向性的比较

从图 8-38 中可以看出，与空白组比较，冷氢氧化钠溶液灌胃模型组小鼠在高温区的停留比例（remaining ratio，RR）明显提高，表现出典型的寒证特点；而 10 ％乙醇的辣椒溶液灌胃模型组明显降低，与典型的热证特点相符合。且两模型随造模时间延续，均达到 ** $P<0.01$ 显著性差异。冷氢氧化钠溶液灌胃/10% 乙醇的辣椒溶液灌胃模型小鼠经左金丸与反左金丸干预后，虽然均由黄连、吴茱萸及两者不同比例的组合，但干预效果迥

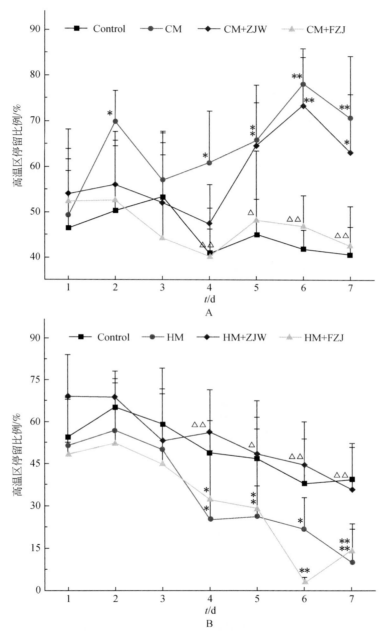

图 8-38　小鼠灌服左金丸和反左金丸后的温度趋向性变化趋势

A. 冷氢氧化钠溶液造模；B. 10%乙醇辣椒溶液造模

CM：寒性模型；HM：热性模型；ZJW：左金丸；FZJ：反左金丸。剂量均为 5.0 g/kg

与空白组相比，＊：$P<0.05$，＊＊：$P<0.01$；与模型组相比，△：$P<0.05$，△△：$P<0.01$

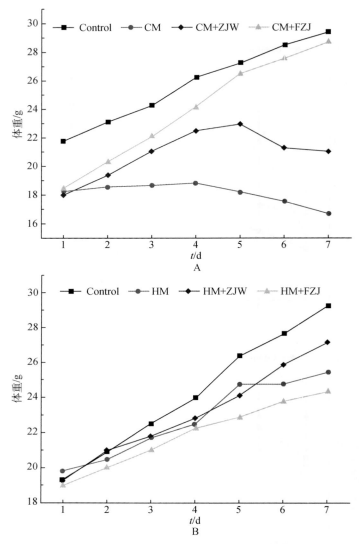

图 8-39　左金丸与反左金丸对小鼠体重的影响

A. 冷氢氧化钠溶液造模；B. 10%乙醇辣椒溶液造模。

CM：寒性模型；HM：热性模型；ZJW：左金丸；FZJ：反左金丸。剂量均为 5.0 g/kg

异。在冷氢氧化钠溶液灌胃模型中，反左金丸降低了小鼠在高温区的停留比例，接近空白组，而与其模型组比较从第 4 天开始具有△：$P<0.05$ 显著性差异，且随时间的延续，显著差异性逐渐增加。而左金丸对冷氢氧化钠溶液灌胃模型小鼠高温区的停留比例无显著影响。在 10 % 乙醇的辣椒溶液灌胃模型中，左金丸提高了小鼠在高温区的停留比例，接近空白组，与其模型组比较从第 4 天开始产生△：$P<0.05$ 显著性差异，且随时间的延续，显著差异性逐渐增加。而反左金丸对 10% 乙醇的辣椒溶液灌胃模型小鼠高温区的停留比例无显著影响，反而使热证有进一步增加的趋势。结果表明，左金丸和反左金丸类

方看似雷同，但其药性归属却皆然不同，可见中医组方的精妙。

2. 其他相关指标

（1）对小鼠一般生理指标的影响：在造模及给药饲养过程中，冷氢氧化钠溶液灌胃组小鼠在造模后，稀便现象严重，毛色枯白，喜热聚集成团，精神委靡，四肢和尾部偏凉，饮水量逐渐减少，表现出"胃寒畏饮"的特征，体重生长缓慢、停滞，且在造模第6天开始，部分小鼠腹部开始胀大（经实验完成后解剖，该现象是胃肠胀气导致），体重迅速减轻；10％乙醇的辣椒溶液灌胃组小鼠在造模后，排便干燥，颗粒小而坚硬，毛色不顺，分散且活跃，体重轻，易出汗，随造模时间的延续，以上现象随之严重，体重增加缓慢，饮水量明显提高，表现出"胃热欲饮"的特征。冷氢氧化钠溶液灌胃/10％乙醇的辣椒溶液灌胃模型在不断给予受试药的过程中，反左金丸能提高冷氢氧化钠溶液灌胃小鼠的体重，从第5天开始与空白组接近；左金丸能降低10％乙醇的辣椒溶液灌胃小鼠的体重，结果与空白组的差异最小。结果表明，在冷氢氧化钠溶液灌胃/10％乙醇的辣椒溶液灌胃病理状态和给予受试药物干预下，均对小鼠体重有较大的影响。

（2）肝组织 Na^+-K^+、Mg^{2+} 和 Ca^{2+}-ATP 酶的影响：与空白组比较，冷氢氧化钠溶液灌胃模型组小鼠的 Na^+-K^+、Mg^{2+} 和 Ca^{2+}-ATP 酶活性均显著下降（**：$P<0.01$），而10％乙醇的辣椒溶液灌胃模型组显著增强（*：$P<0.05$）。在冷氢氧化钠溶液灌胃模型给药组中，反左金丸使三种 ATPase 酶的活性显著增强，接近正常水平，与模型组具有显著性差异（△：$P<0.05$），而左金丸对冷氢氧化钠溶液灌胃模型三种 ATP 酶活性影响无显著作用。在10％乙醇的辣椒溶液灌胃模型给药组中，左金丸使三种 ATP 酶的活性显著下降，接近正常水平，与模型组具有显著性差异（△：$P<0.05$），而左金丸对10％乙醇的辣椒溶液灌胃模型 Na^+-K^+ 和 Mg^{2+}-ATP 酶活性也有明显的下降作用（△：$P<0.05$），对 Ca^{2+}-ATP 酶活性影响无显著作用（表8-7）。

表8-7　左金丸与反左金丸对小鼠 ATP 酶活力的影响

组	Na^+-K^+-ATP 酶活力 /[μmol/(mg·h)]	Mg^{2+}-ATP 酶活力 /[μmol/(mg·h)]	Ca^{2+}-ATP 酶活力 /[μmol/(mg·h)]
Control	4.38±0.72	3.96±0.48	3.72±0.63
CM	2.58±0.44**	1.97±0.23**	2.57±0.25**
CM+ZJW	2.43±0.38**	1.87±0.36**	2.45±0.49*
CM+FZJ	4.73±0.51△△	4.35±0.85△△	3.56±0.38△
Control	4.96±0.64	3.84±0.51	3.94±0.67
HM	5.63±0.77*	5.36±0.66**	4.97±0.46*
HM+ZJW	4.72±0.70△	3.38±0.50*△△	3.90±0.54△
HM+FZJ	5.18±0.56△	4.64±0.82*△	5.09±0.72*

CM：寒性模型；HM：热性模型；ZJW：左金丸；FZJ：反左金丸。剂量均为5.0 g/kg。

与空白组相比，*：$P<0.05$，**：$P<0.01$；与模型组相比，△：$P<0.05$，△△：$P<0.01$

（3）肝组织总抗氧化能力（T-AOC）的影响：与空白组比较，冷氢氧化钠溶液灌胃模型小鼠肝组织总抗氧化能力显著下降（ * ：$P<0.05$），而 10 % 乙醇的辣椒溶液灌胃模型显著增强（ ** ：$P<0.01$）。与模型组比较，左金丸使 10 % 乙醇的辣椒溶液灌胃模型小鼠肝组织总抗氧化能力显著下降（△△：$P<0.01$），且接近正常水平，对冷氢氧化钠溶液灌胃组无明显增强作用；反左金丸使冷氢氧化钠溶液灌胃组小鼠肝组织总抗氧化能力显著增强（△△：$P<0.01$），且接近正常水平，对 10 % 乙醇的辣椒溶液灌胃模型无明显下降作用，反而却显著增强。

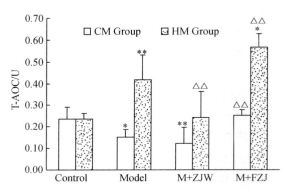

图 8-40　左金丸与反左金丸对总抗氧化能力的影响

CM：寒性模型；HM：热性模型；ZJW：左金丸；FZJ：反左金丸。剂量均为 $5.0 \mathrm{~g} \cdot \mathrm{kg}^{-1}$。
与空白组相比，* ：$P<0.05$，** ：$P<0.01$；与模型组相比，△：$P<0.05$，△△：$P<0.01$。

四、讨　　论

在本文研究中所采用的冷氢氧化钠溶液灌胃模拟胃寒和 10% 乙醇的辣椒溶液灌胃模拟胃热的方法建立胃寒/胃热证模型在现代中医药研究中已有大量文献报道。报道中对胃寒/胃热证模型建立的机制做了详细阐述，同时也从动物的整体状态表现、生化指标、病理组织观察等方面研究了胃寒/胃热证模型实验动物模型的方法学基础，甚至有的学者对该模型进行相关的方证对应研究[41~43]。以上文献报道的结果均表明可利用冷氢氧化钠溶液灌胃模拟胃寒和 10 % 乙醇的辣椒溶液灌胃模拟胃热，与中医胃寒/胃热证相符。因此本文借鉴引用了胃寒证、胃热证的造模方法，同时通过冷热板示差法，从生物热动力学角度考察了和印证了胃寒证和胃热证模型的客观性。从实验结果中可以看出，冷氢氧化钠溶液灌胃模型小鼠在高温区的停留比例显著提高（$P<0.05$），10% 乙醇的辣椒溶液灌胃模型小鼠显著降低（$P<0.05$）；经给药后，寒性的左金丸可使冷氢氧化钠溶液灌胃小鼠和热性的反左金丸可使 10% 乙醇的辣椒溶液灌胃小鼠在高温区的停留比例恢复并接近正常水平，而与其相应的模型产生显著性的差异[44~48]。

在生理状态下，机体的寒热可反映能量生成及利用的平衡关系，当机体处在病理状态或是受到药物的干预作用，都将使机体的寒热发生变化（与能量代谢相关的生化指标产生变化），其中主要是 ATP 的生成、利用及产热作用。在这方面已有相关研究报道，赵兴业[49]在寒热中药对机体的生理生化指标影响研究中发现，机体的寒热药性与机体的体重、体温、ATP 酶活力等 12 个生化指标具有密切的相关性。另外，李盛清[50]研究左金丸对热证大鼠的影响中发现，左金丸可使肝细胞的超微结构恢复正常，说明了左金丸对热证肝脏有一定的恢复作用。在我们的实验研究中，选择了内在的与机体能量代谢相关 Na^+-K^+ 和 Mg^{2+}-ATP 酶活力和 T-AOC 等生化指标，作为宏观动物温度趋向行为学中药寒热药性考察的辅助验证，对获得的实验结果进行了分析。结果表明，左金丸显著降低了热证小鼠的 Na^+-K^+ 和 Mg^{2+}-ATP 酶活力和 T-AOC（$P<0.05$），反左金丸显著提高了寒证小鼠的 Na^+-K^+ 和 Mg^{2+}-ATP 酶活力和 T-AOC（$P<0.05$）。该结果反映了两复方对寒热证机体内在的生理指标影响的差异性，也表明与宏观温度趋向行为学结果有一定的相关性。

由此可见，本实验以动物温度趋向行为作为主要评价指标，并辅以相关生化指标和一般生理指标，多角度综合评判寒性的左金丸和热性的反左金丸对胃寒/胃热证小鼠寒热趋向改变的影响，上述结果符合中医"制热以寒，制寒以热"理论，且与传统本草记载一致。因此可以认为，本研究所采用的研究方法与思路更接近于千百年来中医药临床疗病实践和理论思维方法实际，可为中药寒热药性现代化研究方面提供帮助。

第十节　基于冷热板示差法的中药药性寒热评价研究小结

本节从动物行为学的角度，采用自主研制的冷热板示差系统，较系统考察冷热板示差法在中药寒热药性差异评价中的可行性，对比考察了具有代表性的寒热方药如大黄、黄连、附子、吴茱萸、左金丸及反左金丸等对动物温度趋向性的干预作用。结果表明，冷热板示差法可以较好地区分不同寒热药性中药的差异；动物经中药干预后在冷热板上表现出的温度趋向性特征，与中药原有赋性有较高的吻合度；ATP 酶活性改变引起的能量代谢变化可能是内在机制之一；机体对冷热板的偏好性差异可能是中药对机体能量代谢干预的结果，也可以认为是中药寒热药性的表达方式。

一、冷热板示差系统的方法学考察结果

通过对动物品种、性别、驯化时间等因素的考察，冷热板示差法可以稳定地表征出动物对不同温度板区的趋向性差异，说明该方法在严格规范的实验条件下，可较好地保证结果的重现性和客观性。优选实验条件表明，KM 种小鼠对冷热板温度变化较为敏感，可作为适宜的研究载体，冷热板温区设定值参考范围大致为 15～40℃，环境温度保持在

（20±2）℃，湿度 60% ~ 80% 。

二、药物对正常动物温度趋向性及能量代谢等情况的影响

　　大黄和附子分别是公认的寒性和热性中药，已发表的文献中常以这两味中药作为典型的寒热中药进行药性研究。通过本章研究发现，正常健康小鼠经灌服附子后，出现饮水量增加、大便量少而干、精神亢奋等 "热象"，冷热板示差法实验发现 "趋寒性"（低温区停留时间比例）明显增强（$P<0.05$），三种肝组织 ATP 酶活性显著增强（$P<0.05$）；经灌服大黄后，出现饮食量减少、大便稀溏、精神委靡等 "寒象"，冷热板示差法实验发现 "趋热性"（高温区停留时间比例）明显增强（$P<0.05$），肝组织 Ca^{2+}-ATP 酶活性显著降低（表 8-8）。提示正常动物经两种中药干预后，在冷热板示差系统上表现出的温度趋向性特征，与中药原有赋性有较高的吻合度。

　　在正常动物上研究表明，灌服寒性药大黄的小鼠表现出便溏、食少、倦怠、委靡等，"趋寒性"（低温区停留时间比例）减弱；而长时间大剂量灌服附子的小鼠表现出饮水量明显增加，大便量少而干，活动性增强，"趋热性"（高温区停留时间比例）减弱。即寒性药→趋热性，热性药→趋寒性，此结果与实验预期基本一致。

　　附子对正常动物的趋热性、大黄对正常动物的趋寒性以及姜黄连对寒/热体质模型动物的趋热性均未见明显影响，这既可能与传统寒热药性的认知角度以及寒热药性自身强度有关，也可能与该方法及测定指标有关，都有待于今后进一步深入研究探索。

表 8-8　正常小鼠在灌服大黄、附子后相关情况变化表

药物	正常动物					吻合度 [*]
	趋寒性	趋热性	Na^+-K^+-ATP 酶	Mg^{2+}-ATP 酶	Ca^{2+}-ATP 酶	
附 子	↑	○	↑	↑	↑	√
大 黄	○	↑	○	○	↓	√

　　"↑"：明显增强；"↓"：明显减弱；"○"：变化不明显；

　　[*]：冷热板示差法结果与药物原有寒热赋性的吻合度

三、药物对寒/热体质模型动物温度趋向性及能量代谢等情况的影响

　　"寒者热之，热者寒之" 是中医临床辨证论治、遣方用药的基本指导思想之一。为此，本研究在借鉴前人研究经验的基础上，采用控制饮食+游泳等方法复制寒/热体质动物模型，并给予不同寒热药性的方药加以干预，对比分析寒热药性与动物寒热证候之间的对应关系，从整体动物行为学水平探讨和揭示 "寒者热之，热者寒之" 治疗法则的科学性。

通过对寒热动物模型研究表明，控制饮食+游泳复制的"体虚"模型可表现出稳定的"虚寒证"特点，如倦怠、委靡、皮毛枯槁、聚集成团、体重显著下降、饮水量减少、游泳时间缩短、四肢和尾巴冰凉、对高温趋向性增加等；而饲喂高蛋白饲料复制的"体盛"模型可表现出稳定的"热证"特点，如喜动，饮水量显著增加，对高温的趋向性减弱等。其他如肾阴虚/阳虚模型也表现出不同程度的寒热体征差异。

在寒热体质动物模型上研究表明，冷热板示差法可以较好地区分黄连不同炮制品寒性强弱的差异，相对于生黄连，胆黄连反映出的"寒性"增强，而姜黄连则减弱，这与传统理论对炮制黄连的药性改变认识基本一致。类似的，品种和功效相近的红参和西洋参的药性差异，以及黄连、吴茱萸、左金丸与反左金丸组（黄连与吴茱萸配伍比例不同）、麻黄汤和麻杏石甘汤的药性差异，也可以通过冷热板示差法稳定地区分开来，并且冷热板示差法研究结果与这些方药的传统中医药理论"寒热"赋性及"寒者热之，热者寒之"治疗法则基本相符（表8-9）。

表 8-9　模型小鼠在灌服不同中药后相关情况变化表

药物	寒性体质模型动物							热性体质模型动物							吻合度
	趋热性	体重	饮水量	耗氧量	ATP酶	SOD	T-AOC	趋热性	体重	饮水量	耗氧量	ATP酶	SOD	T-AOC	
红参	↓	↑	↑	↑	↑	↑	□	↓	↓	↑	↓	↑	↓	□	√
西洋参	↑	↓	↓	↓	↑	↑	□	↑	↑	↑	↑	↑	↑	□	√
生黄连	↑	↓	↓	↓	↓	○	↓	↑	↓	↑	↑	↓		↓	√
胆黄连	↑	↓	↓	↓	↓	↑	○	↑	↓	↑	↑	↑	○	↓	√
姜黄连	○	↑	↓	↓	↑	↑		○	○	○	○	○		↓	√
吴茱萸	↓	↑	↑	↑	↑	—	□	↓	↓	↑	↓		—	□	√
左金丸	↑	↑	↑	↑	↑	—	□	↑	↓	↓	↓	↑	—	□	√
反左金丸	↓	↑	↑	↓	↓	—	□	↓	↑	↑	↑	↓	—	□	√

"↑"：明显增强；"↓"：明显减弱；"○"：变化不明显；"□"：变化不明显，原文未作报道；"–"：未测定；

*：冷热板示差法结果与方药原有寒热赋性及"寒者热之，热者寒之"治疗法则的吻合度。

实验中还考察了不同寒热药物对动物耗氧量、ATP酶活性、总抗氧化能力、超氧化物歧化酶（SOD）活力等的影响，结果表明，寒性药物如黄连、大黄等可使正常或模型动物能量代谢水平受到抑制；而温热性药物如附子、红参等可使正常或模型动物能量代谢水平提高。提示动物的温度趋向性和能量代谢改变与证候和药性的寒热及其相互作用有一定的相关性，ATP酶活性改变引起的能量代谢变化可能是内在机制之一。

比较不同的评价指标，可以看出动物温度趋向性、体重、饮水量及耗氧量等反映机体能量代谢宏观水平的指标与方药原有寒热赋性间具有较好的吻合度；机体 ATP 酶、SOD 活力变化的趋势与方药原有寒热赋性也有很好的吻合度，ATP 酶、SOD 活力从微观水平反映了机体能量代谢及生物氧化平衡与中药寒热属性的相关性。

综上所述，通过品种、性别、驯化时间及寒热代表性方药对正常或寒/热体质模型动物温度趋向性干预作用的考察，说明冷热板示差法在严格规范的实验条件下，可较好地保证结果的重现性和客观性，能够一定程度上客观而又直观地表征某些方药的寒热属性差异。该方法具有实时在线、无损无扰、直观且客观、定性且定量的特点，研究结果与中药原有赋性有较高的吻合度，特别适宜于寒热属性差异较大的方药药性研究，可作为客观评价中药寒热药性差异的重要方法之一。

附：冷热饮示差法

与本书详细介绍的冷热板示差法类似，研究者也可以通过比较实验动物对不同温度饮水的偏好性变化来表征不同药物寒热药性的差异，该方法可称为冷热饮示差法。本团队认为，机体对冷热饮的偏好性差异可能是中药对机体能量代谢干预的结果，也可以作为中药寒热药性差异的一种表征方式。

冷热饮示差仪主要由给水系统、测控系统、信号处理系统构成。该仪器由中国人民解放军第三〇二医院全军中药研究所自主设计。结构示意图见图 8-41 和图 8-42。

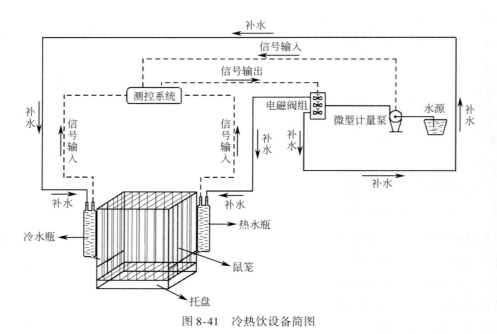

图 8-41　冷热饮设备简图

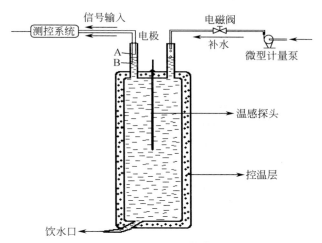

图 8-42　冷热饮水瓶侧剖面图及其与各部件的连接

参 考 文 献

[1]　黄俊山，白介辰，黄国良，等. 从检测血中 FT_3、FT_4、T、E_2 及皮质醇等指标探讨寒证热证的本质. 中国中西医结台杂志，2002，2：113～115

[2]　毛平，马骏，陈艳艳，等. 不同药性补气中药对小鼠脾淋巴细胞增殖及细胞因子分泌的影响. 上海中医药大学学报，2006，20（3）：49～51

[3]　方萍. 浅谈中药四气现代药理学研究. 浙江中医学院学报，2000，24（4）：73

[4]　李炜弘，王米渠，吴斌，等. 热药治寒的基因对研究分子营养学的启示. 现代中西医结合杂志，2004，13：141～142

[5]　林乔，王米渠，吴斌. 寒热辨证与基因. 中华现代临床医药杂志，2002，3（11）：34～39

[6]　冯韧，王米渠，严石林，等. 五例典型寒证的温热剂疗效的 59 个基因芯片表达谱研究. 浙江中医杂志，2003，38（6）：24～25

[7]　高晓山. 中药药性论. 北京：人民卫生出版社，1992

[8]　高学敏. 中药学. 北京：人民卫生出版社，2000

[9]　Aguiar Paulo, Mendonça L, Galhardo V, et al. Open Control：a free opensource software for video tracking and automated control of behavioral mazes. J Neurosci Methods，2007，166（1）：66～72

[10]　Harry J C, Paul U D, Michael J S. Effects of epinephrine on thermoregulatory behavior in lean and obese zucker rats in the cold. Pharmacol Biochem Behav，1995，51：255～261

[11]　齐云，霍海如，田甲丽，等. 桂枝汤对发热及低体温大鼠下丘脑中腺苷酸环化酶和磷酸二酯酶活性的影响. 中国中西医结合杂志，2001，21（3）：203～205

[12]　富杭育，周爱香，查显元，等. 桂枝汤对体温双向调节作用机理探讨——对下丘脑前列腺素 E_2 的影响. 中西医结合杂志，1993，13（11）：667～669

[13]　庄剑青，施建蓉，曾兆麟，等. 红景天及其复方对小鼠运动能力和能量代谢的影响. 中国运动医学杂志，1998，17（2）：124～125

［14］ 汲晨锋，耿欣，季宇彬．运动疲劳大鼠能量代谢与红景天苷的影响．中国组织工程研究与临床康复，2007，11：9149～9151

［15］ Miklós S, Erika P, Márta B, et al. Effects of orexins on energy balance and thermoregulation. Regul Pept, 2002, 104：47～53

［16］ 雷载权，张廷模．中华临床中药学（上卷）．北京：人民卫生出版社，1998，439～440

［17］ 邓中甲．方剂学．北京：中国中医药出版社，2003

［18］ 张保国，刘庆芳．麻黄汤现代药效学研究与临床运用．中成药，2007，29（3）：415～420

［19］ 贺丰，罗佳波．麻黄汤中臣、佐、使药对君药中麻黄碱的人体内过程的影响．中草药，2005，36（5）：1313～1316

［20］ 马以泉，王仁忠．麻杏石甘汤药理作用研究．药物研究，2005，14（4）：32～33

［21］ 周斌，高文远，张铁军，等．不同配伍对麻杏石甘汤中石膏溶出量影响的研究．上海中医药杂志，2007，41（1）：76～77

［22］ 樊冬丽，廖庆文，鄢丹，等．基于生物热力学表达的麻黄汤和麻杏石甘汤的寒热药性比较．中国中药杂志，2007，32（5）：421～424

［23］ Paulo Aguiar, Luís Mendonca, Vasco Galhardo, et al. OpenControl：a free opensource software for video tracking and automated control of behavioral mazes. Journal of Neuroscience Methods, 2007, 166（1）：66～72

［24］ 肖小河，王永炎．从热力学角度审视和研究中医药．国际生物信息与中医药论丛．新加坡：新加坡医药卫生出版社，2004：74～81

［25］ 肖小河．中药药性研究概论．中草药，2008，39（4）：481～484

［26］ 凌一揆．中药学．上海：上海科学技术出版社，1984：6

［27］ 肖小河，王伽伯，赵艳玲，等．药性热力学观及实践．中国中药杂志，2010，35（16）：2207～2213

［28］ 吕圭源，陈素红．中药药性研究的思路与思考．中药药理与临床，2007，27（3）：219～222

［29］ Sun ZY, Zhao YL, Liu TT, et al. Spectrum- effect relationships between UPLC fingerprints and bioactivities of five *Aconitum* L. plants. Thermochimica Acta, 2013, 558：61～66

［30］ 任永申，王伽伯，赵艳玲，等．小鼠限食/低温游泳模型评价黄连、吴茱萸及其复方寒热药性．药学学报，2009，44（11）：1221～1227

［31］ 国家药典委员会．中国药典．北京：中国医药科学技术出版社，2010

［32］ 张永鑫，李俊松，陈丽华，等．高效液相色谱法同时测定姜及其不同炮制品中5种姜辣素的含量．中国药学杂志，2012，47（6）：471～472

［33］ 刘仁慧，王秀娟，许利平，等．药性动静理论探析．中国民族民间医药，2008，（2）：61～62

［34］ 纪涛，王常明．小议"附子无姜不热"．河南中医，2008，28（6）：9～10

［35］ 刘群，杨晓农．中药四气五味的现代认识．西南民族大学学报·自然科学版，2006，（5）：981～985

［36］ 杨丽萍，玉米渠，吴斌，等．虚寒证能量代谢相关基因的异常表达．江苏中医药，2006，27（5）：24～25

［37］ 高学敏．中药学（新世纪全国高等中医药院校规划教材），北京：中国中医药出版社，2002：

273～274

[38] 阴键，郭力弓. 中药现代研究与临床应用. 北京：学苑出版社，1993：391

[39] 唐慎微. 重修政和经史证类备急本草. 北京：人民卫生出版社，1957：193～195

[40] 李时珍. 本草纲目. 北京：人民卫生出版社，1979：1620～1629

[41] 王浴生，邓文龙，薛春生. 中药药理与应用. 北京：人民卫生出版社，1998，590～598

[42] 王春燕，王鹏和，王振国. 中药四性理论的渊源及沿革. 浙江中医药大学学报，2009，33：8～10

[43] 清·孙星衍. 神农本草经. 北京：人民卫生出版社，1982，26

[44] 胡元龙. 碱性返流性胃炎. 国外医学·外科学分册，1988，15（3）：78

[45] 陈艳芬，陈蔚文，李茹柳，等. 左金丸与反左金对寒热型胃黏膜损伤炎症因子和保护因子的影响. 中国中西医结合消化杂志，2003，11（3）：133～135

[46] Zhao YL，Shi WL，Shan LM，et al. Differences in Effects of Zuojin Pills and Its Similar Formulaes on Wei Cold Model in Rats. Chin J Integra Med，2009，15（4）：293～298

[47] 赵艳玲，史文丽，山丽梅，等. 左金丸及其类方对胃寒证大鼠的影响（Ⅱ）. 中国实验方剂学杂志，2009，15（12）：74～77

[48] 李茹柳，陈艳芬，陈蔚文. 左金丸方证相应动物模型建立的回顾及其对方证研究的意义. 广州中医药大学学报，2005，22（3）：236～238

[49] 赵兴业. 中药寒热药性生理生化评价指标的初步研究. 北京：北京中医药大学，2007

[50] 李盛青. 左金丸药性的实验研究. 广州：广州中医药大学，2001

第三篇
基于微量量热法的中药寒热药性评价

本书第二篇介绍了基于冷热板示差法的中药寒热药性评价，该方法是以动物试验为基础，着眼于宏观和整体，重在建立客观可重现的药性寒热差异表征方法。本部分是以组织、细胞、分子和微生物为模式生物，着眼于微观，可作为药性评价的辅助方法，重在药性科学内涵和机制探讨。二者相互佐证，互为补充。从适用性角度讲，前者适用于寒热药性差异较大的方药，后者适用于寒热差异较小的方药。

第九章　微量量热法简介

第一节　微量量热法检测原理

一、基　本　原　理

　　寒、热、温、凉是中药药性功能的高度概括之一，在某种程度上亦是物质热物理、热化学、热生物属性的重要反映。温热药作用于机体一般表现为功能的亢奋，机体功能亢奋则需要消耗较多的能量，就会产生较多的热量；反之，寒凉药作用于机体一般表现为功能的抑制，机体功能抑制，则消耗能量较少或抑制产热。或者说，正常情况下，生物体在新陈代谢过程中总会伴随有能量的转移和热变化，并呈现一定的规律性，在外来药物干预下，其能量的转移和热变化也将呈现有规律的改变。

　　上述能量（热）变化，有的可能是明显的，有的可能是极微弱的；有的可能迅速而短暂的，有的可能是缓慢而持久的。冷热板示差法可用于客观表征有明显热变化的生命体系。微量量热法为生物物理化学重要研究手段，可用来研究生命体系新陈代谢或化学反应体系的微量的能量（热）变化。

　　具体来说，基于微量量热技术的生物热动力学方法是将生命体置入稳定孤立的恒温系统中，实时、在线、灵敏地监测生物体生命活动中热量代谢的变化，并形成动态的热功率–时间（P–t）曲线，即热谱图，从而客观、定性定量地反应生物体的生命周期及能量代谢变化。通过观察不同中药对生物体生长过程的干预作用（抑制/促进），并通过对热动力学参数的计算，反映体系焓、熵变化趋势，提示药物干预的趋向，从而表征出药物的寒热药性差异。作为表征生物热动力学的关键技术参数主要有生长速率常数（k）、最大输出功率（P_m）、达峰时间（T_m）、产热量（Q_t）、热谱图相似度（S）等。

二、微量量热法的主要仪器及方法

　　我们课题组研究主要采用 TAM Air Isothermal Calorimeter、LKB 2277 及 TAM III 微量量热仪（图 9-1，图 9-2）进行研究。TAM Air 系统通过循环恒温空气来控制体系温度，操作温度范围为 5～60 ℃，波动±0.02 ℃，检测灵敏度已达毫瓦级，共有 8 个通道，可同时进行 8 个供试品的测量。LKB 2277 和 TAM Ⅲ 系统通过循环恒温空气来控制体系温度，检测灵敏度可达纳瓦级[1~3]。

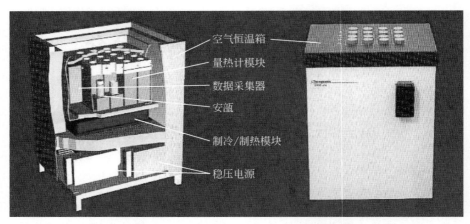

图 9-1　TAM Air Isothermal Calorimeter 示意图

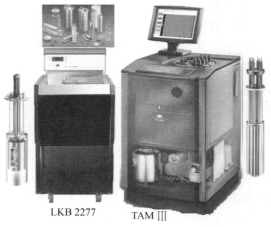

LKB 2277　　　　　　TAM Ⅲ

图 9-2　LKB 2277、TAM Ⅲ 结构图

　　微量量热法检测可依据对细菌的供氧量不同分为安瓿法、停留法、流通法、混合安瓿法等[4,5]，其中流通法供氧量最大，适合于好氧的微生物菌株；停流法及安瓿法供氧量较少，适合于厌氧和兼性的微生物菌株。常用的微量量热法研究生物模型有：大肠埃希菌（*Escherichia coli*，又称大肠杆菌）、金黄色葡萄球菌（*Staphylococcus aureus*）、志贺式痢疾杆菌（*Shigella dysenteroae*）等，其中大肠杆菌是分子生物学和基因工程研究重要的实验材料，体外培养技术成熟，代谢热功率较大，较为常用。

三、基于微量量热法的生物热力学主要参数

　　微量量热法的主要参数有生长峰的达峰时间、峰值和上升段斜率等（表 9-1）。图 9-3 是

大肠杆菌的典型热谱图，共有两个生长峰，各参数标于图上。发热量 Q 为曲线下积分，斜率 k 表示大肠杆菌的生长速率常数。各种微量量热法参数可从热谱图上求出。

表 9-1 生物热力学参数提取汇总表

参数	定义	计算方法	单位
T_{1m}	第一生长期达峰时间	B 点时间值	s
P_{1m}	第一生长期达峰功率	B 点功率值	W
T_{2m}	第二生长期达峰时间	D 点时间值	s
P_{2m}	第二生长期达峰功率	D 点功率值	W
k_1	第一生长期生长速率常数	AB 段对数功率拟合直线斜率	s^{-1}
k_2	第二生长期生长速率常数	CD 段对数功率拟合直线斜率	s^{-1}
Q_{total}	总发热量	曲线 ADE 下面积	J
T_{total}	总生长周期	点 AE 间时间差	s

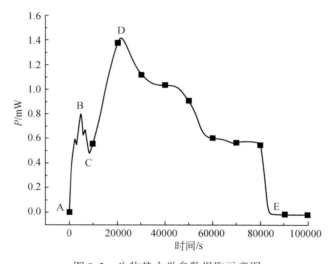

图 9-3 生物热力学参数提取示意图

A 点：模式生物生长热代谢起始点；B 点：模式生物第一生长期达峰点；C 点：模式生物生长调整期峰谷点；
B 点：模式生物第二生长期达峰点；E 点：模式生物生长热代谢归零点

四、微量量热法的特点及应用范畴

采用微量量热法，实时、客观、灵敏、准确地刻画生物体系细微的能量（热）变化即热动力学行为，可使我们从一个侧面了解中药药性或活性的热效应及其差异，从生物物理化学角度考察中药寒热药性差异的客观真实性。目前微量量热法已广泛用于化学化工、生物医药、环境保护等领域。

微量量热法借助微生物、组织、细胞等生命体的生长代谢变化过程以表征中药寒热药性，具有实时在线、灵敏、高通量、自动化程度高等特点[6,7]，尤其能够从细胞/分子水平，将传统认为寒热药性差异较小的方药，以对机体生长代谢抑制作用强弱的形式加以间接刻画评价，与整体动物水平的研究方法如冷热板示差法，在研究层次及研究对象上形成相互补充。

第二节　微量量热法的方法学考察

微量量热法是一种可用于研究生命体系生长代谢过程中微量热变化的记录方法，在实际应用过程中，供试生物、培养基、接种量等可对研究结果造成影响。为了保证实验结果的可靠性，采用 TAM Air 微量量热系统，以大肠杆菌为受试菌，考察不同培养基和不同接种量对微生物热活性的影响，同时对仪器的稳定性和精密度也进行了方法学考察。

一、材料和仪器

1. 供试菌株

大肠杆菌菌株（*Escherichia coli* CCTCC 44 301），由中国药品生物制品检定所提供。

2. 培养基

L. B 培养基：蛋白胨 10g，酵母膏 5g，NaCl 5g，溶于 1000ml 蒸馏水中，调 pH＝7.2 后分装，121℃高压蒸气灭菌 30min，4℃冰箱中放置备用；营养肉汤培养基：蛋白胨 10g、牛肉膏 6g、NaCl 5g，溶于 1000ml 蒸馏水中，调 pH＝7.2 后分装，121℃高压蒸气灭菌 30min，4℃冰箱中放置备用。

3. 仪器

TAM Air 微量量热仪。

二、方法与结果

采用安瓿法。考察了大肠杆菌在不同接种量、不同培养基中的生长情况，37℃下跟踪记录细菌生长代谢热谱曲线，当曲线回到基线后，实验结束。同时对微量量热仪中八个通道大肠杆菌的生长代谢进行监测，进行了仪器的精密度和重现性试验。

1. 大肠杆菌不同接种量下的生长代谢热谱曲线

采用安瓿法。考察了大肠杆菌在不同接种量、不同培养基中的生长情况，37℃下跟踪记录细菌生长代谢热谱曲线，当曲线回到基线后，实验结束。同时对微量量热仪中八个通道大肠杆菌的生长代谢进行监测，进行了仪器的精密度和重现性试验。

结果表明：接种量为 $1×10^9$ 个/L 时，大肠杆菌热功率–时间曲线各指数生长期的峰形较好，发热量较大，故确定接种量为 $1×10^9$ 个/L。

2. 不同培养基中大肠杆菌的生长代谢热谱曲线

采用安瓿法，对在恒温条件下（37 ℃）的营养肉汤培养基、L.B 培养基中的大肠杆菌分别进行代谢热谱曲线的测定，得到的热谱曲线有明显的差异。

结果表明：以 L.B 作培养基，大肠杆菌热功率–时间曲线各指数生长期的峰形良好，发热量较高，达峰时间较早，最大发热功率较大，故选用 L.B 培养基。

3. 仪器精密度考察

在相同情况下，记录仪器八个通道大肠杆菌的热谱曲线，提取生物热动力学参数：第一生长期达峰时间 t_{1m} 及峰值 p_{1m}，第二生长期达峰时间 t_{2m} 及峰值 p_{2m}，进行统计分析，计算各次试验 RSD 值（表9-2）。

表9-2　八通道大肠杆菌热曲线的各参数表

通道	t_{1m}/s	p_{1m}/mW	t_{2m}/s	p_{2m}/mW
1	13 540	0.702 2	49 520	1.922 2
2	13 520	0.731 5	48 910	1.825 1
3	13 470	0.746 6	49 950	1.859 5
4	13 580	0.710 3	49 870	1.787 7
5	13 560	0.698 4	50 120	1.795 1
6	13 270	0.731 8	51 430	1.853 3
7	13 490	0.733 1	48 740	1.910 2
8	12 720	0.712 4	49 360	1.875 5
RSD/%	2.16	2.39	1.69	2.66

大肠杆菌热功率–时间曲线的主要参数 t_{1m}、t_{2m}、p_{1m}、p_{2m}，RSD 均小于3%，表明仪器具有良好的精密度。

4. 仪器稳定性考察

采用安瓿法，以大肠杆菌为模式生物，使用微量量热仪同一通道记录热动力学曲线，提取生物热动力学参数：第一生长期达峰时间 t_{1m} 及峰值 p_{1m}，第二生长期达峰时间 t_{2m} 及峰值 p_{2m}，进行统计分析，计算各次试验 RSD 值（表9-3）。

表 9-3　单通道大肠杆菌生物热动力学曲线各参数表

试验号	t_{1m}/s	p_{1m}/mW	t_{2m}/s	p_{2m}/mW
1	14 080	0.709 2	50 260	1.825 1
2	14 040	0.719 3	49 680	1.922 1
3	14 100	0.713 7	52 160	1.895 1
4	14 140	0.715 2	49 760	1.906 4
5	13 980	0.731 6	51 460	1.898 7
RSD/%	0.43	1.19	2.17	1.98

　　结果表明：大肠杆菌热功率–时间曲线的主要参数 t_{1m}、t_{2m}、p_{1m}、p_{2m} 的 RSD 均小于 3%，表明仪器的稳定性良好。

　　以上结果表明：在设定条件下，微量量热仪具有良好的重现性、稳定性和精密度，满足中药寒热药性生物热动力学研究需要。

参 考 文 献

［1］Dai Jie, Liu Yi, Zhu Juncheng, et al. Microcalorimetric Study on the Effect of Sodium Arsenite on Metabolic Activity of Mitochondria Isolated from Carassius auratus Liver Tissue. Chinese Journal of Chemistry, 2006, 24（8）：997~1000

［2］Wu Yanwen, Ouyang Jie, Xiao Xiaohe, et al. Antimicrobial Properties and Toxicity of Anthraquinones by Microcalorimetric Bioassay. Chinese Journal of Chemistry, 2006, 24（1）：45~50

［3］Liu Yi, Wang Xiaoqiang, Xie Changli, et al. Microcalorimetric study of metabolic inhibition by humic acids in mitochondria from Oryctolagus cuniculus domestica liver cells. Chemosphere, 1996, 33（1）：99~105

［4］李曦，高振霆，余华元，等. LKB2277 生物活性检测系统的热动力学方法研究. 武汉工业大学学报，2000, 22（3）：17~20

［5］任永申，鄢丹，张萍，等. 基于微量量热法检测板蓝根的血红细胞凝集活性的评价研究. 药学学报，2010, 45（8）：1028~1034

［6］孔维军，赵艳玲，王伽伯，等. 基于微量热法和主成分分析的盐酸巴马汀抗白色念珠菌作用的研究. 化学学报，2009, 67（21）：2511~2516

［7］Zhang Shaofeng, Yan Dan, Tang Huiying, et al. The toxic effect of solubilizing excipients on Tetrahymena thermophila BF5 growth investigated by microcalorimetry. Chinese Sci Bull, 2010, 55（18）：1870~1876

第十章 基于微量量热法的不同类别中药寒热药性评价

为了凸显药性"寒"与"热"之间的差异，克服研究对象的背景差异，课题组重点选取来源、组成、成分、功用基本相同或相似的方药进行研究，包括如下内容。

（1）品种和功效相近中药：如人参和西洋参，角甲类动物药，附子与干姜。

（2）相同来源不同用药部位中药：如人参叶和人参花。

（3）炮制后药性发生变化的中药：如生黄连、酒制黄连、姜制黄连、盐制黄连、吴茱萸制黄连、醋制黄连和胆汁制黄连。

（4）形同神异的中医类方：如左金丸、甘露散、茱萸丸和反左金丸，麻黄汤和麻杏石甘汤。

（5）不同中药有效组分：如黄连生物碱类、大黄蒽醌类、人参皂苷类。

第一节 人参叶和人参花寒热药性评价

课题组认为，寒、热、温、凉是中药药性功能的高度概括之一，在某种程度上亦是物质热物理、热化学、热生物属性的重要反映。生物物理化学领域的原理和成果——微量量热法，为我们研究中药四性提供了新的方法和思路[1]。微量量热法是用来研究生命体系的热力学过程以及化学反应的微量热量变化的生物热力学的一个新的研究手段。根据生命体生长、繁殖，伴随代谢有热量释放，释放热量随生长期的变化关系就是热谱图。由热谱图可监测生命体的生长情况和能量代谢，且此热谱图具有良好的重现性和明显的特征性。目前，国内外将此方法用于生物组织细胞的代谢及热化学反应的报道较多[2,3]，但用微量量热法进行中药四性的研究，在国内外还属首次。

人参（*Panax ginseng* C. A. Mey）是一名贵中药，研究证明，人参皂苷为人参的主要有效成分之一，它具有人参根的主要生理活性。人参的茎、叶、花、果均含有与人参根类似的皂苷成分，且含量高于根，已作为人参皂苷提取的主要原料，而且逐渐被用于中医药临床，祖国传统医学认为：药物治病，借药物性气的偏，调治人身之气的偏盛偏衰，使复归于平和[4]，因此探讨和确定人参地上部分的药性，对于更好地指导临床用药，提高人参原植物的生物利用度，扩大人参药用资源，开发新的人参制品等，具有现实的意义。

为了凸现中药四性的生物热化学特性，避免因中药来源、功效、化学成分、药理作用的"背景"差异，本团队选取功效、化学成分、药理作用相近甚至相同的参叶（Folium Ginseng）和参花（Flos Ginseng）作为研究对象，用微量量热仪测定了37℃条件下大肠杆菌 E. coli（ACTT 25922）标准及加药条件下的热谱图，通过对参叶、参花影响大肠杆菌 E. coli 代谢产热的分析，初步阐述了中药四性的热生物学实质。

一、材料和仪器

1. 模式生物与培养基

大肠杆菌（E. coli ACTT 25922），由中国人民解放军第三○二医院检验科提供。培养基：牛肉膏汤液体培养基，成分：蛋白胨 2g，氯化钠 1g，牛肉浸膏 1g，蒸馏水 200 ml，用氢氧化钠平衡溶液调 pH 至 7.4～7.6，121 ℃高压蒸气灭菌 30 min 备用。

2. 药材与供试品制备

参叶、参花经由中国人民解放军第三○二医院肖小河研究员鉴定为正品。取药材各50 g，用6 倍水浸泡 15～30min，取药液，药渣再加6 倍水，煮 30min，合并两次煎液，抽滤并浓缩定容至 100ml，灌封，121℃高压蒸气灭菌 30min 处理，放入冰箱冷藏。

3. 仪器

TAM Air 微量量热仪。

二、方　　法

本实验采用安瓿法。对照组：在 3ml 玻璃安瓿中加入浓度为 10^{12} 个/L 的 E. coli 菌液作为测试瓶，参比瓶中加入 1 ml 无菌培养基。实验组：在 3ml 安瓿中加入 E. coli 菌液和中药水煎液共 1ml 作为测试瓶，使细菌终浓度为 10^{12} 个/L，中药水煎液分别为：参叶（g/ml）0，0.05，0.10，0.15，0.20；参花（g/ml）0，0.05，0.10，0.15，0.20。参比瓶中加入 1ml 无菌培养基，加盖密封好以后，先将安瓿放在预热位置停放一段时间，以使安瓿温度稳定，在安瓿温度与水浴温度达平衡后，再把样品放进测量杯里进行检测，参比物也和样品一样，同时进行，同样处理。

三、结　　果

1. 生长产热曲线

首先测定了 37℃（310K）条件下大肠杆菌 E. coli 正常的热功率–时间曲线，接着又测定了在同样培养基中不同浓度不同中药作用下的 *E. coli* 生长的热功率–时间曲线（图 10-1、图 10-2）。

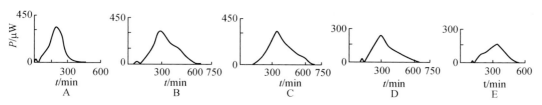

图 10-1　310K 时大肠杆菌在不同浓度参叶抑制作用下生长的热功率–时间曲线

A. 0g/ml　B. 0.050g/ml　C. 0.100g/ml　D. 0.150g/ml　E. 0.200g/ml

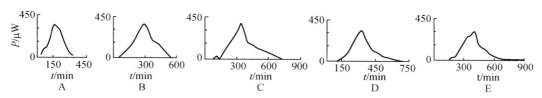

图 10-2　310K 时大肠杆菌在不同浓度参花抑制作用下生长的热功率–时间曲线

A. 0g/ml　B. 0.050g/ml　C. 0.100g/ml　D. 0.150g/ml　E. 0.200g/ml

2. 生长速率常数

细菌的生长、繁殖是与热效应紧密联系在一起的，因此可以从热效应的大小来衡量细菌数量的多少，在指数生长期，细菌的数量按指数规律增加，其数学表达式为[5]

$$n_t = n_0 e^{k(t-t_0)} \qquad ①$$

式中：n_0 是 t_0 时细菌的数量；n_t 是 t 时细菌的数量；k 细菌在指数生长的生长速率常数；其总发热量也应按指数规律增加，并将其归纳为

$$P_t = P_0^{k(t-t_0)} \text{ 或 } \ln P_t = \ln P_0 + k(t-t_0) \qquad ②$$

其中 P_0 是 t_0 时所测的热功率；P_t 是 t 时所测的热功率；k 是细菌在指数生长期的生长速率常数，它的大小实际上代表了细菌在指定条件下生长代谢速率的快慢。通过计算机拟合，便得 $\ln P_t$–t 线性方程，其斜率为生长速率常数 k（数据见表 10-1）。由表 10-1 中数据可画出 k–C 关系曲线（图 10-3、图 10-4）。根据图 10-3、图 10-4 拟合出 k–C 关系式。令 k 为零，可求得细菌生长速率常数为零，即生长代谢停止时所需的药物浓度称最小抑菌浓度（Minimum inhibitory concentration，Mic）。

3. 抑制率和半抑制率

定义生长抑制率[6]为：$I(\%) = (k_2 - k_1)/k_1$。式中 k_1 为对照组的生长速率常数，k_2 为 *E. coli* 在药物作用下受到抑制时的生长速率常数。以 I（生长抑制率）对浓度 C 做图得到 $I\%$–C 关系，求得 IC_{50}（抑制率为 50% 时药物的浓度）（表 10-1）。IC_{50} 可用于衡量细菌对药物的敏感性，IC_{50} 越小，表明细菌对药物越敏感，药物的抑制作用越大。

表 10-1　37 ℃大肠杆菌在不同中药抑制下的各种参数

中药	$C/$（g/ml）	$K/$min	$\Delta H/$J	$I/\%$	IC50/（g/ml）	相关系数 r
参叶	0	0.015	4.392			0.991
	0.050	0.014	4.046	9.21		0.997
	0.100	0.011	3.733	26.97	0.046	0.990
	0.150	0.008	3.004	44.08		0.996
	0.200	0.004	2.805	73.68		0.998
参花	0	0.015	4.112			0.991
	0.050	0.015	5.775	3.25		0.994
	0.100	0.012	7.268	19.48	0.275	0.994
	0.150	0.011	7.308	27.92		0.993
	0.200	0.009	7.334	38.96		0.996

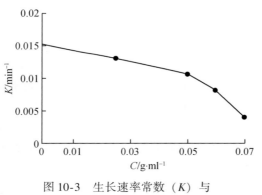

图 10-3　生长速率常数（K）与　　　　图 10-4　生长速率常数（K）与
　　参叶浓度（C）的关系　　　　　　　　　参花浓度（C）的关系

4. 热焓变

仪器直接记录的是热流量随时间变化的曲线，该曲线与基线所构成的峰面积与热焓变（ΔH）成正比（表 10-1）。因此，热焓变实际上代表了细菌总的代谢热。

四、讨　论

从图 10-1、图 10-2 可以直观地看出，同一细菌在不同浓度药物抑制下代谢过程的热谱图其形状基本相同，但随着加入药物浓度的增加，其生长代谢过程的停滞期延长，生长代谢峰向后移，且指数生长期的斜率不同。参叶和参花的 k、ΔH、I、IC_{50} 的差异见表

10-1。结果提示人参的不同药用部位——参叶和参花的药效存在着差异：参叶在浓度很低时就表现出很强的抑菌作用，而参花的抑菌作用相对较弱，药效的强弱从一个侧面反映了药性的差异。

从图10-1、图10-2中可见，在不同的药液浓度下，细菌代谢过程的热功率-时间曲线与基线构成的面积发生了变化，这种变化呈现出一定的规律性。在图10-1中，随着参叶浓度的增大，其热功率-时间曲线下的面积（ΔH）呈逐渐减小的趋势；在图10-2中，随着参花浓度的增大，其热功率-时间曲线下的面积（ΔH）呈逐渐增大的趋势（表10-1）。也就是说：参叶能降低细菌生长代谢的产热量，参花能增加细菌生长代谢的产热量，ΔH的大小体现了参叶和参花的药性差异，与传统文献中所记载的"……参叶大苦大寒，损气败血……"，"补中带表，大能生胃津，去暑气，降虚火……"的提法基本相符[7]，可见细菌生长代谢的产热量（ΔH）可作为中药四性研究的一个重要指标。

第二节　人参和西洋参寒热药性评价

历代医家由于其所处的历史年代及实践经验和自身认识水平的差异，对中药四性的认识各不相同，从而使中药四性在认识水平上出现了严重的混乱或模糊认识。且就某一个药物来说，历代文献对其性味的记载也不完全相同，有的还相差甚远，如人参和西洋参。人参（*Panax ginseng* C. A. Mey）与西洋参（*Panaxquinquefolium* L.）均为五加科植物，二者来源、功效、化学成分、药理作用的"背景"相近，而寒热药性记载不同。本研究首次采用微量量热法，对比研究人参与西洋参对模式生物——大肠杆菌生长代谢的抑制作用，进而分析比较二者间可能的寒热药性差异（表10-2）。

表10-2　人参与西洋参药性的文献考证[*]

	人参	西洋参
药性比较	"味甘，微寒"（《本经》）	"苦、味甘，寒"（《本草从新》）
	"微温，无毒"（《名医别录》）	"味苦而甘，性寒"（《本草便读》）
	"生，甘，苦，微凉；熟，甘，温"（《本草备要》）	"味甘、辛，性凉，无毒"（《本草再新》）

[*]：文献考证引自高晓山《中药药性理论》．北京：人民卫生出版社，1992：179

一、材料和仪器

1. 模式生物与培养基

大肠杆菌（ *E. coli* ACTT 25922），由北京解放军第三○二医院检验科提供。牛肉膏汤液体培养基：取蛋白胨2g，氯化钠1g，牛肉浸膏1g，蒸馏水200ml，用氢氧化钠平衡溶液调 pH 至 7.4 ~ 7.6，121℃高压蒸汽灭菌 30min 备用。

2. 药物与供试品制备

人参（*Panax ginseng* C. A. Mey）与西洋参（*Panaxquinquefolium* L.）。煎制：取人参与西洋参各 50g，用 6 倍水浸泡 15 ~ 30min，煎煮 1h，取药液，药渣再加 6 倍水，煮30min，合并两次煎液，抽滤并浓缩定容至 20ml，灌封，121℃高压蒸气灭菌 30min，放入冰箱冷藏，备用。

3. 仪器

瑞典 Thermometric 公司生产的 TAM Air 微量量热仪。

二、方　　法

采用安瓿法，具体做法如下。

对照组：在 3ml 玻璃安瓿中加入浓度为 10^{12} 个/L 的 *E. coli* 菌液作为测试瓶，参比瓶中加入 1ml 无菌培养基。实验组：在 3ml 安瓿中加入 *E. coli* 菌液和中药水煎液共 1ml 作为测试瓶，使细胞终浓度为 10^{12} 个/L，中药水煎液分别为：人参（g/ml）0、0.01、0.02、0.04、0.05；西洋参（g/ml）0、0.025、0.050、0.100、0.200。参比瓶中加入 1ml 无菌培养基，加盖密封好以后，先由安瓿升降把将安瓿放在预热位置停放一段时间，以使安瓿温度稳定，在安瓿温度与水浴温度达平衡后，再把样品放进测量杯里进行检测，参比物也和样品一样，同时进行、同样处理。

三、结　　果

1. 生长产热曲线

首先测定了 310K 条件下 *E. coli* 正常的热功率–时间曲线，接着又测定了在同样培养基中不同浓度不同中药作用下的 *E. coli* 生长的热功率–时间曲线（图 10-5、图 10-6）。

2. 生长速率常数提取

计算方法详见本章第一节。

3. 抑制率和半抑制率

生长抑制率计算方法详见本章第一节。以生长抑制率 *I* 对浓度 *C* 做图得到 *I%–C* 关系（图 10-7）。根据图 10-7，求得 IC_{50}（抑制率为 50% 时药物的浓度）（表 10-3）。IC_{50} 可用

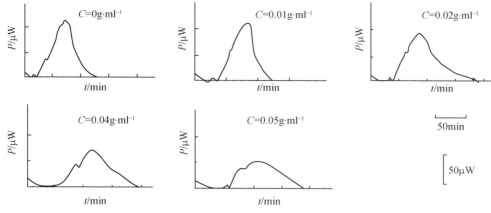

图 10-5　310K 时大肠杆菌在不同浓度人参抑制作用下生长的热功率-时间曲线

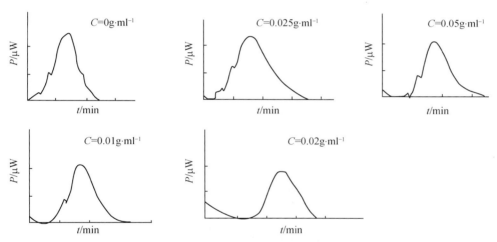

图 10-6　310K 时大肠杆菌在不同浓度西洋参抑制作用下生长的热功率-时间曲线

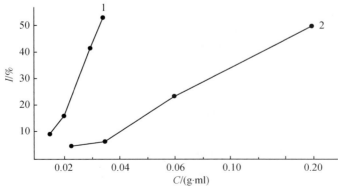

图 10-7　浓度（C）与生长抑制率（I）的关系

1. 人参；2. 西洋参

于衡量细菌对药物的敏感性，IC_{50} 越小，表明细菌对药物越敏感，药物的抑制作用越大。

4. 热焓变

仪器直接记录的是热流量随时间变化的曲线，该曲线与基线所构成的峰面积与热焓变（ΔH）成正比（表 10-3）。因此，热焓变实际上代表了细菌总的代谢热。

表 10-3　37℃（310K）大肠杆菌在不同中药抑制下的各种参数

中药	浓度 $C/$（g·ml）	生长速率常数 $k/\min^{-1}$	热焓变 $\Delta H/$J	抑制率 $I/\%$	半抑制浓度 $IC50/$（g/ml）	相关系数 r
	0	0.025 1	3.141 6			0.994 8
	0.01	0.022 6	2.976 9	9.96		0.993 5
人参	0.02	0.021 4	2.530 5	14.74	0.045	0.991 0
	0.04	0.015 0	2.355 9	40.24		0.997 7
	0.05	0.012 0	2.295 0	52.19		0.996 3
	0	0.021 2	3.504 0			0.990 5
	0.025	0.020 1	3.252 0	5.19		0.995 8
西洋参	0.050	0.019 8	2.829 8	6.60	0.210	0.998 2
	0.100	0.016 5	2.822 1	22.17		0.994 9
	0.200	0.010 7	1.888 5	49.53		0.991 3

四、讨　论

从图 10-4、图 10-5 可以直观地看出，同一细菌在不同浓度药物抑制下代谢过程的热谱图其形状基本相同，但随着加入药物浓度的增加，其生长代谢过程的停滞期延长，生长代谢峰向后移，且指数生长期的斜率不同。从表 10-3 中的 k 值可以说明，随着药液浓度的增加，细菌生长受抑制的作用越大；从图 10-8、图 10-9 可以得出，人参的最小抑菌浓度为 0.097 0 g/ml，西洋参为 0.404 9 g/ml；从表 10-3 中 $I\%$ 值以及图 10-7 可以得出，人参的半抑制率浓度为 0.045 g/ml，西洋参的为 0.210 g/ml，半抑制率浓度的大小反映了中药抑菌作用的差别。人参和西洋参的 k 值，$I\%$ 和 IC_{50} 的综合比较分析说明，人参和西洋参的药效存在着差异，人参在浓度很低时就表现出很强的抑菌作用而西洋参的抑菌作用相对较弱，药效的强弱从一个侧面反映了药性的差异。

从大肠杆菌生长代谢热功率-时间曲线下的面积（ΔH）来看，随着人参和西洋参浓度增大 ΔH 均呈逐渐减小的趋势，相同浓度下人参的作用强于西洋参，从一个侧面反映了二者寒热药性的差异。

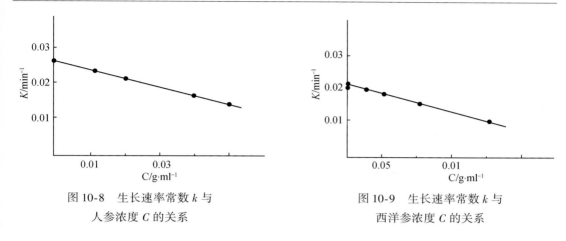

图 10-8　生长速率常数 k 与
　　　　人参浓度 C 的关系

图 10-9　生长速率常数 k 与
　　　　西洋参浓度 C 的关系

第三节　角甲类动物药寒热药性评价

角类动物药临床应用历史悠久、效誉卓著，其作用常常是植物药、矿物药所不能替代的，更是一些经典名方中不可缺少的主药之一。通常角类动物药化学成分多为变性的角蛋白，成分类型单一，没有明确的指标性成分或药效成分，但是在临床应用上有的作用近同（如鹿角与鹿茸）；有的作用迥异（如鹿角与羚羊角），即特异性不强，成分特征信息难以提取和表征。同时通过对角类动物药药性的文献考证可知（表 10-4），其药性差异也比较大。本实验选择具有代表性的四种角类药材：鹿茸、鹿角、羚羊角、水牛角，运用微量量热法得到的热谱图特征参数对它们进行研究。

表 10-4　角类动物药材药性的文献考证

中药	鹿茸	鹿角	水牛角	羚羊角
药性记载	味甘，咸，性温 （《中华本草》） 味甘，温（《本经》） 酸、味温，无毒 （《别录》）	味咸，性温 （《中华本草》） 温（《本经》） 味咸，微温，无毒 （《别录》）	味苦，咸，性寒 （《中华本草》） 味苦，冷，无毒 （《药总诀》） 苦，寒，无毒 （《纲目》）	味咸，性寒，无毒 （《中华本草》） 味咸，寒（《本经》） 苦，微寒，无毒 （《别录》）

一、材料和仪器

1. 模式生物与培养基

金黄色葡萄球菌由中国药品生物制品检定所提供。培养基：L. B 液体培养基，取 NaCl 5 g，酵母膏 5 g，蛋白胨 10 g，溶解于 1000 ml 去离子水中，调 pH 7.0～7.2 后分装。

121 ℃高压蒸气灭菌 30 min，冷却后置 4 ℃冰箱中保存备用。

2. 药材与供试品制备

鹿茸（*Cornu Cervi Pantotrichum*）、鹿角（*Cornu Cervi*）、羚羊角（Cornu Saigae Tataricae）、水牛角（*Cornu Bubali*）[7]，经由中国人民解放军第三〇二医院肖小河研究员鉴定为正品。精确称取鹿茸、鹿角、羚羊角和水牛角粗粉各 0.5 g，加水 40 ml 超声处理 50 min，4000 r/min 离心 15 min，取上清液，蒸干。用培养基配成所需浓度待用。上述供试品用微孔滤膜（0.22 μm）滤过，4 ℃下储存备用。

3. 仪器

TAM Air 微量量热仪。YXQ LS-B 全自动立式电热蒸汽灭菌器，BS210S 型电子天平。

二、方　　法

无菌条件下，各安瓿瓶中加入培养基，接种金黄色葡萄球菌混悬液，接种量为 1×10^6 CFU/ml，然后迅速加入供试品药液，使各安瓿瓶内药液终浓度为 500μg/ml、400μg/ml、300μg/ml、200μg/ml、100 μg/ml，终体积为 2 ml，加盖瓶塞，密封，放入微量量热仪中跟踪记录金葡菌生长代谢的热谱曲线图，恒温 37 ℃，当曲线重新返回基线时，实验结束。

三、结果与分析

1. 金黄色葡萄球菌热谱图

图 10-10 是 37 ℃下，安瓿法测定的金葡菌生长代谢的热谱曲线。在密闭的安瓿瓶中

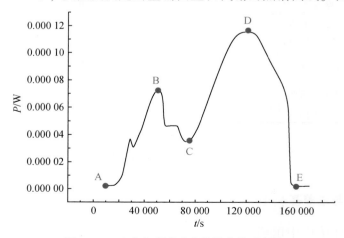

图 10-10　金黄色葡萄球菌热谱曲线示意图

营养物和氧的供给是有限的，结合微生物生长代谢的一般规律，可将金葡菌的生长代谢的热谱曲线分为四个期：生长期（A–B）、停滞期（B–C）、稳定期（C–D）、衰亡期（D–E），该过程可以用出峰时间 $t_{1\,max}$、$t_{2\,max}$、发热功率 $P_{1\,max}$、$P_{2\,max}$ 和总发热量 Q 等参数来体现。而在金葡菌的生长过程中，生长期的营养物和氧较充分，细菌以指数生长，发热功率最能体现细菌的生长状态，也最能反应微生物基本的生长模式和特征。

2. 不同角类动物药对金黄色葡萄球菌生长代谢的影响

不同角类动物药作用于金黄色葡萄球菌的生长代谢热谱曲线图见图 10-11。

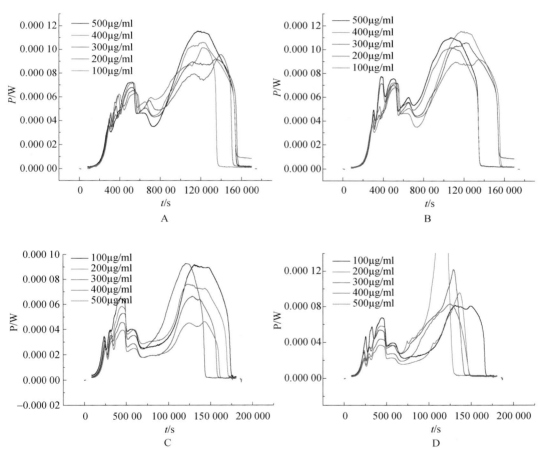

图 10-11　四种角类动物药对金黄色葡萄球菌生长代谢的影响
A. 鹿茸；B. 鹿角；C. 羚羊角；D. 水牛角

3. 角类动物药微量量热法的量–效关系分析

以鹿茸生物热谱图 10-11A 为例，其浓度和提取出来的相关参数如表 10-5。结果表明：鹿茸浓度和 $P_{1\,max}$、$t_{1\,max}$、Q 均有量效关系，但实验中发现微生物在生长期营养物和氧充足，其发热功率的变化能很好表征药物对细菌生长状态的影响，及其生长规律，具有良好的生物学意义。经筛选，发现生物体生长状况与指数生长期的最大发热功率（$P_{1\,max}$）相关性最显著，并且 $P_{1\,max}$ 与剂量的量效关系及其重现性、稳定性均较好，是一个较好的评价指标，因此本文拟选 $P_{1\,max}$ 作为评价指标进行分析。将不同角类动物药的指数生长期最大发热功率（$P_{1\,max}$）的影响见表 10-6、图 10-12 ~ 图 10-15。

表 10-5　鹿茸热力学图谱相关参数列表

浓度/($\mu g \cdot ml$)	$T_{1\,max}$/h	$T_{2\,max}$/h	$P_{1\,max}$/10^5W	$P_{2\,max}$/10^5W	Q/J
100	12.2	53.8	6.75	11.6	9.35
200	13.2	69.4	6.92	10.35	13.67
300	14	77.8	7.29	9.82	18.9
400	15.3	82.7	7.52	8.96	25.39
500	15.9	96.7	7.81	7.89	31.07
r	0.9909	0.9659	0.9908	0.9865	0.9951

表 10-6　不同角类动物药作用下金黄色葡萄球菌热谱图相关参数

浓度（$\mu g/ml$）	P_{1max}/10^5W			
	鹿茸	鹿角	羚羊角	水牛角
空白			6.41	
100	6.75	6.34	6.34	6.29
200	6.92	6.52	5.82	5.43
300	7.29	6.8	5.12	4.92
400	7.52	7.05	4.51	4.21
500	7.81	7.21	3.87	3.72
R	0.990 8	0.992 2	0.998 5	0.992 1

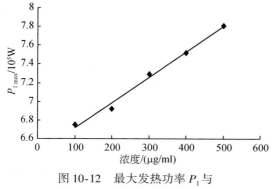

图 10-12　最大发热功率 P_1 与
鹿茸浓度 C 的关系

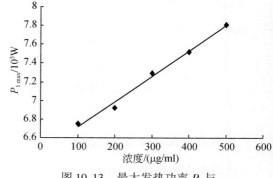

图 10-13　最大发热功率 P_1 与
鹿角浓度 C 的关系

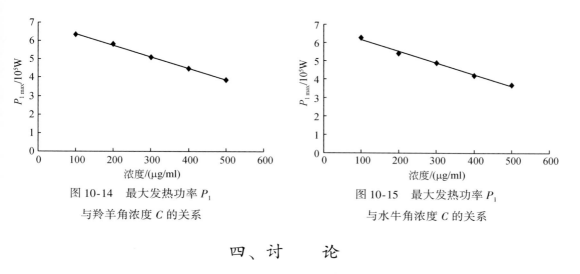

图 10-14　最大发热功率 P_1　　　　　图 10-15　最大发热功率 P_1

与羚羊角浓度 C 的关系　　　　　　　与水牛角浓度 C 的关系

四、讨　　论

本文用微量量热法初步考察了不同角类动物药对金黄色葡萄球菌生长代谢的影响，结果表明，在一定的浓度范围内，鹿茸、鹿角对金黄色葡萄球菌生长具有明显的促进作用，羚羊角、水牛角对金黄色葡萄球菌生长具有明显的抑制作用，且其热谱曲线特征参数与相应剂量之间呈现良好的量效关系（$r>0.99$）。这也从能量的角度反映出当金黄色葡萄球菌的生长代谢受到促进时，生物反应体系总的发热量增加，与鹿茸、鹿角属性温基本相符；反之羚羊角、水牛角作用于金黄色葡萄球菌后，使生物反应体系能量降低，则表示出性寒的特性。

第四节　黄连不同炮制品
寒热药性评价

黄连为毛茛科植物黄连 *Coptis chinensis* Franch.、三角叶黄连 *Coptis deltoidea* C. Y. Cheng et Hsiao 或云连 *Coptis teeta* Wall. 的干燥根茎。味苦，性寒，归心、胃、肝、胆、大肠经。功效清热燥湿、泻火解毒。临床上用名有生黄连（CR）、酒制黄连（CRW）、姜制黄连（CRGJ）、吴萸制黄连、醋制黄连（CRV）和胆汁制黄连（CRGBJ）等。生黄连苦寒之性颇强，善清心火；经反制即以热制寒，药性偏温；酒制黄连借酒力引药上行，缓其寒性，善清头目之火；姜制黄连能缓和过于苦寒之性，并增强其止呕作用；吴萸黄连抑制其苦寒之性，散肝胆郁火；经从制即寒者益寒，药性更寒；醋炒或胆汁炒黄连使其寒性增加，则去肝胆之火[8]。黄连经不同炮制药性偏胜发生了改变，本实验以黄连及其不同炮制品作为研究对象，采用微量量热法测定了 37℃ 条件下大肠杆菌正常生长条件及给药后的生长热谱图，通过对黄连不同炮制品影响大肠杆菌代谢产热的分析，探讨黄连药性的客观真实性以及黄连炮制前后的药性变化。

一、仪器和材料

TAM Air IsothermalCalorimeter 进行大肠杆菌生长热谱图测定，实验时系统控温于37℃。

大肠杆菌菌株 *Escherichia coli* CCTCC AB91112 由中国典型培养物保藏中心提供。培养基为 LB 培养基（取 10 g 蛋白胨，5 g 酵母膏，10 g NaCl，溶于 1000 ml 蒸馏水中，调 pH=7.2 后分装，121℃高压蒸气灭菌 20 min，冰箱中放置备用）。盐酸小檗碱购于中国药品生物制品检定所，黄连为中国人民解放军第三〇二医院中药房提供，并经肖小河研究员鉴定；配制药品用无菌水，所有试剂均为分析纯。

二、方法与结果

1. 黄连不同炮制品的制备[9]

（1）姜制黄连：生姜 50g，加适量水，压榨取汁，姜渣再加水适量重复压榨 1 次，合并姜汁，与 500 g 净黄连拌匀，置锅内，用文火炒至姜汁被吸尽，取出，晾干。

（2）醋制黄连：取净黄连 500 g，用醋（93.75 g）拌匀，至醋渗入后，晒干，置锅内，微炒，取出，晾干。

（3）胆汁黄连：取净黄连 500 g，用鲜猪胆汁（30ml）拌匀，使之吸尽，炒干，放凉。

（4）吴萸黄连：取吴茱萸 50 g，加适量水煎煮，煎液与 500 g 净黄连拌匀，待液吸尽，炒干，放凉。

（5）酒制黄连：取净黄连 500 g，加黄酒 62.5 g，闷透，置锅内，用文火炒干，取出，放凉。

2. 供试品溶液的制备

（1）色谱条件：色谱柱：μ-Bondapak [18]C 柱（300mm×3.9 mm）；流动相：乙腈–水（42∶58，每 1 000ml 含磷酸二氢钾 3.4 g，十二烷基磺酸钠 1.7 g）；检测波长：345 nm；体积流量：1 ml/min；柱温：室温。理论塔板数按盐酸小檗碱计算，应不低于5000。

（2）黄连不同炮制品总生物碱制备：90% 乙醇 10 倍量回流 3 次，每次 2 h，挥去乙醇，静置，离心，得沉淀和滤液。滤液用浓 HCl 调 pH 1～2，放置过夜，滤过，水洗至中性，得沉淀。合并沉淀，真空干燥，得黄连不同炮制品总生物碱。以上黄连不同炮制品总生物碱以高效液相色谱法进行测定，以盐酸小檗碱计，黄连总生物碱质量分数均在

50%以上。

（3）总生物碱溶液制备：溶剂为无菌水，配制成混悬液，其中盐酸小檗碱对照品溶液为 25 mg/ml，生黄连、姜制黄连、醋制黄连、胆汁黄连、吴茱黄连、酒制黄连总生物碱溶液相当于生药 250 mg/ml。

3. 生长热谱曲线的制备

采用安瓿法。每个安瓿瓶精确加入 5 ml 培养基，接种大肠杆菌，菌接种量为 $1 \times 10^6/ml$，加入一定量药液，加盖瓶塞，密封。上述均为无菌操作。放入微量量热仪中跟踪记录 37℃细菌生长热谱曲线（$P\text{--}t$ 曲线）。

4. 大肠杆菌生长速率常数的确定

在细菌的指数生长期中，有 $P_t = P_0 \exp(kt)$ 或 $\ln P_t = \ln P_0 + kt$，其中 P_0、P_t 分别是细菌在指数生长的起始点和 t 时的热功率。将热谱曲线上指数生长期的 P_t、t 值代入 Origin 软件，线性拟合可得大肠杆菌指数生长期的生长速率常数 k。同时由 $t_G = (\ln 2)/k$，可得到不同条件下的细菌传代时间 t_G，并且从肠杆菌的热谱曲线可以直观地得到指数生长期的最大发热功率 P_{max}。大肠杆菌在不同药物作用下的生长速率常数 k，传代时间 t_G 和指数生长期的热焓 ΔH，最大发热功率 P_{max} 见表 10-7。

5. 细菌生长抑制率和半抑制率浓度的确定

细菌生长抑制率 I 定义为[10,11] $I = (k_1 - k_2)/k_1 \times 100\%$，$k_1$ 为空白对照组细菌的生长速率常数，k_2 为试药组的生长速率常数，不同的药物对大肠杆菌的生长抑制率 I 见表 10-7。

表 10-7　大肠杆菌在黄连不同炮制品作用下的热力学参数

样品	$C/(mg/ml)$	k/min^{-1}	t_G/min	$\Delta H/J$	$I/\%$	P_{max}/mW
参比	0	0.016 5	42.01	3.177 2	0	0.817 0
盐酸小檗碱	3.5	0.010 6	65.39	3.379 2	35.76	0.780 0
生黄连总生物碱	3.5	0.005 0	138.63	3.841 3	69.70	0.336 6
姜制黄连总生物碱	3.5	0.003 1	223.60	3.334 8	81.21	0.293 6
醋制黄连总生物碱	3.5	0.005 5	126.03	3.496 2	66.67	0.408 4
胆汁黄连总生物碱	3.5	0.012 4	55.90	3.315 4	24.85	0.596 0
吴茱黄连总生物碱	3.5	0.002 0	346.57	3.978 5	87.88	0.399 8
酒制黄连总生物碱	3.5	0.003 5	198.04	4.004 2	78.79	0.313 0

三、讨 论

由大肠杆菌的生长热谱曲线可以看到,盐酸小檗碱、生黄连、姜制黄连、醋制黄连、胆汁黄连、吴萸黄连、酒制黄连都对大肠杆菌有不同程度的抑制作用。姜制黄连、吴萸黄连、酒制黄连对大肠杆菌抑制相对强,其指数生长期生长速率常数降低幅度大,传代时间延长多,产热量较大;盐酸小檗碱、生黄连、醋制黄连、胆汁黄连对大肠杆菌抑制相对弱,其指数生长期生长速率常数降低幅度小,传代时间延长少,产热量较少[12]。黄连性寒,经不同炮制后,药性改变不同,即所谓的反制——以热制寒、从制——寒者益寒。姜制黄连、吴萸黄连、酒制黄连药性偏温,而醋制黄连、胆汁黄连药性偏寒,微量量热法测定结果与本草文献一致。

另外,因黄连是典型的清热消炎抗菌药,据生长抑制率的大小不同,可以作为评价黄连不同炮制品药效的一种有效方法,即吴萸黄连、姜制黄连、酒制黄连抗菌活性强于醋制黄连与生黄连[13,14]。

第五节 麻黄汤和麻杏石甘汤寒热药性评价

麻黄汤和麻杏石甘汤为著名的中医传统方剂,均源自汉代张仲景的《伤寒论》。其中,麻黄汤由麻黄、桂枝、杏仁、甘草4味中药组成,具有辛温解表,宣肺平喘的功效,主治太阳伤寒表实证;麻杏石甘汤由麻黄、杏仁、石膏、甘草组成,具有辛凉解表、宣肺平喘之功效,主治肺热咳喘症。二药仅一味之变而致全方寒热药性发生改变。为了探讨二药药性改变的客观依据,特选取麻黄汤和麻杏石甘汤作为研究对象,以金黄色葡萄球菌作为生物模型,采用微量热法研究了复方药物对金黄色葡萄球菌的代谢影响,分析麻黄汤和麻杏石甘汤的药性差异,并探讨其药性的客观真实性。

一、材料和仪器

1. 模式生物与培养基

金黄色葡萄球菌 *Staphylococcus aureus*(CCTCC AB910393)由武汉大学中国典型培养物保藏中心提供;LB 液体培养基,取 NaCl 5g,酵母膏 5 g,蛋白胨 10 g,溶解于 1000 ml 蒸馏水中,调 pH 至 7.0~7.2 后分装。121℃高压蒸气灭菌 30 min,冷却后放置冰箱中备用。

2. 药物与供试品制备

麻黄、桂枝、杏仁、甘草及石膏药材均由中国人民解放军第三〇二医院中药房提供,并经肖小河研究员鉴定符合《中国药典》2005 年版规定。所有试剂均为分析纯。麻黄汤和麻杏石甘汤水煎剂的制备：按配伍比例，分别称取麻黄汤和麻杏石甘汤，10 倍水浸泡30 min，煎煮 1 h，共煎 2 次，合并滤液，浓缩干燥得浸膏，4℃冰箱保存备用。测定时以无菌水制成每毫升相当于原生药 1 g 的混悬液，得初始药液质量浓度为 1 g/ml。

3. 仪器

TAM Air 微量量热仪，实验时系统控温于 37 ℃。

二、方　　法

本实验采用安瓿法，采用无菌操作将金黄色葡萄球菌接种于 100 ml 培养基中，菌接种量为 1×10^6 个/ml，摇匀后向每个安瓿瓶中精确加入 10 ml 细菌培养基溶液，然后加入一定量药液，加盖瓶塞，密封后放入微量量热仪中跟踪记录金黄色葡萄球菌生长代谢过程热功率-时间曲线（P–t 图），当曲线重新返回基线时，实验结束。

三、结　　果

1. 金黄色葡萄球菌生长代谢产热曲线

在 37 ℃下，采用安瓿法测定了金黄色葡萄球菌生长代谢产热曲线，同时测定了其在麻黄汤和麻杏石甘汤药物作用下的生长代谢产热曲线并记录了相应的热动力学参数，见图 10-16 和表 10-8。

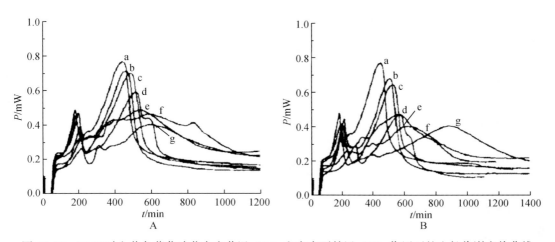

图 10-16　37 ℃时金黄色葡萄球菌在麻黄汤（A）和麻杏石甘汤（B）作用下的生长代谢产热曲线

a. 对照；b. 2 mg/ml；c. 5 mg/ml；d. 10 mg/ml；e. 15 mg/ml；f. 20 mg/ml；g. 25 mg/ml

表 10-8　不同浓度药物作用下的金黄色葡萄球菌生长代谢情况（37 ℃）

样品	剂量/(mg/ml)	k/min^{-1}	P_{max}/μW	t_m/min	I/%	t_G/min	IC_{50}/(mg·ml)
对照	0	0.025 26	768.2	443		27.4	
麻黄汤	2	0.025 03	713.7	467	0.91	27.7	
	5	0.024 17	700.3	490	4.32	28.7	
	10	0.021 74	614.9	516	13.94	31.9	
	15	0.019 01	527.1	542	24.74	36.5	33.4
	20	0.017 28	479.5	577	31.59	40.1	
	25	0.015 62	425.8	589	38.16	44.4	
麻杏石甘汤	2	0.024 85	683.6	504	1.62	27.9	
	5	0.023 18	650.9	528	8.23	29.9	
	10	0.019 13	478.9	567	24.27	36.2	
	15	0.016 92	463.0	580	33.02	41.0	25.3
	20	0.015 38	423.7	584	39.11	45.1	
	25	0.013 02	390.4	861	48.46	53.2	

2. 生长速率常数与药物浓度之间的关系

由表 10-8 可见，麻黄汤与麻杏石甘汤作用于金黄色葡萄球菌，随药物浓度的增加，金黄色葡萄球菌的生长均受到抑制，指数生长期的 k 减小。将 k 对 C 作线性回归，并用计算机对 k–C 数据进行线性拟合，得到 k 与 C 之间的关系式分别为：麻黄汤 $k = -0.000\ 4\ C + 0.026$，$r = 0.996\ 1$；麻杏石甘汤 $k = -0.000\ 5C + 0.025\ 3$，$r = 0.988\ 0$。

3. 最大发热功率 P_{max} 与 k 的关系

由表 10-8 可见，随着药物浓度的增加，金黄色葡萄球菌的传代时间 t_G 增加，生长期的最大发热功率 P_{max} 随之减小。以 P_{max} 对 k 进行线性拟合，P_{max} 与 k 呈正相关，P_{max} 与 k 的关系式分别为：麻黄汤 $P_{max} = 31\ 211\ k - 62.161$，$r = 0.999\ 2$；麻杏石甘汤 $P_{max} = 26\ 154\ k + 24.78$，$r = 0.977\ 9$。

四、讨　论

结果表明，麻黄汤与麻杏石甘汤均能不同程度地抑制金黄色葡萄球菌的生长，且随着药液浓度的增加，其抑菌作用逐渐增强。其中，温热药方麻黄汤较寒凉药方麻杏石甘汤对金黄色葡萄球菌的抑制作用相对弱，具体表现为麻黄汤作用于金黄色葡萄球菌时，其指数生长期生长速率常数降低幅度小，传代时间延长少，最大产热功率较大；而麻杏石甘汤作用于金黄色葡萄球菌时，其指数生长期生长速率常数降低幅度大，传代时间延长多，最大产热功率较小，表明两者存在较稳定的差异。同时，本研究还表明，麻黄汤较麻杏石甘汤对金黄色葡萄球菌生长代谢的热输出相对较高，说明二者的药性差异是客观存在的，这与有关寒热药性研究的文献报道相吻合，即温热药可提高机体神经内分泌等功能活动，促进酶的活性，从而提高中枢的兴奋性；反之，寒凉药则降低中枢的兴奋性，减弱呼吸循环和代谢活动。

第六节　黄连及其主要组分配伍的寒热药性评价

　　中药药效物质基础研究中显现的研究思路多倾向于自药材、有效部位，到有效单组分作用的自上而下的"分离解析研究"模式，而疏于反向"还原-整合"思想，即强调从单组分配伍到药味整体，从拆方到组合，也就是从局部到整体、从微观到宏观的路径和角度去分析和把握中药药效本质。从局部到整体、从微观到宏观的路径是中药的整体观和系统观的体现，也是中药的特色和优势所在，目前这方面的研究几乎鲜有开展。

　　微量量热法[15~17]（microcalorimetry）是一种基于生物热动力学表达的生物活性检测方法。生物体生长代谢过程中所伴随的能量和产热的变化，可以采用生物热动力学方法特别是微量热法定性、定量地检测，且可以用热动力学理论加以阐释；根据生物热动力学参数和热谱图，监测生物体正常的生长代谢状况以及药物作用下变化情况，确定不同药物的药效作用及影响程度，从而实现中药对生物体代谢过程的实时、连续、在线、无损、快速、灵敏的检测和分析。由于该方法关注的是反应体系的整体热效应变化，能较好的体现中药的整体观，有望成为中药现代研究尤其是抑菌类中药研究中的新方法。

　　黄连性苦、寒，具有清热燥湿，泻火解毒，抗病原微生物的作用，主要组分包括小檗碱（berberine，Ber）、药根碱（jatrorrhizine，Jat）、巴马汀（palmatine，Pal）[18,19]等。其中小檗碱对痢疾杆菌有较强的抑制作用，药根碱和巴马汀与小檗碱的结构相似，黄连的抑菌作用是否为三种单组分生物碱的综合作用，它们之间是否又存在着相互作用？单组分生物碱和单组分配伍模拟方的抑菌作用对比黄连药材的整体作用有何差异？本研究采用生物热动力学法，以对痢疾杆菌有确切抑菌作用的黄连药材为基点，对小檗碱、药根碱、巴马汀及按天然成分含量比值配伍的模拟方（小檗碱+药根碱）、（小檗碱+巴马汀）、（药根碱+巴马汀）、（小檗碱+药根碱+巴马汀）对痢疾杆菌生长代谢过程的影响进行比较研究，建立热谱图，获得相应的热动力学参数，并对这些参数进行对应分析，为中药药效物质基础及配伍研究提供研究思路和参考。

一、材料与方法

1. 实验仪器

TAM Air 微量热仪，有关仪器结构、原理及操作相见参考文献 [20]；Agilent1100 高效液相色谱仪（G1322A 在线真空脱气机、G1311A 四元梯度泵、G1315BDAD 检测器、化学工作站）。

2. 实验材料

（1）供试菌株：痢疾杆菌 [*Bacillus shigae CMCC（B）51342*]，由武汉大学中国典型培养物保藏中心提供。

（2）培养基：LB 培养基，取 10 g 蛋白胨，5 g 酵母膏，5 g NaCl，溶于 1000 ml 二次蒸馏水中，调 pH=7.2 后分装，121 ℃高压蒸汽灭菌 20 min，4 ℃冰箱中放置备用。

（3）样品：盐酸小檗碱、（批号：0713-9906，纯度为 98%）、盐酸巴马汀（批号：0732-9604，纯度为 98%）、盐酸药根碱对照品（批号：0733-200004，纯度为 98%）均购自中国药品生物制品检定所，其结构如图 10-17 所示。黄连药材采于道地产区四川峨眉，经中国人民解放军第三〇二医院袁海龙副研究员鉴定为毛茛科草本植物黄连（*Coptis chinensis* Franch）的干燥根茎。乙腈为色谱纯，十二烷基磺酸钠、磷酸二氢钾、甲醇等试剂均为分析纯。

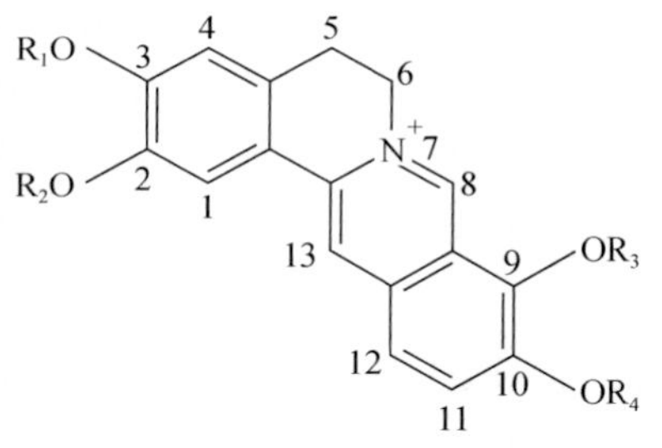

	R_1	R_2	R_3	R_4
berberine	—CH$_2$—		CH$_3$	CH$_3$
palmatine	CH$_3$	CH$_3$	CH$_3$	CH$_3$
jatrorrhizine	H	CH$_3$	CH$_3$	CH$_3$

图 10-17　小檗碱、药根碱、巴马汀的分子结构图

3. 实验方法

（1）黄连药材中 3 种生物碱含量的 HPLC 测定：黄连样品的制备：取黄连药材适量，10 倍去离子水浸泡 1 h，回流提取 3 次，合并提取液，浓缩，真空减压干燥得黄连干浸膏。精密称取干浸膏适量（相当于生药量 250 mg）置于 25 ml 容量瓶中，加甲醇 25 ml 超声溶解，室温冷却，补加甲醇至刻度，摇匀，0.45μm 微孔滤膜过滤得待用的黄连溶液。

标准溶液的制备：精密称取一定量的盐酸小檗碱、盐酸药根碱、盐酸巴马汀标准品（这三种生物碱结构明确，在黄连中含量相对较高，且易获得标准品），分别置于 25ml 容量瓶中，加甲醇 25ml 超声溶解，室温冷却，补加甲醇至刻度，摇匀，0.45μm 微孔滤膜过滤得各相应溶液，并各精确量取 1ml 于 10ml 容量瓶中，混匀，即得标准溶液。

色谱条件[21,22]：色谱柱：Cromasil ^{18}C 柱（4.6 mm×250 mm）；流动相：乙腈 – 水（42：58，每 1000 ml 含磷酸二氢钾 3.4 g，十二烷基磺酸钠 1.7 g）；检测波长：254 nm；流速：1 ml/min；柱温：室温。理论塔板数按盐酸小檗碱计算应不低于 3000。

对 HPLC 进行实验标定，结果表明：仪器的精密度、稳定性和方法的重现性良好，RSD 均小于 3.0%。分别取黄连溶液及标准溶液 10μl，注入高效液相色谱仪，记录 40 min 内色谱图，用外标法以峰面积计算黄连药材中三种主要生物碱的含量。

（2）小檗碱及其模拟方的生物热活性测定：小檗碱及其模拟方的制备：根据计算的黄连药材中三种主要生物碱的含量比例即小檗碱：药根碱：巴马汀约为 8.62：0.87：2.56，称取盐酸小檗碱、盐酸药根碱和盐酸巴马汀，混合后配制成模拟方，以二次灭菌水为溶剂，配置成混悬液，浓度为 20 mg/ml。取黄连干浸膏，以灭菌二次水为溶剂，配制成混悬液，浓度相当于原药材 250 mg/ml。

黄连、小檗碱及其模拟方的生物热活性测定：采用安瓿法，每个安瓿瓶精确加入 5 ml 培养基，接种痢疾杆菌，菌接种量为 $1×10^5$ cells/ml，加入一定量小檗碱、药根碱、巴马汀及其模拟方（小檗碱+药根碱）、（小檗碱+巴马汀）、（药根碱+巴马汀）、（小檗碱+药根碱+巴马汀）及黄连煎剂，使各安瓿瓶药液终浓度为 400μg/ml（经预实验表明，黄连药材在该浓度是发挥抑菌作用较强），加盖瓶塞，密封放入微量量热仪中。上述均为无菌操作。在 37 ℃下跟踪记录细菌生长产热曲线（$P–t$）曲线，当曲线回到基线后，实验结束。

二、结果与讨论

1. HPLC 测定

根据上述色谱条件，测定黄连药材的三种主要生物碱的含量，记录 40 分钟内的色谱图，见图 10-18。黄连中 3 种生物碱的含量见表 10-9。

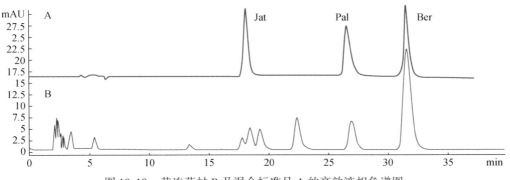

图 10-18　黄连药材 B 及混合标准品 A 的高效液相色谱图

表 10-9　黄连中小檗碱、药根碱、巴马汀的含量

样品	小檗碱/%	药根碱/%	巴马汀/%
黄连	8.62	0.87	2.56

2. 黄连及其主要组分模拟方的生物热活性检测结果

（1）痢疾杆菌生长代谢热谱曲线：在 37℃，安瓿法测定了痢疾杆菌生长代谢热谱曲线（空白对照组），及其在黄连、小檗碱、药根碱、巴马汀及模拟方作用下的生长代谢热谱曲线（图 10-19）。在相同的条件下，重复实验 3 次，实验结果有良好的重现性，曲线前部分的样品预热负峰时间符合实验要求。图 10-19 显示痢疾杆菌的生长繁殖过程存在四个时期：停滞期、第一指数生长期、第二指数生长期、衰亡期。黄连、三种单组分生物碱及三种生物碱的模拟方作用于痢疾杆菌的热谱曲线形状大致相似，相对于空白对照组，痢疾杆菌的停滞期均延长，曲线的最高生长峰出峰时间均后移，峰形变得平缓，尤其是黄连药材上述特征明显，近似于只有一个生长峰，且整个代谢过程的时间增长。区别在于：相对于空白对照组，各样品的最高峰的峰高、出峰时间及上升段的斜率不同。

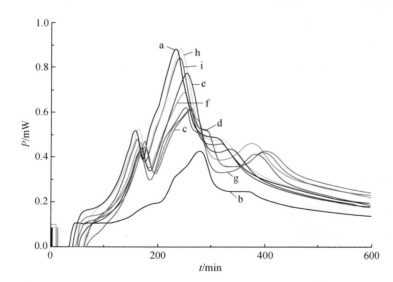

图 10-19　黄连、单组分生物碱及其模拟方对痢疾杆菌生长代谢的热谱曲线（400 μg/ml）

a. 空白对照；b. 黄连；c. 小檗碱+巴马汀；d. 小檗碱+药根碱；e. 巴马汀+药根碱；

f. 小檗碱+巴马汀+药根碱；g. 小檗碱；h. 药根碱；i. 巴马汀

（2）黄连、单组分生物碱及其模拟方作用于痢疾杆菌生长代谢的热动力学参数：在细菌的指数生长期中，其热功率、生长速率常数及时间存在如下关系

$$P_t = P_0 \exp(kt) \text{ 或 } \ln P_t = \ln P_0 + kt \text{ [23, 24]} \tag{①}$$

式①中 P_0，P_t 分别是细菌在指数生长期的起始点和 t 时的热功率。将热谱曲线上指

数生长期的 $\ln P_t$ 对 t 进行线性拟合可得出痢疾杆菌在不同药物条件下的第一生长速率常数 k_1，第二生长速率常数 k_2。由 $t_G=(\ln2)/k_1$ 得出不同条件下的细菌传代时间 t_G。细菌生长抑制率定义为 $I=(k_0-k_1)/k_0$，式中 k_0 为空白组痢疾杆菌的生长速率常数，k_1 为痢疾杆菌在不同药物作用下的生长速率常数，不同药物对痢疾杆菌的生长抑制率，传代时间 t_G，生长期最大发热功率 P_{max} 及出峰时间 t 列于表 10-10 中。

表 10-10　黄连、小檗碱及其模拟方作用于痢疾杆菌生长代谢的热动力学参数

药物	k_1/min^{-1}	k_2/min^{-1}	P_{max}/mW	t/min	t_G/min	$I/\%$
空白	0.024 04	0.012 83	0.880 1	235	28.83	0
黄连	0.006 11	0.010 39	0.424 5	278	113.44	74.58
小檗碱+巴马汀	0.013 71	0.009 08	0.612 0	261	50.55	42.97
小檗碱+药根碱	0.011 64	0.009 07	0.605 3	267	59.54	51.58
巴马汀+药根碱	0.016 60	0.121 30	0.768 6	251	41.75	30.94
小檗碱+巴马汀+药根碱	0.018 25	0.010 51	0.688 2	248	37.98	24.08
小檗碱	0.017 92	0.016 06	0.617 2	254	38.68	25.45
药根碱	0.015 22	0.012 20	0.869 8	238	45.54	36.68
巴马汀	0.018 87	0.012 87	0.835 6	238	36.73	21.50

生长速率常数 k 值可作为表征细菌生长代谢过程的特征常数之一，因此在其他条件相同而加入不同抑制性药物时，k 值的改变尤其是 k_1 可作为评价药物抑菌作用大小的参数之一[25~27]。表 10-10 结果表明，在本研究中黄连药材溶液中细菌生长速率常数 k_1 最小，生长抑制率最大，抑菌作用最强，小檗碱、药根碱、巴马汀及其配伍模拟方的抑菌作用却并未超过黄连，模拟方的抑菌作用趋势与单用同剂量的单组分生物碱相比有所增强，但未见明显协同作用。最大发热功率及出峰时间也是评价抑菌作用的重要指标，黄连药材的最大发热功率明显降低，出峰时间明显延长，表现出了最强的抑制作用。单组分生物碱模拟方的最大发热功率降低，出峰时间也延长，作用强度总体趋势上略超过单独应用单组分生物碱，本实验中三种单组分生物碱及其模拟方的药物浓度设计是参照黄连药材中天然成分的比例及含量，因此，上述参数表明不能排除黄连中可能存在其他的重要成分与小檗碱、药根碱、巴马汀之间有着复杂的相互作用，或小檗碱、药根碱、巴马汀之间是否存在更佳的比例组合发挥更强的抑菌作用，仍须进一步研究验证。而黄连的抑菌作用比单用小檗碱、药根碱、巴马汀和模拟方都强，恰好提示了黄连中除了小檗碱、药根碱、巴马汀之外，可能还有其他组分起着重要作用，或者是多组分共同发挥了较强的抑菌作用。其中在 22.5min 左右有一较高峰，且含量不低，值得对其化学性质及抑菌作用做进一步研究。

（3）黄连、小檗碱及其模拟方作用于痢疾杆菌生长代谢热力学参数的对应分析：为了进一步研究黄连、小檗碱及其模拟方的抑菌作用并获直观表示，本文以 k_1，k_2，P_{max}，

t，t_G，I 六个反映抑菌作用且发生较大变化的热力学参数作为评价指标，采用对应分析方法研究黄连不同组分及模拟方的抑菌作用。对应分析是用于研究试验考察因素与多个指标变量间的关系的一种重要多元统计学方法，其原理是首先采用主成分分析思想，将多元变量压缩为二个对全数据集贡献度大致相等的主成分变量 Z_1 和 Z_2，各变量前的权值代表了该变量对于 Z_1 和 Z_2 的贡献比率和性质，然后根据标准化表达式计算出各数据点的主成分变量集 $[Z_1, Z_2]$，再将各数据组的主成分均值绘在坐标系上实现二维空间投影，从而直观表达出试验考察因素的内在变化规律。本文采用 SAS 统计软件实施对应分析，程序方法参见文献专著 [28]。对主成分进行 χ^2 检验，结果表明 Z_1 和 Z_2 累积解释 99.49% 的原信息，提示构建的两个主成分可较好的表达原来 6 个热力学指标代表的抑菌作用。两个主成分的表达式分别为

$$Z_1 = -0.440\,1k_1 - 0.271\,3k_2 - 0.301\,9P_{\max} - 0.106\,5t + 0.261\,9t_\mathrm{G} + 0.406\,4I \qquad ①$$
$$Z_2 = -0.057\,2k_1 + 0.275\,8k_2 - 0.002\,6P_{\max} - 0.006\,0t - 0.107\,4t_\mathrm{G} + 0.113\,6I \qquad ②$$

式①，②中热力学指标前系数的绝对值表示该指标对主成分的贡献大小，正负符号表示影响方向。对应分析各组主成分均值的二维图见图 10-20。

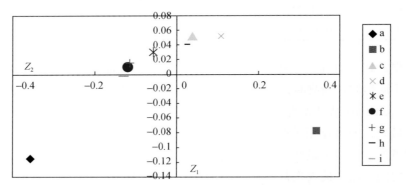

图 10-20　黄连、小檗碱及其模拟方对痢疾杆菌生长代谢热力学规律对应分析图
a. 空白对照；b. 黄连；c. 小檗碱+巴马汀；d. 小檗碱+药根碱；e. 巴马汀+药根碱；
f. 小檗碱+巴马汀+药根碱；g. 小檗碱；h. 药根碱；i. 巴马汀

对应分析中黄连、单组分生物碱及其配伍模拟方变量均值的二维图分布的象限不同，可以初步判断其作用于痢疾杆菌的性质异同及强度大小。药根碱，小檗碱，巴马汀三种单组分的二维图，相对于空白组的距离依次增加，表明三种单组分生物碱均有一定的抑菌作用；小檗碱+巴马汀和小檗碱+药根碱配伍应用时的二维图位于同一象限，与空白组的距离相对于单组分生物碱增加，表明该配伍的抑菌作用有所增强。而巴马汀+药根碱的配伍，及三种单组分生物碱的配伍抑菌作用增强相对不显著，可能与巴马汀和药根碱配伍后，二者的 R_2、R_3、R_4 结构相似而产生竞争性拮抗作用有关；以空白组为参照，黄连药材远离空白组图像的距离最大，且单独位于一个象限，与其抑菌效应最强一致，其作用性质性与三种单组分生物碱及其配伍模拟方显著不同。

三、结　论

黄连是应用于痢疾杆菌感染性疾病的传统中药，其单组分小檗碱被认为是主要有效成分。本研究根据黄连药材中三种主要生物碱的天然比例，配伍三种生物碱的模拟方，进行生物热活性检测，获得主要热动力学参数并进行对应分析，结果表明，黄连药材的抑菌作用最强，小檗碱、药根碱及巴马汀都有抑制痢疾杆菌的作用，三种生物碱的配伍模拟方抑菌作用总体趋势有所增强，但三者之间未见明显协同作用，且抑菌作用远低于黄连药材。黄连抑制痢疾杆菌药效物质可能是三种主要生物碱及其他多种成分的共同作用。

中药疗效确切，目前对于中药的药效物质基础研究多关注于分离有效部位或单组分的药效学实验，而中药的特色是多部位，多靶点的协同作用，研究思路中应多关注将有效成分重新"还原整合"研究。单味中药成分繁多，发挥各成分间的协同作用，消除或减少某些成分的毒性或副作用，是化繁为简的思路之一。而以热力学理论为指导的中药生物活性测定如生物热动力学法与传统的中药化学成分含量测定相比，反映了中药的整体效应，其中生长速率常数，最大发热功率及出峰时间具有明显的特征性，符合中医药的整体观，对于中药药效物质筛选及配伍研究有广泛的应用前景。

第七节　附子与干姜不同比例
配伍的寒热药性评价

一、材料与仪器

1. 模式生物与培养基

大肠杆菌：大肠杆菌菌株 *Escherichia coli* CMCC（B）44102，中国药品生物制品检定所；LB 培养基。

2. 药物与供试品制备

附子、干姜药材经中国人民解放军第三〇二医院全军中医药研究所肖小河研究员鉴定分别为毛茛科植物乌头 *Aconitum carmichaelii* Debx. 的子根的加工品及姜科植物 *Zingiber offcinale* Rosc. 的干燥根茎，药材品质符合《中国药典》2010 年版规定。无菌水配制药品，所有试剂均为分析纯。

样品配制：分别取附子提取物 0.5g，及相应比例干姜提取物，分别配制成附子与干姜不同配伍比例为 1∶1、1∶2、1∶4、1∶8 的不同浓度实验样品（图 10-21）。

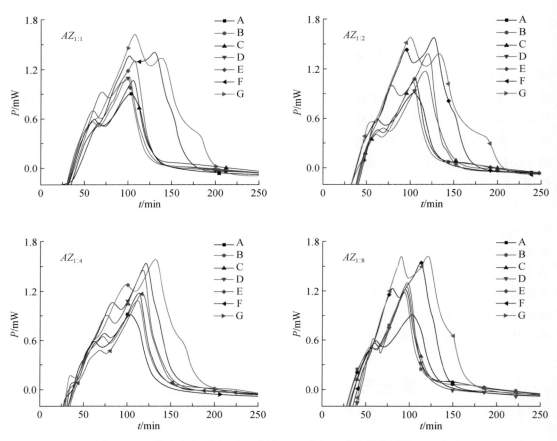

图 10-21　附子干姜不同配伍比例作用下大肠杆菌生长代谢的 P–t 曲线

3. 仪器

TAM AIR Isothermal Calorimeter 3114；立式压力蒸汽灭菌器；电子天平。

二、方　　法

采用微量量热仪，以安瓿法法对生物热动力学研究进行方法学考察。样品测定时，每个安瓿瓶精确加入 5 ml 培养基，接种大肠杆菌，接种量为 1×10^9 个/L，加入不同量药液，加盖瓶塞，密封。将各安瓿瓶放入微量量热仪中并跟踪记录大肠杆菌生长热谱曲线，实验时系统控温于 37 ℃，上述均为无菌操作。

三、结　果

1. 附子干姜不同比例配伍作用下大肠杆菌生长代谢的生物热活性谱图

由图 10-22 可知，较未给药大肠杆菌生长代谢曲线，随着附子干姜不同比例配伍剂量的增加曲线下的面积明显增强，即总的产热量 Q 提高，且 t_2 值亦随剂量升高而增大，即第二个最高峰功率的出峰时间延长，产热量更持久。

2. 附子干姜不同比例配伍作用下大肠杆菌生长代谢的生物热活性参数

在 37℃时，通过安瓿法测得附子干姜不同比例配伍作用下大肠杆菌生长代谢的生物热活性参数，见表 10-11。由图 10-22 可以直观、定性地发现附子干姜不同比例配伍作用下大肠杆菌生长代谢的生物热活性谱图的变化，这一变化可进一步由表 10-11 中的数据客观、定量地反映。

表 10-11　大肠杆菌在附子干姜不同比例配伍作用下的生物热活性参数

样品	剂量/(mg/ml)	k_1	t_1/min	P_1/mW	Q_1/J	k_2	t_2/min	P_2/mW	Q_2/J	Q/J
E. coli	0.00	0.046 9	57.7	0.59	0.83	0.020 2	99.0	0.91	2.05	2.87
$AZ_{1:1}$	1.10	0.026 5	59.7	0.73	12.11	0.026 6	99.3	1.11	2.36	3.08
	2.20	0.033 0	66.7	0.71	11.88	0.028 1	105.7	1.07	2.50	3.21
	4.40	0.061 8	60.3	0.94	15.71	0.021 8	101.0	1.10	2.55	3.49
	8.79	0.056 6	70.0	1.45	24.20	0.016 0	107.7	1.30	2.70	4.15
	17.58	0.029 2	101.3	2.98	49.71	0.005 5	130.3	1.41	3.20	6.18
	27.47	0.025 2	107.7	4.94	82.26	0.007 2	138.3	1.34	2.92	7.86
$AZ_{1:2}$	1.16	0.057 0	61.2	0.41	6.84	0.033 9	103.4	1.03	2.23	2.64
	2.33	0.039 9	63.0	0.51	8.46	0.026 3	105.2	1.09	2.46	2.97
	4.65	0.033 4	69.2	0.66	11.07	0.026 7	117.3	1.17	2.98	3.65
	9.30	0.040 1	79.1	1.63	27.16	0.016 7	120.2	1.38	2.87	4.50
	18.60	0.030 1	94.8	3.00	50.01	0.009 7	126.9	1.58	3.64	6.64
	29.07	0.028 9	99.9	4.52	75.29	0.010 5	133.1	1.38	3.49	8.01
$AZ_{1:4}$	1.27	0.026 3	72.3	1.17	19.46	0.023 0	112.5	1.09	2.64	3.81
	2.53	0.029 5	74.2	1.20	19.93	0.022 1	113.3	1.18	2.65	3.85
	5.06	0.036 0	69.2	1.25	20.91	0.026 1	117.3	1.17	2.97	4.23
	10.13	0.031 1	76.7	1.67	27.79	0.020 7	117.7	1.46	3.28	4.95
	20.25	0.029 9	83.7	2.08	34.74	0.018 0	121.2	1.54	3.81	5.89
	31.65	0.024 7	99.3	3.26	54.35	0.014 5	131.8	1.59	4.14	7.40

样品	剂量/(mg/ml)	k_1	t_1/min	P_1/mW	Q_1/J	k_2	t_2/min	P_2/mW	Q_2/J	Q/J
	1.27	0.052 0	56.1	0.61	10.21	0.031 9	94.3	1.18	2.70	3.32
	2.55	0.050 8	56.9	0.57	9.47	0.031 1	95.5	1.21	2.84	3.40
$AZ_{1:8}$	5.10	0.063 5	60.4	0.66	10.94	0.032 2	96.9	1.24	2.76	3.42
	10.19	0.117 0	58.6	0.54	8.95	0.033 6	97.5	1.30	2.94	3.48
	20.38	0.038 5	80.8	2.08	34.64	0.013 4	112.5	1.54	3.24	5.32
	31.85	0.034 0	90.3	3.10	51.63	0.007 1	121.2	1.62	4.09	7.19

3. 附子、干姜及其不同比例配伍作用下大肠杆菌总产热量变化

从图 10-22 可直观发现，在给定的浓度范围内，附子、干姜及其不同比例配伍组的总产热量随着剂量的升高而增大，且呈一定的剂量依赖。与单一给药附子、干姜组相比，附子干姜不同比例配伍组的代谢总产热量升高明显，说明附子干姜配伍增强大肠杆菌的代谢产热。即以 Q 评价附子、干姜及其配伍组对大肠杆菌代谢能量的指标，其强弱顺序为：附子干姜配伍>干姜>附子。

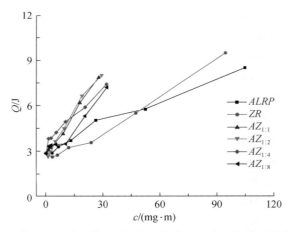

图 10-22　附子、干姜及其不同比例配伍作用下大肠杆菌总产热量变化

四、讨　论

通过生附子、干姜及其不同比例配伍对大肠杆菌的生长代谢研究，以 k、t、P、Q 等生物热活性参数为考察对象，研究发现，大肠杆菌总发热量 Q 与给药浓度存在一定的量效关系，作为实验分析的主要指标。结果表明：与未给药组相比，给药组代谢总产热量增强；附子干姜同一比例配伍不同剂量下大肠杆菌代谢总产热量随剂量升高而升高，且

高于单一给药附子、干姜组；与单一给药附子、干姜组比较，附子干姜不同比例配伍对大肠杆菌的总产热量增加明显，这与"附子无干姜不热"的说法相一致，初步证实了基于微量量热法表征"附子无干姜不热"客观存在[29,30]。

第八节　附子与姜不同炮制品配伍的寒热药性评价

一、实验材料和仪器

菌株：大肠杆菌（*Escherichia coli* CMCC B44102），由中国药品生物制品检定所中国典型培养物收藏中心提供。培养基：LB 液体培养基（取 NaCl 5g，酵母膏 5g，蛋白胨 10g，溶解于 1L 去离水中，调 pH 7.0～7.2 后分装。121℃高压蒸气灭菌 30min，冷却后置 4℃冰箱中保存备用）。配制药品用无菌水，所有试剂均为分析纯。

SV510C 立式压力蒸汽灭菌器；GRX－05A 型干热消毒箱；TAM Air Isothermal Calorimeter 3114，配以 TAM Assistant Software 数据采集和分析软件，实验时系统控温于 37℃。

二、实验方法

1. 实验样品制备

附子干浸膏：称取干燥的生附子 50g 置圆底烧瓶中，加水浸泡 30min 后回流提取 2 次，加水量分别为药材重量的 8 倍、6 倍，每次提取 1 h，趁热倾出上清液，滤过，合并滤液，减压浓缩后干燥即得。

生姜附子干浸膏：分别称取生姜、生附子各 50g，按附子水煎液方法制备供试品溶液。

炮姜附子干浸膏、干姜附子干浸膏：制备方法同上。

2. 受试药物的制备

称取各实验样品干浸膏一定量加入 LB 液体培养基，配成相当于生药量 10mg/ml 的药液。

3. 生长热谱曲线的制备[31]

采用微量量热法中安瓿法进行检测。具体步骤如下：安瓿瓶编号后，在无菌条件下，将处于对数生长期的细菌接种于 20ml 安瓿瓶中，菌接种量为 1×10^9 个/L，摇匀，向每个安瓿瓶中准确加入 3ml 的细菌培养基溶液，然后按表 10-12 精确加入对应的药液及 LB 液体培养基，加盖，密封。将各安瓿瓶置于事先恒温在 37℃ 的微量量热仪中。运行 TAM Assistant Software 程序，跟踪记录大肠杆菌生长代谢过程中的热功率-时间曲线（P-t 图），当曲线重新返回基线时，实验结束。

表 10-12　各通道安瓿瓶的试剂加入量

通道编号	大肠杆菌悬浮液/ml	药液（10mg/ml）	LB 液体培养基
1	3	0 μl	7000 μl
2	3	100 μl	6900 μl
3	3	200 μl	6800 μl
4	3	400 μl	6600 μl
5	3	800 μl	6200 μl
6	3	1600 μl	5400 μl
7	3	3200 μl	3800 μl
8	3	5000 μl	2000 μl

4. 主成分分析与数据统计

Origin 软件作图并提取相关参数，结果用 SPSS19.0 软件进行统计，同时采用 SPSS19.0 的 PCA 方法，对大肠杆菌生长的功率-时间曲线的七个定量参数进行分析，以寻找主要参数。

三、实　验　结　果

1. 大肠杆菌正常生长代谢产热曲线

图 10-23 为在恒温 37℃ 条件下，大肠杆菌在未加药时（即空白样品）生长代谢的热谱曲线。在密闭的安瓿瓶中营养物和氧的供给是有限的，参照微生物生长代谢的一般规律，可将大肠杆菌生长代谢热谱曲线分为停滞期、第一指数生长期、稳定期、第二指数生长期与衰亡期。

恒温 37℃ 条件下，大肠杆菌在微量量热仪中记录的正常生长曲线分为五个阶段：停滞期 A (a lag phase)，第一指数生长期 B (the first exponential growth phase)，稳定期 C (a stationary phase)，第二指数生长期 D (the second exponential growth phase)，衰亡期 E (decline phase)。

2. 附子与姜不同炮制品配伍对大肠杆菌生长的影响及热力学参数

由图 10-24、表 10-13 可知，所有给药组在不同浓度下表现出的产热值均高于空白组，初步说明姜不同炮制品与附子配伍均能使大肠杆菌的产热增加。

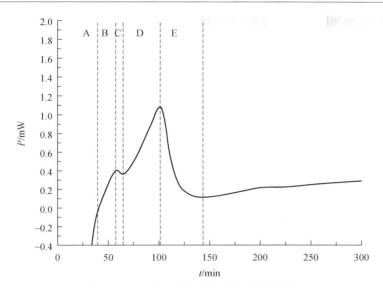

图 10-23　正常大肠杆菌的生长代谢热谱图

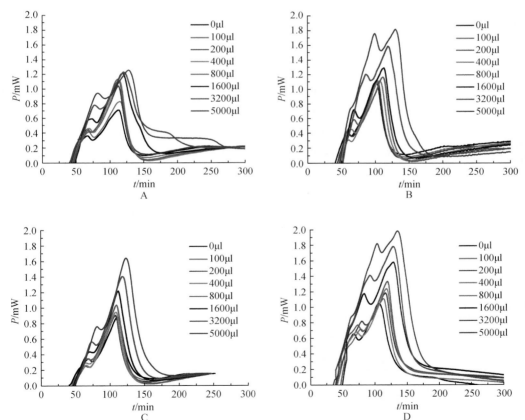

图 10-24　不同给药组作用于大肠杆菌的生长代谢热谱图

A. 附子组；B. 生姜附子组；C. 炮姜附子组；D. 干姜附子组

表 10-13　　不同给药组作用于大肠杆菌的热动力学参数（37℃，$\bar{x} \pm s$，$n=3$）

样品	剂量/(mg/ml)	t_1/min	k_1/min	R[a]	P_1/mW	t_2/min	k_2/min	R[a]	P_2/mW	Q/J
E. coli	0	58.5	0.025 1	0.997 8	0.352	101.1	0.034 2	0.995 3	0.711	37.577
附子组	0.1	68.7	0.025 4	0.997 3	0.362	115.2	0.027 1	0.989 8	0.712	42.818
	0.2	69.9	0.019 9	0.996 5	0.413	112.4	0.027 7	0.993 9	0.928	45.503
	0.4	68.9	0.035 4	0.998 3	0.463	114.2	0.030 2	0.996 7	0.984	50.303
	0.8	67.6	0.035 9	0.997 2	0.435	111.7	0.030 6	0.991 1	1.030	52.429
	1.6	73.1	0.037 3	0.995 1	0.590	118.7	0.028 5	0.987 3	1.210	60.983
	3.2	77.8	0.034 3	0.996 3	0.779	121.1	0.019 1	0.995 8	1.325	81.255
	5.0	81.9	0.032 4	0.989 4	0.940	127.9	0.012 1	0.996 4	1.412	93.365
生姜附子组	0.1	60.1	0.025 9	0.995 6	0.307	102.6	0.038 0	0.995 9	1.095	42.620
	0.2	60.9	0.031 9	0.996 7	0.395	103.2	0.039 5	0.998 4	1.099	45.804
	0.4	64.1	0.032 5	0.995 3	0.449	105.8	0.040 1	0.997 2	1.101	48.760
	0.8	68.4	0.033 1	0.995 2	0.577	111.3	0.028 1	0.995 1	1.151	54.767
	1.6	68.6	0.045 8	0.987 3	0.717	112.0	0.029 8	0.996 3	1.276	78.046
	3.2	86.7	0.020 8	0.995 8	1.188	119.2	0.015 7	0.998 9	1.571	97.142
	5.0	99.1	0.021 9	0.996 4	1.740	129.6	0.008 4	0.997 6	1.797	137.992
炮姜附子组	0.1	65.4	0.054 9	0.995 1	0.301	107.8	0.036 1	0.987 3	0.904	37.851
	0.2	63.6	0.067 9	0.996 3	0.260	107.9	0.041 0	0.995 8	0.908	38.291
	0.4	65.1	0.059 9	0.989 4	0.271	109.0	0.042 4	0.996 4	0.952	38.889
	0.8	67.3	0.055 2	0.996 3	0.353	109.7	0.036 7	0.993 5	1.042	44.381
	1.6	70.0	0.042 4	0.995 9	0.440	112.0	0.033 3	0.996 2	1.223	55.749
	3.2	73.7	0.043 7	0.998 4	0.569	118.8	0.025 6	0.998 3	1.410	71.124
	5.0	81.2	0.026 9	0.997 2	0.766	123.7	0.028 5	0.992 7	1.647	99.364
干姜附子组	0.1	78.3	0.018 0	0.995 1	0.723	114.0	0.021 1	0.997 6	1.116	70.127
	0.2	79.8	0.021 1	0.996 3	0.824	117.1	0.015 7	0.998 2	1.188	78.437
	0.4	71.2	0.017 3	0.996 7	0.688	118.3	0.019 8	0.996 7	1.245	79.596
	0.8	71.2	0.015 4	0.995 2	0.775	120.0	0.018 9	0.995 2	1.338	83.192
	1.6	83.5	0.025 6	0.997 3	1.181	129.3	0.016 7	0.987 3	1.588	117.813
	3.2	92.8	0.011 4	0.997 5	1.415	129.1	0.011 1	0.995 8	1.891	139.753
	5.0	104.0	0.015 6	0.998 1	1.828	136.0	0.006 3	0.996 4	1.998	183.497

3. 热力学参数的主成分分析

　　PCA 作为非参数和无监督的模式识别方法，通过分析大量变量中的一些小的相关因素间的相关性（主要成分或 PCs），可减少原始数据集的维数。因此，为进一步评价对大肠杆菌的生长曲线，四个给药组的 7 个量化参数 t_1、k_1、P_1、t_2、k_2、P_2、Q 作为因子 X_1、X_2、X_3、X_4、X_5、X_6、X_7，输入 SPSS 19.0 软件进行分析。在特征值>1 的基础上，主成分分析的结果表明，前两个主成分（Z_1 and Z_2）占总方差的 89.822%，被认为是显著的。Z_1 和 Z_2 的方程分别为

$$Z_1 = 0.3836X_1 - 0.2791X_2 + 0.3064X_3 + 0.4429X_4 - 0.1900X_5 + 0.4624X_6 + 0.4846X_7$$

$$Z_2 = -0.1010X_1 - 0.5779X_2 + 0.1651X_3 - 0.1661X_4 + 0.7673X_5 - 0.0174X_6 + 0.1127X_7$$

由载荷图（图 10-25）可知，参数 6（P_2）和参数 7（Q）为两个主要参数。为评价四个给药组的热性差异，我们对 P_2，Q 和给药浓度的对数进行线性回归分析，可见药物的热性随着药物浓度的增加而增加。进一步推断可知，不同的给药组促进 P_2 和 Q 值的趋势服从以下顺序：干姜附子组>生姜附子组>炮姜附子组>附子组。

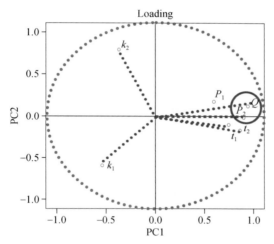

图 10-25　热力学参数的主成分载荷图

四、讨　论

本实验采用微量量热法，以大肠杆菌为模式生物，绘制了四个给药组对大肠杆菌的 P-t 曲线，测量可得 7 个量化热力学参数，用于评价药物在配伍和炮制后的热性程度的差异。利用 PCA 分析 7 个参数可知，影响大肠杆菌生长的主要参数为第二指数生长期的最大产热功率 P_2 和总产热 Q，其可较大程度地表征附子与姜的不同炮制品配伍的热谱曲线整体信息。通过分析 P_2 和 Q 值，表明四个给药组热性程度的顺序为：干姜附子组>生姜附子组>炮姜附子组>附子组，进一步验证了附子与姜不同炮制品配伍的寒热差异，以及"附子无姜不热"的客观真实性[32]。

第九节　附子、干姜不同层次配伍的
寒热药性评价

一、材料与仪器

1. 模式生物与培养基

大肠杆菌：大肠杆菌菌株 *Escherichia coli* CMCC（B）44102，中国药品生物制品检定所；LB 培养基。

2. 药物与供试品制备

附子、干姜药材，购于成都荷花池药材市场，产地四川；经中国人民解放军三○二医院全军中医药研究所肖小河研究员鉴定分别为毛茛科植物乌头 *Aconitum carmichaelii* Debx. 的子根的加工品及姜科植物 *Zingiber offcinale* Rosc. 的干燥根茎，药材品质符合《中国药典》2010 年版规定。无菌水配制药品，所有试剂均为分析纯。

样品配制：分别取附子提取物 0.5g，附子生物碱提取物 0.044g，附子非生物碱提取物 0.361g，干姜提取物 0.936g，干姜挥发油 26.8μl，干姜非挥发油 0.926g，附子干姜合煎提取物 1.879g，加入 10ml LB 液体培养基，配成相当于附子（干姜）生药量 0.33g/ml 浓度，制备出附子干姜不同配伍层次组合的实验样品。

3. 仪器

TAM AIR Isothermal Calorimeter 3114（TAM Assistant 配套软件，实验时系统控温于 37℃）；立式压力蒸汽灭菌器（SN510C）；电子天平（FA21004A）。

二、方　　法

采用微量量热仪，以安瓿法法对生物热动力学研究进行方法学考察。样品测定时，每个安瓿瓶精确加入 5 ml 培养基，接种大肠杆菌，接种量为 1×10^9 个/L，加入不同量药液，加盖瓶塞，密封。将各安瓿瓶放入微量量热仪中并跟踪记录大肠杆菌生长热谱曲线，实验时系统控温于 37 ℃，上述均为无菌操作。

三、结　　果

1. 大肠杆菌标准生长热谱图

在 37℃恒温无菌实验条件下，采用安瓿法，应用 TAM air isothermal calorimeter 量热仪，跟踪记录了模式生物大肠杆菌正常生长代谢（即空白未加药时）其产热的热功率–时间曲线（即 P–t 曲线）。从图 10-26 中可以看到，大肠杆菌生长代谢过程中出现了两个最高峰，分别是其第一生长期最高峰和第二生长期最高峰，第一生长期最高峰对应的产热功率为 P_1、对应的达峰时间为 t_1，第二个最高峰对应的产热功率为 P_2、对应的达峰时间为 t_2。P–t 曲线下的面积，即大肠杆菌生长代谢过程中总产热量 Q 可以通过对曲线进行积分计算得到。

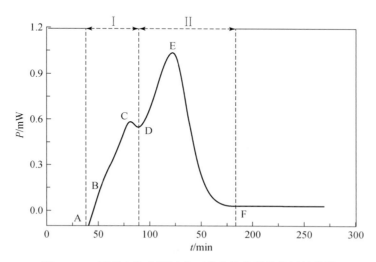

图 10-26　模式生物大肠杆菌正常生长代谢的热活性曲线

2. 大肠杆菌在附子、干姜不同配伍层次组合作用下的生长热谱图

由图 10-27 可知，模式生物大肠杆菌在附子干姜不同配伍层次组合药物干预下，其生长代谢活动产生的生物热活性曲线即热功率–时间曲线发生了变化，曲线下的面积代表着大肠杆菌整个生长代谢过程的总产热量 Q，从图中可以看出，随着药物剂量的增加，热功

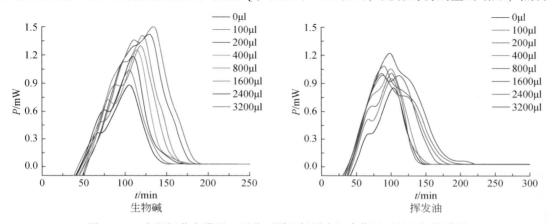

图 10-27　大肠杆菌在附子、干姜不同配伍层次组合作用下的生长热谱图

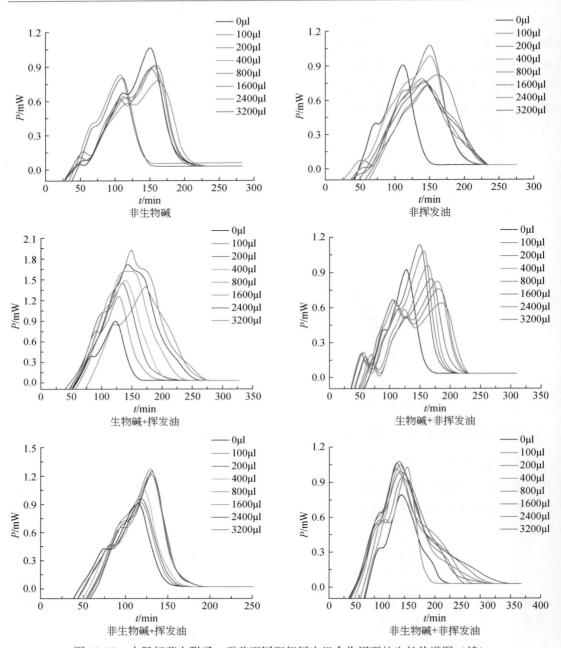

图 10-27　大肠杆菌在附子、干姜不同配伍层次组合作用下的生长热谱图（续）

率–时间曲线下的面积均有不同程度的增大，附子干姜配伍化学部位层次上，附子生物碱组、干姜挥发油组、附子生物碱+干姜非挥发油组以及附子生物碱+干姜挥发油组，大肠杆菌热谱曲线下的面积均明显的增大，即其生长代谢的产热量明显升高，附子生物碱+干姜挥发油组最为显著。

四、结　　论

不同化学部位层次的附子生物碱+干姜挥发油组对模式生物大肠杆菌的总产热量 Q 值影响最为显著，反映出附子干姜两者配伍热性增强的药性特征，此外在对比与综合实验前期结果发现，附子+干姜组及附子生物碱+干姜挥发油组在模式生物上表现出的药效作用强度一致性，能在一定程度上进一步证明附子干姜两药配伍使用的具体物质基础，即附子中的生物碱和干姜中的挥发油，是附子配伍干姜合用发挥药效作用的具体物质基础[33~38]。

第十节　左金丸及其类方寒热药性评价

一、基于微量量热法的左金丸及其类方寒热差异考察

（一）材料和仪器

1. 模式生物与培养基

大肠杆菌菌株 *E. coli* (*Escherichia coli* CMCC B44103)，金黄色葡萄球菌菌株 *S. aureus* (*Staphylococcus aureus* AB910393)，均由由中国药品生物制品检定所提供。LB 培养基：蛋白胨 10 g、酵母膏 5 g、NaCl 10 g，溶于 1000 ml 蒸馏水中，调 pH=7.2 后分装，121℃高压蒸气灭菌 30 min，-4℃冰箱中放置备用。

2. 药物与供试品制备

黄连、吴茱萸产于四川，经中国人民解放军第三〇二医院肖小河研究员鉴定确认为 *Coptis chinensis* Franch. 和 *Evod ia rutaecarpa* (Juss.) Benth.，无菌水配制药品，所有试剂均为分析纯。

类方的制备：按左金丸（黄连 6：吴茱萸 1）、甘露散（黄连 2：吴茱萸 1）、茱萸丸（黄连 1：吴茱萸 1）和反左金丸（黄连 1：吴茱萸 6）的配伍比例称取生药材 210 g，10 倍量水浸泡 1 h，煎煮 1 h，共煎 3 次，合并煎煮液，浓缩干燥得干膏，-4℃冰箱保存备用。

样品配制：溶剂为无菌水，配制成混悬液，左金丸、甘露散、茱萸丸和反左金均为相当于生药 150 mg/ml。

3. 仪器

TAM Air 微量量热仪。

（二）方法

采用微量量热仪，以安瓿法法对微量量热法研究进行方法学考察。样品测定时，每个安瓿瓶精确加入 5 ml 培养基，接种大肠杆菌，接种量为 1×10^9 个/L，加入不同量药液，加盖瓶塞，密封。将各安瓿瓶放入微量量热仪中并跟踪记录大肠杆菌生长热谱曲线，实验时系统控温于 37℃，上述均为无菌操作。

（三）结果

1. 左金丸及类方水提液对大肠杆菌生长代谢作用的影响

左金丸及类方水提液作用于大肠杆菌的热谱图及热动力学参数见图 10-28 和表 10-20。

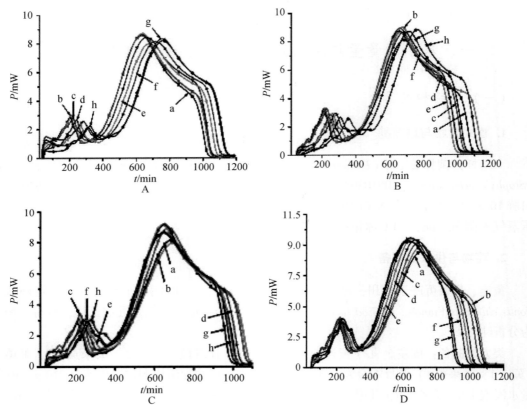

图 10-28　大肠杆菌在左金丸及类方作用下的代谢热谱图
A. 左金丸　B. 甘露散　C. 茱萸丸　D. 反左金丸
a. 空白对照；b. 0.75 mg/ml；c. 1.5 mg/ml；d. 3.0 mg/ml；e. 4.5 mg/ml；f. 6.0 mg/ml；g. 7.5 mg/ml；h. 9.0 mg/ml

由图 10-29 可以看出，左金丸及类方对大肠杆菌的活性作用随着方中黄连和吴茱萸配伍比例的不同而不同，在 0.75 ~ 9.0 mg/ml 的浓度范围内，含黄连比例较多的左金丸对大肠杆菌的生长表现出明显的抑制作用，而含吴茱萸比例较多的反左金丸抑菌作用不明显。甘露散方以黄连：吴茱萸 2：1 的比例表现出温和的抑菌作用，而茱萸丸方以黄连：吴茱萸 1：1 的比例表现出微弱的抑菌作用。即类方中随黄连比例减少，吴茱萸比例增加，抑菌效果逐渐减弱。这一结果反映在表 10-14 中类方的总体热力学参数上为，左金丸和甘露散的 k_1、k_2、P_{1m}、P_{2m} 和 Q_t 值小于茱萸丸和反左金丸的相应热力学参数值，而左金丸和甘露散的出峰时间 t_{1m}、t_{2m} 明显大于茱萸丸和反左金丸相应的参数值，表明左金丸及类方在抑菌作用强度上的极大差异。从 P 及 Q_t 的变化可见，类方水提液对大肠杆菌代谢热量输出有明显影响，其变化趋势为：反左金丸>茱萸丸>甘露散>左金丸，即类方中左金丸作用于大

表 10-14 大肠杆菌在左金丸及类方作用下的热动力学参数 (37 ℃)

药物	C/(mg/ml)	k_1/min	k_2/min	t_{1m}/min	t_{2m}/min	P_{1m}/mW	P_{2m}/mW	Q_t/J	I/%	IC_{50}/(mg/ml)
空白	0	0.077 2	0.039 9	200.7	637.0	2.773	8.505	33.68	0	
	0.75	0.062 3	0.039 9	207.3	640.7	2.896	8.569	31.03	20.1	
	1.5	0.059 2	0.038 5	220.7	635.7	2.686	8.417	30.23	26.1	
	3.0	0.055 4	0.038 0	240.7	664.0	2.548	8.389	29.96	33.3	
左金丸	4.5	0.058 6	0.037 5	262.3	687.3	2.112	8.261	29.64	41.1	7.4
	6.0	0.055 4	0.037 2	284.0	715.7	2.433	8.198	28.56	46.9	
	7.5	0.047 3	0.036 5	310.7	754.0	2.021	8.121	27.02	51.0	
	9.0	0.043 4	0.036 4	322.3	760.7	2.099	8.021	34.92	56.4	
	0.75	0.066 2	0.044 2	215.7	627.3	3.155	8.726	33.54	6.8	
	1.5	0.063 5	0.043 5	227.3	632.3	3.169	8.675	33.29	13.5	
	3.0	0.058 1	0.042 8	249.0	657.5	2.735	8.591	32.19	17.8	
甘露散	4.5	0.057 0	0.040 9	259.0	662.3	2.735	8.533	31.68	27.1	8.7
	6.0	0.054 8	0.040 9	279.0	684.0	2.804	8.513	31.25	35.1	
	7.5	0.048 7	0.038 5	305.7	714.0	2.510	8.535	30.84	43.6	
	9.0	0.042 5	0.037 4	357.3	764.0	2.386	8.556	30.64	52.2	
	0.75	0.071 3	0.039 9	212.3	697.3	3.006	8.628	33.45	−1.0	
	1.5	0.068 0	0.041 1	222.3	632.3	3.260	8.763	33.99	−6.8	
	3.0	0.065 5	0.041 4	239.0	630.7	2.909	8.794	34.17	−13.5	
茱萸丸	4.5	0.063 4	0.041 9	247.3	628.3	2.839	8.766	34.98	−20.3	
	6.0	0.062 6	0.042 1	257.3	627.7	2.965	8.825	35.11	−25.6	
	7.5	0.059 7	0.043 1	259.0	622.3	2.793	8.799	34.78	−31.8	
	9.0	0.052 5	0.044 8	277.3	619.3	2.880	8.956	34.17	−38.1	
	0.75	0.077 2	0.047 4	212.3	630.7	3.105	8.896	34.97	−19.3	
	1.5	0.072 1	0.050 4	219.0	628.3	3.098	9.053	35.44	−27.8	
	3.0	0.066 5	0.052 8	230.7	627.3	2.871	9.080	35.89	−33.8	
反左金丸	4.5	0.063 5	0.056 9	235.7	625.7	2.828	9.168	36.65	−42.6	
	6.0	0.058 1	0.058 7	235.7	622.3	3.067	9.203	37.06	−47.1	
	7.5	0.064 0	0.059 4	229.0	620.7	3.051	9.182	37.15	−48.9	
	9.0	0.061 6	0.062 6	237.3	617.3	3.011	9.226	36.95	−55.9	

肠杆菌时，机体的代谢产热量最少；而反左金丸产热量最多，这与本草文献报道左金丸、甘露散药性偏寒凉、反左金丸、茱萸丸药性偏温热一致，也与四性药理作用研究的结果相印证，即温热药一般能提高中枢神经系统的兴奋性，促进呼吸循环和代谢活动，使代谢热增加；寒凉药能降低中枢神经系统的兴奋性，减弱呼吸循环和代谢活动，使代谢热降低，这些也表明类方的寒热药性存在明显差别。

2. 左金丸及类方水提液对金黄色葡萄球菌生长代谢作用的影响

（1）左金丸及类方水提液作用于金黄色葡萄球菌的热谱图及热动力学参数：左金丸及类方水提液作用于金黄色葡萄球菌的热谱图及热动力学参数见图 10-29 和表 10-15。以图 10-29 可知，左金丸及类方对金黄色葡萄球菌的活性作用随着方中黄连和吴茱萸配伍比例的不同而不同。含黄连比例多的左金丸对金黄色葡萄球菌的生长有明显的抑制作用，而含吴茱萸比例较多的反左金丸的抑菌作用极微弱。甘露散方以黄连：吴茱萸 2：1 的比例表现出较强的抑菌作用，而茱萸丸方以黄连：吴茱萸 1：1 的比例有较弱的抑菌作用。

表 10-15 的数据显示，从总体趋势上看，k、P_m 值大小顺序为：反左金丸>茱萸丸>甘

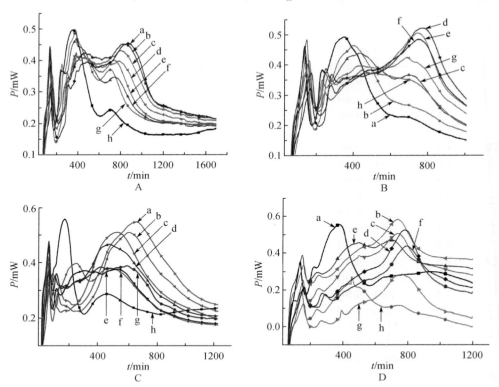

图 10-29　金黄色葡萄球菌在左金丸及类方作用下的代谢热谱图

A. 左金丸　B. 甘露散　C. 茱萸丸　D. 反左金丸

a. 0，b. 0.375 mg/ml，c. 0.75 mg/ml，d. 1.50 mg/ml，e. 2.25mg/ml，f. 3.00mg/ml，g. 3.75mg/ml，h. 4.50mg/ml

露散>左金丸，而 t_m 值大小顺序为：反左金丸<茱萸丸<甘露散<左金丸。表明左金丸及类方抑菌作用强度为：左金丸>甘露散>茱萸丸>反左金丸。左金丸和甘露散的 IC_{50} 分别为 0.68 mg/ml 和 3.00 mg/ml，而茱萸丸和反左金丸的 IC_{50} 在本实验条件下却未能求出。这一结果也表明了左金丸较强的抑菌作用和反左金丸微弱的抑菌作用。

表 10-15　金黄色葡萄球菌在左金丸及类方水溶液作用下的热动力学参数 （37℃）

药物	C/(mg/ml)	k_m/min	P_m/mW	t_m/min	Q_t/J	I/%	IC_{50}/(mg/ml)
空白对照	0	0.009 87	0.593	784.7	19.82	0	
左金丸	0.375	0.005 39	0.458	811.2	17.45	45.4	
	0.75	0.004 65	0.447	818.5	17.44	52.9	
	1.50	0.003 86	0.442	814.6	16.89	60.9	
	2.25	0.003 53	0.406	829.3	15.84	64.2	0.68
	3.00	0.003 00	0.353	834.0	14.73	69.6	
	3.75	0.002 42	0.342	833.2	13.95	75.5	
	4.50	0.002 06	0.286	837.6	13.55	79.1	
甘露散	0.375	0.005 43	0.521	808.2	18.26	45.0	
	0.75	0.005 30	0.507	810.2	18.23	46.3	
	1.50	0.005 17	0.516	807.6	18.20	47.6	
	2.25	0.005 02	0.492	812.3	18.19	49.1	3.00
	3.00	0.004 93	0.445	811.9	18.18	50.0	
	3.75	0.004 82	0.429	815.6	18.15	51.7	
	4.50	0.004 71	0.396	817.5	18.09	52.3	
茱萸丸	0.375	0.006 89	0.547	788.1	18.65	30.2	
	0.75	0.006 80	0.534	782.3	18.62	31.1	
	1.50	0.006 72	0.522	788.6	18.60	31.9	
	2.25	0.006 70	0.509	789.5	18.59	32.1	
	3.00	0.006 61	0.496	791.2	18.57	33.0	
	3.75	0.006 52	0.474	793.1	18.50	33.9	
	4.50	0.006 47	0.462	795.6	18.49	34.4	
反左金丸	0.375	0.007 48	0.589	794.6	19.15	24.2	
	0.75	0.007 44	0.570	796.2	19.10	24.6	
	1.50	0.007 40	0.561	794.8	19.05	25.0	
	2.25	0.007 33	0.547	798.8	19.02	25.7	
	3.00	0.007 25	0.521	800.2	18.94	26.5	
	3.75	0.007 18	0.513	799.5	18.90	27.3	
	4.50	0.007 10	0.501	801.2	18.88	28.1	

（2）生长速率常数 k 与药物浓度 C 的关系：以金黄色葡萄球菌指数生长期的生长速率常数 k 对左金丸及类方药液浓度 C 进行线性拟合，得到金黄色葡萄球菌在左金丸及类方不同药液浓度作用下的 k-C 曲线见图 10-30。

左金丸作用于金黄色葡萄球菌的 k-C 曲线：$k = -7.61 \times 10^{-4} C + 5.31 \times 10^{-3}$，$r = 0.983\,8$；甘露散作用于金黄色葡萄球菌的 k-C 曲线：$k = -7.68 \times 10^{-4} C + 5.44 \times 10^{-3}$，$r = 0.992\,7$；茱萸丸作用于金黄色葡萄球菌的 k-C 曲线：$k = -9.63 \times 10^{-4} C + 6.89 \times 10^{-3}$，$r = 0.988\,2$；反左

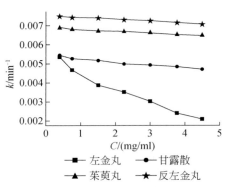

图 10-30　左金丸及类方水溶液作用于
金黄色葡萄球菌的 k-C 曲线

金丸作用于金黄色葡萄球菌的 k-C 曲线：$k = -9.82 \times 10^{-4} C + 7.52 \times 10^{-3}$，$r = 0.9967$。

（四）讨论

由左金丸及类方作用下大肠杆菌的生长热谱曲线可以看出，左金丸及类方对大肠杆菌的活性作用随着方中黄连和吴茱萸配伍比例的不同而不同，在 $0.75 \sim 9.0$ mg/ml 的浓度范围内，含黄连比例较多的左金丸对大肠杆菌的生长表现出明显的抑制作用，而含吴茱萸比例较多的反左金丸抑菌作用不明显。甘露散方以黄连：吴茱萸 2：1 的比例表现出温和的抑菌作用，而茱萸丸方以黄连：吴茱萸 1：1 的比例表现出微弱的抑菌作用。即类方中随黄连比例减少，吴茱萸比例增加，抑菌效果逐渐减弱。这一结果反映在表 10-15 中类方的总体热力学参数上为，左金丸和甘露散的 k_1、k_2、P_{1m}、P_{2m} 和 Q_t 值小于茱萸丸和反左金丸的相应热力学参数值，而左金丸和甘露散的出峰时间 t_{1m}、t_{2m} 明显大于茱萸丸和反左金丸相应的参数值，表明左金丸及类方在抑菌作用强度上的极大差异。从 P 及 Q_t 的变化可见，类方水提液对大肠杆菌代谢热量输出有明显影响，其变化趋势为：反左金丸>茱萸丸>甘露散>左金丸，即类方中左金丸作用于大肠杆菌时，机体的代谢产热量最少；而反左金丸产热量最多，这与本草文献报道左金丸、甘露散药性偏寒凉、反左金丸、茱萸丸药性偏温热一致。

金黄色葡萄球菌的生长热谱曲线（图 10-30）很好得体现了：左金丸及类方对金黄色葡萄球菌的生长代谢过程有不同程度的抑制作用，而且随着类方药液浓度的增加细菌受到的抑制作用增强。其中左金丸和甘露散的抑菌作用较强，左金丸的抑菌作用最强；茱萸丸和反左金丸对金黄色葡萄球菌生长代谢的抑制作用较弱，以反左金丸的抑菌作用最弱。这与本草文献报道左金丸性为寒凉、反左金丸性为温热一致，即寒凉药方左金丸能使细菌代谢热的输出显著减少，而温热药方反左金丸使细菌代谢热的输出增加较少。也与以往四性药理作用研究的结果相印证，即温热药能提高中枢神经系统的兴奋性，促进呼吸循环和代谢活动；寒凉药能降低中枢神经系统的兴奋性，减弱呼吸循环和代谢活动。类方的这种抑菌作用可能与药物影响细菌的 DNA 螺旋酶的活性有关。细菌的生长过程中，药物能结合到细菌的 DNA 和 ToPo 所形成的孔腔里，形成 DNA-药物-ToPo 三元复合物阻止或者促进 DNA 的复制而发挥强大的抑菌作用。本团队通过多次和反复试验表明，左金丸及类方对金黄色葡萄球菌的抑菌作用强弱为：左金丸>甘露散>茱萸丸>反左金丸。

表 10-15 的 k 值变化可以说明随着类方药液浓度的增加，细菌生长受到的抑制作用增强，从而可以定性地刻画类方抑菌作用的强弱。表 10-15 中的 $I\%$ 和 IC_{50} 值也反映了类方抑菌作用的差别。左金丸及类方的 k 值，$I\%$，IC_{50} 的综合分析说明类方的药效存在差异，

左金丸在低浓度时就表现出显著的抑菌作用，甘露散有较强的抑菌作用；反左金丸在较高浓度时表现出极微弱的抑菌作用，茱萸丸的抑菌作用也较弱，药效的强弱从一个侧面反映了药性的差异。以上结果表明了左金丸及类方药性客观差异的真实性，为中药的"寒者热之，热者寒之"临床用药原则提供了基础和依据[39~42]。

二、左金丸及其类方 HPLC 指纹图谱与生物热活性的 "谱-效" 关系研究

（一）实验部分

1. 实验仪器

Agilent 1100 高效液相色谱仪；3115 型 TAM Air Isothermal Calorimeter 微量量热仪，有关仪器结构、原理及操作详见文献 [54]。AL 204 型电子分析天平。

2. 实验材料

盐酸小檗碱，盐酸药根碱，盐酸巴马汀（纯度均大于 99.0%，中国药品生物制品检定所），吴茱萸碱，吴茱萸次碱，乙腈为色谱纯；十二烷基磺酸钠（SDS），磷酸二氢钾、甲醇。

菌株：大肠杆菌 E. coli（Escherichia coli CMCC　B44103），由中国药品生物制品检定所提供。培养基：LB 液体培养基，取 NaCl 5 g，酵母膏 5 g，蛋白胨 10 g，溶解于 1000 ml 去离子水中，调 pH 7.0 ~ 7.2 后分装。121 ℃ 高压蒸气灭菌 30 min，冷却后置-4 ℃ 冰箱中保存备用。

黄连和吴茱萸药材，均产于四川，经中国人民解放军第三〇二医院全军中药研究肖小河研究员鉴定分别为毛茛科植物黄连 Coptis chinensis Franch. 的干燥根茎和芸香科植物 Evodia rutaecarpa（Juss.）Benth. 的干燥近成熟的果实，所有试剂均为分析纯。

3. 实验方法

（1）左金丸及类方 HPLC 指纹图谱的建立：色谱柱：Kromasil ODS-^{18}C 色谱柱（250mm×4.6mm，5 μm）；柱温：30 ℃。流动相组成为：流动相 A：乙腈（1.7 g 十二烷基硫酸钠/420 ml）-水（100 ml），流动相 B：水（1.7 g 磷酸二氢钾/580 ml），线性梯度洗脱程序：0 min，28% A、7 min，24% A、32 min，24% A、40 min，30% A；流速：1ml/min；检测波长：343 nm；理论塔板数按盐酸小檗碱计算，应不低于3000。

混标溶液的配制：精密称取盐酸小檗碱、盐酸药根碱、盐酸巴马汀、吴茱萸碱和吴茱萸次碱标准对照品适量，分别置于 25 ml 量瓶中，加甲醇 25 ml 超声溶解，放冷，再称定重量，补加甲醇至刻度，摇匀，0.45 μm 微孔滤膜滤过即得各对照品溶液；然后精密量取各对照品溶液 1 ml 于 10 ml 量瓶中，混匀，即得混标溶液。

供试品溶液的配制：按照黄连与吴茱萸的 6∶1（左金丸）、2∶1（甘露散）、1∶1（茱萸丸）和 1∶6（反左金丸）的剂量配比，称取二者粗粉适量，10 倍量去离子水浸泡 1 h，回流提取 3 次（10 倍量水 1.5 h，8 倍量水 1 h，6 倍量水 0.5 h），合并提取液，浓缩，真空减压干燥分别得左金丸、甘露散、茱萸丸和反左金丸干浸膏。分别取各干浸膏适量（相当于生药量 150 mg），精密称定至 25 ml 量瓶中，加甲醇 25 ml，超声处理 45 min，放冷，再称定重量，补加甲醇至刻度，摇匀，0.45 μm 微孔滤膜滤过即得各供试品溶液。

对该 HPLC 实验条件进行方法学考察，结果表明，仪器的精密度、稳定性和方法的重现性良好，RSD 均小于 3.0 %。图谱的测定时间定为 50 min，且空白无干扰。

建立左金丸及类方的 HPLC 指纹图谱：分别取左金丸及类方供试品溶液、混标溶液 10 μL，注入高效液相色谱仪，记录 50 min 内色谱图。

（2）左金丸及类方生物热活性的测定：取左金丸及类方干膏粉，以无菌水配制成混悬液，终浓度均为 150 mg/ml（以生药计）。采用微量量热法对左金丸及类方的生物热活性进行测定。在无菌条件下，向参比池各 20 ml 安瓿瓶内分别加入 5 ml 已灭菌去离子水作为参比；反应池各安瓿瓶中精确加入 5 ml 培养基，接种大肠杆菌混悬液，接种量为 $1×10^6$ CFU/ml，然后迅速加入 100 μl 左金丸及类方样品药液，使各安瓿瓶内药液终浓度为 6.0 mg/ml，加盖瓶塞，密封，放入微量量热仪中跟踪记录大肠杆菌生长代谢的"$P–t$"曲线，控温于 37 ℃，当曲线重新返回基线时，实验结束。

（二）结果与讨论

1. HPLC 指纹图谱及相似度分析

按照上述色谱条件，记录左金丸及类方样品在 50 min 内色谱图，确定特征峰为 7 个，见图 10-31。选定色谱图中峰形较好、峰面积较高的第 7 号峰为参照峰，分别以其保留时

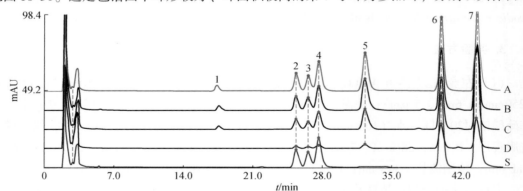

图 10-31　左金丸及类方、混标样品特征指纹图谱

A. 左金丸　B. 甘露散　C. 茱萸丸　D. 反左金丸　S. 混标

1，5. 未知峰；2. 吴茱萸碱；3. 吴茱萸次碱；4. 盐酸药根碱；6. 盐酸巴马汀；7. 盐酸小檗碱

间、峰面积值做分母，其他各峰的保留时间、峰面积值做分子，比值作为各峰的相对保留时间、相对峰面积（$n=3$，n为试验次数），见表10-16。

表 10-16 特征峰的相对保留时间和相对峰面积（$n=3$）

峰号	相对保留时间	特征峰的相对峰面积			
		左金丸	甘露散	茱萸丸	反左金丸
1	0.401	0.020	0.022	0.024	0.025
2	0.583	0.071	0.074	0.085	0.098
3	0.610	0.062	0.069	0.066	0.078
4	0.634	0.132	0.139	0.156	0.154
5	0.741	0.197	0.207	0.214	0.209
6	0.922	0.288	0.336	0.411	1.011
7	1.000	1.000	1.000	1.000	1.000

n：试验次数

将图10-31中类方指纹图谱导入国家药典委员会研发的中药色谱指纹图谱相似度评价系统A版（2004 A），采用"中位数法"计算左金丸、甘露散、茱萸丸和反左金丸样品之间的相似度，见表10-17。

表 10-17 类方样品指纹图谱之间的相似度

相似度	左金丸	甘露散	茱萸丸	反左金丸
左金丸	1.000	0.979	0.895	0.446
甘露散	0.979	1.000	0.965	0.592
茱萸丸	0.895	0.965	1.000	0.772
反左金丸	0.446	0.592	0.772	1.000

由表10-17可知，四个类方中，左金丸与甘露散、茱萸丸、反左金丸间的相似度逐渐减小，说明左金丸与其他三方的距离增大；甘露散与茱萸丸间的相似度较大，说明二者的差异较小；反左金丸与其他三方的相似度最小，说明反左金丸与其他三方的差异最大。以上结果表明，黄连和吴茱萸不同配比的左金丸及类方之间存在客观差异性。

2. 生物热活性检测结果

（1）左金丸及类方水提液对大肠杆菌生长代谢的影响：大肠杆菌在左金丸及类方水提液作用下的生长代谢曲线（P-t曲线）见图10-32。大肠杆菌的生长繁殖过程共分为四期：

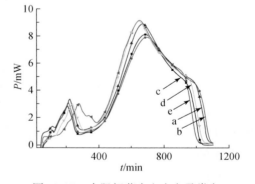

图 10-32 大肠杆菌在左金丸及类方水提液作用下的代谢热谱图
a. 空白对照；b. 左金丸；c. 甘露散；
d. 茱萸丸；e. 反左金丸

停滞期、第一指数生长期、第二指数生长期、衰亡期。而在细菌的生长过程中，"$P-t$"曲线上指数生长期内的产热功率与培养时间之间符合公式

$$P_t = P_0 \exp(kt) \text{ 或 } \ln P_t = \ln P_0 + kt \qquad ②$$

其中 P_0 和 P_t 分别指细菌指数生长期初始点和 t 时的热功率。将"$P-t$"曲线上指数生长期的 P_t，t 值代入②式中，用计算机进行线性拟合可以得到大肠杆菌的第一指数生长期生长速率常数 k_1 和第二指数生长期生长速率常数 k_2。表 10-18 列举了大肠杆菌在左金丸及类方水提液作用下的 k_1，k_2 值及最大出峰时间 t_m 和最大产热功率 P_m 值。

表 10-18　大肠杆菌在左金丸及类方水提液（6.0 mg·ml^{-1}）作用下的热动力学参数（37℃）

药物	k_1/min	k_2/min	t_{1m}/min	t_{2m}/min	P_{1m}/mW	P_{2m}/mW	Q_t/J
空白	0.0772	0.0413	200.7	637.0	2.773	8.565	33.68
左金丸	0.0554	0.0372	284.0	715.7	2.433	8.198	28.56
甘露散	0.0548	0.0409	279.0	684.0	2.804	8.513	31.25
茱萸丸	0.0626	0.0421	257.3	627.7	2.965	8.825	35.11
反左金丸	0.0581	0.0587	235.7	622.3	3.067	9.203	37.06

从图 10-32 的"$P-t$"曲线可以看出，大肠杆菌在左金丸及类方水提液作用下的生长代谢曲线都呈规律性变化，区别在于：相对于空白对照组，最高峰的峰高、出峰时间及上升段的斜率的不同。体现在表 10-18 的热动力学参数为 k_1，k_2，t_m 和 P_m 的增大或减小。大肠杆菌在茱萸丸和反左金丸水提液作用下 k_1，k_2，P_m 和 Q_t 增大，t_m 减小，表明二者促进大肠杆菌的生长。而在左金丸和甘露散水提液作用下，大肠杆菌生长代谢的 k_1，k_2，P_m 和 Q_t 减小，t_m 增大，表明大肠杆菌的生长受到抑制。由图 10-32 的热谱曲线和表 10-18 的热力学参数的数值可知，左金丸及类方对大肠杆菌的生物热活性强弱顺序为：左金丸>甘露散>茱萸丸>反左金丸。

（2）热力学参数的主成分分析：以左金丸及类方水提液的生物热活性图谱为研究对象，各热动力学参数依次用 $X_1 \sim X_7$ 表示，其中 X_1（k_1）、X_2（k_2）、X_3（t_{1m}）、X_4（t_{2m}）、X_5（P_{1m}）、X_6（P_{2m}）和 X_7（Q_t），以 WINDOWS SAS 8.0 统计分析软件进行主成分分析。

由相关矩阵的特征值（eigenvalues of the correlation matrix）可知，前两个主成分的贡献率分别为 85.00% 和 12.45%，累计贡献率为 97.45%，即前两个主成分就包含了原来 7 个指标 97.45% 的信息。

由特征向量（eigenvectors）可写出前两个主成分的关系式：

$Z_1 = 0.269\ 744X_1 + 0.749\ 027X_2 - 0.398\ 534X_3 - 0.402\ 560X_4 + 0.389\ 621X_5 + 0.806\ 067X_6$
$\qquad + 0.409\ 682X_7$

$Z_2 = 0.191\ 024X_1 - 0.541\ 449X_2 + 0.147\ 032X_3 - 0.193\ 673X_4 - 0.013\ 978X_5 - 0.645\ 619X_6$
$\qquad + 0.024\ 224X_7$

系数的绝对值越大，说明该主成分受该指标的影响也越大。因此，决定第 1 主成分

Z_1 和第 2 主成分 Z_2 大小的主要为 X_2 和 X_6，即第二指数生长期生长速率常数 k_2 和第二指数生长期的最大产热功率 P_{2m} 可较大程度地表征左金丸及类方热谱曲线的整体信息及生物热活性的强弱。

3. HPLC 指纹图谱与生物热活性的典型相关分析

选取左金丸及类方化学指纹图谱中的特征色谱峰 $A_1 \sim A_7$ 的相对峰面积值作为化学组变量，同时选取生物热活性研究中大肠杆菌的主要热动力学参数 k_2 和 P_{2m} 作为效能组变量进行典型相关分析，将数据输入 WINDOWS SAS 8.0 分析软件，结果见表 10-19。

表 10-19　色谱峰与生物热活性参数的相关系数

生物热活性指标	峰号						
	1	2	3	4	5	6	7
k_2	0.924 6	0.423 1	0.933 1	0.804 1	0.605 7	0.957 5	0.981 5
P_{2m}	−0.576 0	−0.510 2	0.810 5	−0.380 1	−0.772 3	0.774 7	−0.778 6

由表 10-19 可以看出，主要生物热动力学参数 k_2 与 1、3、4、6、7 号色谱峰的相关系数绝对值较大（R 均大于 0.800 0），即这 5 个色谱峰的相对峰面积影响大肠杆菌的生长速率常数；P_{2m} 与 3、5、6、7 号色谱峰的相关系数绝对值较大（R 均大于 0.750 0），即这 4 个色谱峰的相对峰面积影响大肠杆菌最高峰的产热功率（其中负号表示负相关，即该色谱峰面积增加时，相对应的热动力学参数值减小）。综合以上结果可得，类方水提液的生物热活性的强弱主要受指纹图谱的 3、6、7 号色谱峰的影响，即左金丸及类方生物热活性的不同效能主要由类方中吴茱萸次碱、盐酸巴马汀、盐酸小檗碱的含量决定。进一步分析表 10-19 中数据发现，1、5 号色谱峰均为未知峰，且 1 号峰与 k_2 高度相关（相关系数达 0.924 6），5 号与 k_2、P_{2m} 的相关系数的绝对值都较大，分析图 10-31 的指纹图谱可以看出，随着类方中黄连比例的增加和吴茱萸比例的减少，1、5 号色谱峰的峰高降低、峰面积减小，且样品 D（反左金丸，黄连：吴茱萸 1:6）中无 1 号色谱峰，所以推测 1、5 号色谱峰均来自黄连药材，可能为黄连碱类成分，其具体的结构和名称还需进一步的研究。

（三）结论

中医类方活性物质基础研究是中药复方走向现代化的关键性问题，而复方中化学成分复杂，研究和表征复方活性物质基础有很大的难度。本研究建立了左金丸及类方的 HPLC 指纹图谱以定性定量地表征方中主要物质的含量差异，并建立了类方作用于大肠杆菌的生物热活性曲线，获得主要生物热动力学参数，然后将二者典型相关进行"谱-效"关系研究，明确了类方指纹图谱共有峰的成分特征及与生物热活性的相关性，初步表征了左金丸及类方的生物热活性的物质基础。

　　HPLC 研究发现，黄连和吴茱萸不同配比的左金丸及类方指纹图谱概貌相似，而其相似度及方中主要生物碱的相对含量却存在较大差异，导致四方有分别主治胃热证、暑气证、寒痢证和胃寒证的药效作用，本研究对四方生物热活性的检测结果也验证了复方寒热药性不同导致其药效差异的结论。含寒性药黄连较多的左金丸和甘露散明显抑制大肠杆菌的生长代谢，使其产热功率减少，含热性药吴茱萸较多的茱萸丸和反左金丸使大肠杆菌生长代谢的产热功率增加，对大肠杆菌的抑制作用较弱。进一步分析，将 HPLC 和微量量热法相结合进行左金丸及类方的 HPLC 指纹图谱与其生物热活性的"谱–效"关系研究表明，四方中主要生物碱吴茱萸次碱、盐酸巴马汀、盐酸小檗碱的含量差异变化是其生物活性和主治病症不同的主要原因，从化学角度阐明了中药复方生物热活性及药效差异的物质基础，也为中药复方及其他研究提供了一条新途径，即将常规化学、生物学与热化学相结合进行"谱–效"关系研究以寻找其药效、功效的活性物质及物质基础，以推进我国中药现代化的发展[43~48]。

第十一节　　中药寒热药性评价研究小结

　　通过上述研究可以看出，微量量热法可以实时、在线、客观、灵敏、准确地测度能量（热）变化的方法，从而准确灵敏地刻画药性寒热的微小差异。为了凸显中药"四性"的差异，克服研究对象的背景差异，本团队重点选取来源、组成、成分、功用基本相同或相似的方药进行研究，将研究结果汇总（表 10-20），可以得出以下结论

　　（1）微量量热法可以实时、在线、快速、灵敏、直观地刻画不同寒热药性中药的生物热效应差异。

　　（2）不同品种、不同质量、不同炮制、不同配伍或不同药性的方药及其提取物作用于不同生命体系，其产生的生物热谱图以及热动力学参数值将有不同程度的改变，其中最大热输出功率（P_m）、生长速率常数（K）、热焓变化（ΔH）等参数呈现较明显而有规律的变化，并与传统中医对方药的赋性有映照关系（表 10-20）。其中 P_m，K，ΔH 等热动力学参数可作为定性、定量地刻画中药药性差异与中医方剂配伍效应的客观指标。

　　（3）一般来说，温性药物或复方能使模式生物体（如大肠杆菌、金葡萄球菌等）指数生长期的生长速率常数相对增加，传代时间缩短，P_m 增加较显著；反之，寒凉药物能使生物体指数生长期的生长速率常数相对减小，传代时间延长，P_m 增加较少。

　　（4）不同药性的方药作用于生命体系，能调控生命体系能量的代谢、转移和热变化，使机体本身呈现寒热温凉差异，从而形成新的稳定有序状态，这可能是中药药性重要的作用机制之一，也可能是"寒者热之，热者寒之"、"实者泻之，损者益之"等中医治疗法则的作用机制之一。

表 10-20 基于微量量热法的中药寒热药性差异表征

	药物	以大肠杆菌为模式生物							
		k_1	k_2	P_1	P_2	Q	T_1	T_2	I
来源相近	生晒参[1]	↓				↓			↑
	西洋参[2]	↑				↑			↑
	人参叶[2]	↓				↓			↑
	人参花[2]	↑				↑			↑
不同炮制品	黄连生品[1]	↓		↓	↓	↓	↑	↑	↑
	醋制黄连[2]		↓	↓	↓	↑	↑	↑	↑
	胆汁黄连[2]		↓	↓	↓	↓	↑	↑	↑
	盐制黄连[2]		↑	↓	↓	↑	↑	↑	↑
	黄酒制黄连[2]		↓	↓	↓	↓	↑	↑	↑
	姜制黄连[2]		↑	↑	↑	↑	↑	↑	↑
	酒制黄连[2]		↑	↑	↑	↑	↑	↑	↑
经典类方	左金丸[1]	↓		↓	↓	↓	↑	↑	↑
	甘露散[2]	↓		↓	↓	↓	↑	↑	↑
	茱黄丸[2]	↑		↑	↑	↑	↑	↑	↑
	反左金丸[2]	↑		↑	↑	↑	↑	↑	↑

	药物	以金黄色葡萄球菌为模式生物								结果一致性[3]
		k_1	k_2	P_1	P_2	Q	T_1	T_2	I	
来源相近	鹿茸[1]			↑		↑	↑	↑	↑	
	鹿角[2]			↓		↓	↓	↓	↓	
	水牛角[2]			↓		↓	↓	↓	↑	
	羚羊角[2]			↓		↓	↓	↓	↑	
不同炮制品	黄连生品[1]	↓		↓	↓	↓	↑	↑	↑	✓
	醋制黄连[2]	↓		↓	↓	↓	↑	↑	↑	✓
	胆汁黄连[2]	↓		↓	↓	↓	↑	↑	↑	✓
	盐制黄连[2]	↓		↓	↓	↓	↑	↑	↑	✓
	黄酒制黄连[2]	↓		↓	↓	↓	↑	↑	↑	✓
	姜制黄连[2]	↑		↑	↑	↑	↑	↑	↑	✓
	酒制黄连[2]	↑		↑	↑	↑	↑	↑	↑	✓
经典类方	麻黄汤[2]	↓		↓	↓	↓	↑	↑	↑	
	麻杏石甘汤[2]	↓		↓	↓	↓	↑	↑	↑	
	左金丸[1]	↓		↓	↓	↓	↑	↑	↑	✓
	甘露散[2]	↑*		↑	↑	↑	↑	↑	↑	✓
	茱黄丸[2]	↑		↑	↑	↑	↑	↑	↑	✓
	反左金丸[2]	↑		↑	↑	↑	↑	↑	↑	✓

1) 与空白模型生物相比; 2) 与首项药物相比; 3) 两种模式生物研究结果的一致性; "↑" 显著提高, "↓" 显著下降。空白处未报道。

*: 与大肠杆菌模型上的结果不同。

（5）微量量热法可以作为刻画中药药性的有效工具之一，该方法体系不仅具有实时、在线、快速、灵敏、高效、经济等特点，并且能较好地反映中医药整体观、动态观和平衡观。该方法与常规的药理毒理学和化学指纹图谱关联互动分析，还将有助于多快好省地筛选方药的药性/药效物质基础。

综上，微量量热法可以实时、在线、快速、灵敏、直观地表征或评价不同寒热药性中药生物热效应差异的客观性，特别适合于那些寒热药性差异较小、一般方法难以表征的方药研究。通过选择适宜的生物模型，可进一步提高研究结果与中药原有药性的吻合度，并可从组织和细胞代谢水平阐释中药寒热药性的科学内涵。该方法可作为评价中药寒热药性差异的客观辅助方法之一。

第十二节　微量量热法与冷热板示差法的比较分析

本节分别采用冷热板示差法和微量量热法，对十余种方药的寒热药性差异进行了定性定量研究，均取得了一些有意义的实验结果。本章将两种方法进行对比分析，以期更好地认识和考量两种方法的特点和研究结论。

一、两种实验方法研究结果的对比分析

上述中药寒热药性研究中，冷热板示差法的应用多采用动物温度趋向性变化与相关酶活力及耗氧量等能量变化相互印证的研究方式，生物热动力学法的应用多采用综合关键技术参数关联分析的研究方式。本章针对相同的研究对象，将两种方法的研究结果进行对比分析如下所述。

1. 黄连及其炮制品寒热药性差异不同表征方法的结果对比

周灿平等研究发现当体虚、体盛组小鼠给予黄连及其炮制品干预后，动物对温度的趋向性变化表现出一定的规律性：①与体虚组比，体虚+生黄连组和体虚+胆黄连组小鼠在高温区停留比例在多个时间点均显著提高（$P<0.05$），反映出生黄连和胆黄连的"寒性"特征；而体虚+姜黄连组在第 1~3 天与体虚组差异不明显，仅在第 4 天高于体虚组，在第 5~6 天反而低于体虚组，与同天次体虚+生黄连组差异显著（$P<0.05$），提示经姜炮制后，黄连的寒性明显降低；生黄连与两个炮制品的寒性表现差异明显，顺序为：胆黄连>生黄连>姜黄连；②与体盛组比较，体盛+生黄连组、体盛+姜黄连组和体盛+胆黄连组高温趋向性在多个时间点均显著增加（$P<0.05$），生黄连在第 2、4 天表现的寒性较强，胆黄连在第 3、5 天表现的寒性较强，姜黄连在第 4 天表现的寒性较强，三者的大致顺序

为：胆黄连≈生黄连>姜黄连。

周韶华等通过生物热动力学法研究发现黄连不同炮制品对幽门螺杆菌、金黄色葡萄球菌、痢疾杆菌、大肠杆菌等细菌的半数抑制浓度 IC_{50} 组间差异具显著性意义，抑制作用顺序均为胆汁制黄连>生黄连>姜制黄连，热焓大小顺序为姜制黄连>生黄连>胆汁制黄连。

2. 人参类不同品种及部位寒热药性差异不同表征方法的结果对比

张学儒等研究发现同一体质（体虚或体盛）模型小鼠灌服红参或西洋参以后对高温的趋向性表现出一定的差异，红参可下调而西洋参则上调体虚和体盛模型小鼠对高温的趋向性（$P<0.05$）。红参和西洋参干预不同体质（体虚与体盛）模型小鼠在冷热板上的温度趋向行为呈显著相反的作用（$P<0.05$）：红参可下调体虚小鼠的高温趋向性，体现出红参性温热的特点，西洋参可上调体盛小鼠的高温趋向性，体现出西洋参性寒凉的特点。而生晒参虽可下调体虚小鼠高温趋向性，参花可上调体虚小鼠的高温趋向性，但均没有统计学意义（$P>0.05$）。

余惠旻等通过生物热动力学法研究发现对大肠杆菌的最小抑菌浓度：生晒参为 0.097 0g/ml、参叶为 0.114g/ml、西洋参为 0.404 9g/ml、参花为 0.500g/ml；半抑制率浓度：生晒参为 0.045g/ml、参叶为 0.046g/ml、西洋参为 0.210g/ml、参花为 0.275g/ml。说明四个药对大肠杆菌的生长抑制作用顺序为生晒参>参叶>西洋参>参花。

3. 麻黄汤及麻杏石甘汤寒热药性差异不同表征方法的结果对比

贾雷等研究发现，正常小鼠给予麻黄汤及麻杏石甘汤后，在高温区停留比例均明显降低（$P<0.05$），表现为趋寒性；且与麻黄汤组小鼠相比，麻杏石甘汤组小鼠在高温区停留比例显著增加（$P<0.05$），表现为趋热性。

张学儒等研究发现，同一体质（体虚或体盛）模型小鼠灌服麻黄汤和麻杏石甘汤后，对高温的趋向性变化表现出一定的差异。①与体虚模型组比较，体虚+麻黄汤组小鼠给药3天后，对低温的趋向性逐渐增强（$P<0.05$）；而体虚+麻杏石甘汤组小鼠从给药第4天开始对高温的趋向性显著增加（$P<0.05$）；②与体盛模型组比较，体虚+麻黄汤、体虚+麻杏石甘汤均使小鼠对高温的趋向性下降（$P<0.05$），不同的是从第四天开始，麻杏石甘汤使体盛小鼠对低温的趋向性更为明显。表明麻黄汤与麻杏石甘汤寒热药性差异客观存在。

樊冬丽等研究发现，麻黄汤与麻杏石甘汤均能不同程度地抑制金黄色葡萄球菌的生长，且随浓度增加抑菌作用增强。其中，与麻杏石甘汤相比，麻黄汤的抑制作用相对较弱，金黄色葡萄球菌指数生长期生长速率常数降幅小，传代时间延长少，最大产热功率较大，热输出相对较高。

4. 左金丸与反左金丸寒热药性差异不同表征方法的结果对比

任永申等研究发现，与体虚模型组比较，给予左金丸干预的体虚模型小鼠在高温区停留比例显著提高（$P<0.01$），表现出药物的"寒性"。与体虚模型组比较，给予反左金丸组动物仅在前 3 天表现为趋热性增强，在给药后 4 天反而表现为在冷板停留比例增加，且与体虚模型组有显著差异（$P<0.05$）；与体盛模型组动物比较，给药干预动物在高温板区停留比例显著提高（$P<0.01$）：左金丸>反左金丸。

　　孔维军等研究发现，通过生物热动力学研究发现，左金丸与反左金丸对大肠杆菌、金黄色葡萄球菌的生长代谢过程有不同程度的抑制作用。在 0.75~9.0mg/ml 的浓度范围内，含黄连比例较多的左金丸对大肠杆菌的生长表现出明显的抑制作用，而含吴茱萸比例较多的反左金丸抑菌作用不明显，P 及 Q_t 的变化也显示机体的代谢产热量：左金丸<反左金丸。对于金黄色葡萄球菌生长代谢过程的抑制作用，同样显示左金丸的抑制作用明显强于反左金丸。

二、两种实验方法的优势及不足

　　通过上面对比可以看出，冷热板示差法与生物热动力学法均可以表征出不同方药寒热药性的差异。两种实验方法都具有实时、在线、客观、无扰，定性、定量，高效、经济、普适性好的特点，为药性研究提供了有益的研究手段。

　　不同的是，二者在药性差异的表征角度上存在一定差异，冷热板示差法侧重于从整体动物水平，通过动物的温度趋向变化表征中药寒热药性的差异，而微量量热法侧重于从细胞、微生物水平，通过生物体系代谢过程的抑制程度间接刻画中药寒热药性的差异，并可用于探讨可能的生物机制。两种方法从不同的侧面说明的是一个问题，在研究结果上起到了相辅相成，相互补充的作用。

　　至于研究结果中不能完全吻合的情况，既可能与传统寒热药性的认知准确度有关，也可能与方法及其仪器的精确度有关，都有待于今后进一步深入研究探索。

参 考 文 献

[1] 肖培根，肖小河. 21 世纪与中药现代化. 中国中药杂志，2000，25（2）：67~70

[2] Tan A M, Xu B, Hang S Q, et al. Thermochemical study on the growth metabolism of human promyelocytic leukemia HL-60 cells inhibited by water-soluble metalloporphyrins. Thermochimica Acta, 1999, 333: 99~102

[3] Wadso I. Microcalorimetric technique for characterization of living cellular systems. Will there be any important practical application? Thermochimca Acta, 1995, 269~270: 337~350

[4] 高晓山. 中药药性论. 北京：人民卫生出版社，1992

[5] Xie C L, Tang H, Song Z, et al. Microcalorimetric study of bacterial growth. Thermochimca Acta, 1988, 123: 33~36

[6] 冯英，刘义，屈松生，等. D-氨基葡萄糖 Schiff 碱及金属配合物的抗菌活性. 物理化学学报，1996，12（8）：756~759

［7］　赵学敏．本草纲目拾遗·卷三·参叶．北京：中国中医药出版社，1998

［8］　高学敏．中药学．北京：人民卫生出版社，2000

［9］　叶定江．中药炮制学．北京：人民卫生出版社，2000

［10］　Liu Y，Liang H G，Qu S S，et al. Kinetics of the action of Na_2SeO_3 on bacillus subtilis growth as studied by microcalorimetry. Chin J Chem，2002，20：117

［11］　Zhao R M，Liu Y，Qu S S，et al. Microcalorimetric study of the action of Ce（Ⅲ）Ions on the Growth of E. coli. Biol Trace Elem Res，2002，86：167

［12］　沈雪松，刘义．微生物代谢的热化学研究．武汉大学学报·自然科学版，2000，46（4）：429～432

［13］　余惠旻，肖小河，刘塔斯，等．中药四性的生物热动力学研究（Ⅱ）参叶和参花药性的微量量热学比较．中草药，2001，32（10）：910～913

［14］　余惠旻，肖小河，刘塔斯，等．中药四性的生物热动力学研究Ⅰ．生晒参和红参药性的微量量热学比较．中国中药杂志，2002，27（5）：393～396

［15］　周传佩，刘义，沈雪松，等．热分析技术在药物研究中的应用．分析科学学报，2001，17（5），430

［16］　孔维军，赵艳玲，山丽梅，等．左金丸及类方 HPLC 指纹图谱与生物热活性的"谱-效"关系研究．化学学报，2008，66（22）：2533～2538

［17］　Kong，WJ，Zhao Y L，Shan L M，et al. Investigation of the effect of four organic acids in Radix Isatidis on E. coli growth by microcalorimetry. Chinese Journal of Chemistry，2008，26（1）113～115

［18］　万德光，彭成．四川道地中药材志．成都：四川出版集团，2005：505

［19］　鄢丹，肖小河，金城，等，微量量热法研究黄连中小檗碱类生物碱对金黄色葡萄球菌生长代谢的影响．中国科学 B，2008，38（6）：487～491

［20］　Wadsö I. Isothermal micorcalorimetry in applied biology. Thermochimica. Acta. 2002，394，305

［21］　吴剑峰，吴智男．高效液相色谱法分析黄连炮制品中盐酸小檗碱的含量变化．中成药，1999，21（8），408

［22］　廖庆文，樊冬丽，肖小河，等．不同黄连炮制品 HPLC 指纹图谱研究．中国中药杂志，2007，32（3）：210～214

［23］　沈雪松，刘义，周传佩，等．氟喹诺酮类药物对大肠杆菌抑制作用量效关系的热化学研究．2000，58（11）：1463～1466

［24］　Fan DL，Xiao XH，Ma XJ. Calorimetric study of the effect of protoberberine alkaloids in Coptis chinensis Franch on Staphylococcus aureus growth. Thermochimica Acta，2008，480（1～2）：49～52

［25］　Lu HM，Liang YZ，Wu XJ，et al. Tentative fingerprint-efficacy study of Houttuynia cordata injection in quality control of traditional Chinese medicine. Chem Pharm Bull，2006：54，725～730

［26］　Kong W J，Zhao Y L，Xiao X H，et al. Spectrum － effect relationships between ultra performance liquid chromatography fingerprints and anti－bacterial activities of Rhizoma coptidis. Analytica Chimica Acta，2009，634：279～285

［27］　李美菊，陈向东，刘国生，等．aprE 基因表达的分子生物学和微量热法分析．化学学报，2005，63：1646～1650

［28］　胡良平．Windows SAS 6. 12&8. 0 实用统计分析教程．北京：军事医学科学出版社，2001，256

［29］刘鹏，刘义，陈酉贵，等．等温微量热法在生命科学研究中的应用．化学通报，2002，66
（10）：684

［30］徐姗，陈长勋，高建平．干姜与附子配伍减毒的物质基础探讨．时珍国医国药，2006，17（4）：
518～520

［31］Monti M. Application of microcalorimetry to the study of living cells in the medical field. Thermochim Acta，
1990，172（5）：52～60

［32］ZY Sun，YL Zhao，TT Liu，et al. Spectrum – effect relationships between UPLC fingerprints and
bioactivities of five *Aconitum* L. plants. Thermochimica Acta，2013，558：61～66

［33］ZY Sun，YL Zhao，JB Wang，et al. Study on Hot Property of *Aconiti Lateralis Radix Praeparata* and its
Compatibility with *Zingiberis Rhizoma*. Chinese Herbal Medicines，2012，4（4）：294～300

［34］国家药典委员会．中国药典·一部．北京：中国医药科学技术出版社，2010

［35］张永鑫，李俊松，陈丽华，等．高效液相色谱法同时测定姜及其不同炮制品中5种姜辣素的含量．
中国药学杂志，2012，47（6）：471～472

［36］刘仁慧，王秀娟，许利平，等．药性动静理论探析．中国民族民间医药，2008，2：61～62

［37］余惠昊，周红祖，肖小河，等．中药四性的研究进展与展望．中国中医基础医学杂志，2001，7
（8）：61～64

［38］Zhao Y，Wang J，Sun X，et al. Microcalorimetry coupled with chemometric techniques for toxicity
evaluation of Radix Aconiti Lateralis Preparata（Fuzi）and its processed products on *Escherichia coli*. Appl
Microbiol Biotechnol，2014，98（1）：437～444

［39］Zhao RM，LiuY，Xie ZX，et al. A microcalorimetric method for studying the biological effects of La^{3+} on
Escherichia coli. J Biochem. Biophys. Methods，2000，46：1～9

［40］梁毅，屈松生．热动力学研究的新进展．化学通报，1998，3：13～18

［41］鄢丹，魏丽，肖小河，等．微量量热法研究黄连中小檗碱类成分对肠道特征菌群生长代谢的影响．
科学通报，2008，53（24）：3075～3079

［42］Sun XJ，Liu TT，Zhao YL，et al. Toxicity of Five Herbs in Aconitum L. on Tetrahymena thermophila
Based on Spectrum–effect Relationship. Chinese Herbal Medicines，2014，6（1）：29～35

［43］Zheng QF，Zhao YL，Wang JB，Spectrum – effect relationships between UPLC fingerprints and
bioactivities of crude secondary roots of Aconitum carmichaelii Debeaux（Fuzi）and its three processed
products on mitochondrial growth coupled with canonical correlation analysis. Journal of Ethnopharmacology，
2014，153：615～623

［44］Sun ZY，Zhao YL，Wang JB，et al. Research on Fuzi based on animal thermotropism behavior to discover
if it has fewer "hot" characteristics without Ganjiang. Journal of Traditional Chinese Medicine，2012，32
（2）：208～214

［45］肖小河，郭玉明，王伽伯，等．基于传统功效的中药寒热药性研究策论．世界科学技术–中医药现
代化，2013，15（1）：9～15

［46］周韶华，潘五九，肖小河，等．中药四性的生物热动力学研究——黄连不同炮制品药性的微量热
学比较．中草药，2004，35（11）：1230～1232

［47］黄旭军，李强国，刘汉胜，等．微量热法研究不同产地的大黄对大肠杆菌生长代谢的影响．湘南

学院学报（医学版），2006，8（4）：14～16

[48]　Mitsuhashi　S. Comparative　antibacterial　activity　of　new　quinolone——carboxylic　acid　derivatives.
　　　　Rev. Infect. Dis.，1988，10：27～30

第四篇

基于循证医学证据的中药寒热药性评价

中药药性理论是在中医药临床实践基础上的高度概括和哲学思辨，是指导中医临床实践的基本理论之一。而中医的临床实践大多以经验医学模式为主，尚缺乏现代科学证据基础。循证医学（evidence-based medicine，EBM）是系统地筛查、评价和使用证据，从而指导临床医疗决策的方法学，既重视个人临床经验，又强调采用现有的、最好的研究证据[1]。借助循证医学的思路和方法，建立包括回顾性分析和前瞻性试验在内的寒热药性临床循证医学研究方法，从临床角度考察中医证候的客观性、中药药性的客观性以及相关中医治则治法的科学内涵，有助于对中医临床疗效和中药药性做出更为严谨而客观的评价。

慢性乙型病毒性肝炎（以下简称慢性乙肝）是威胁我国人民健康的头号顽疾之一。多年的临床医学实践显示，中医药在治疗慢性乙肝中具有独特的作用和优势。在抗病毒治疗的同时，根据慢性乙肝患者的病证特点进行"辨证论治"，是中医区别于西医的突出特点。其中，寒热辨证为中医的主要辨证，寒热药性为中药的主要药性，"寒者热之，热者寒之"是中医主要治则。然而，所谓疾病之"寒热证候"以及治疗中药的"寒热药性"，其客观本质和科学内涵是什么？疾病和药物的寒热属性在临床上如何区分？用哪些指标加以客观描述？"寒者热之，热者寒之"是否具有科学依据？这些问题至今没有得到明确地解决。

课题组所在单位——中国人民解放军第三〇二医院为我国肝炎、肝硬化和肝癌诊断、治疗与研究的重要基地，特别是在中医药及中西医结合治疗肝病方面具有丰富的病种病例资源、临床经验和科研工作基础。为此，课题组结合我院临床的特点和优势，以慢性乙肝为研究载体，借助循证医学的思路和方法，探索建立慢性乙肝的中医寒热辨证分型，总结归纳治疗中药的寒热属性特点，运用数理统计学方法分析用药前后患者中医症状和生化指标的变化规律，总结寒热方药的共性内涵。

本研究主要有三个目的：一是探索药性的临床研究方法，二是筛选药性评价指标；三是探索药性的表达特征，以期为从临床角度评价中药药性提供可供参考的研究思路和范例。

第十一章　中药寒热药性循证医学研究
——以肝炎为例

第一节　寒热药性循证医学研究思路和方法

一、基　本　思　想

中药药性理论是临床实践的不断总结，临床实践是其不断发展和完善的动力。因此，中药药性理论研究要紧密结合临床实践，在临床实践中检验实验研究结果的客观性、可靠性和应用价值，使实验研究结果真正能够指导临床服务。然而，药性临床研究又不等同于一般的药物临床研究。一般的药物临床研究主要目的是评价供试药物针对某一具体病证的有效性和安全性，以及与其他药物或治疗方案的优劣。而药性临床研究并非是局限于某一药物和病证，而是为了反映和体现其"共性"规律。

药性既不是某一个药物所具有的性质，也不是治疗某一种疾病的疗效表现。药性是中药性味功能的高度概括。中医理论对某一药性赋性的认识实际上对应着广泛而复杂的生物功能网络。根据临床疾病的辨证特点，选择某种药性的药物治疗，从而获得较好的临床疗效，是中医辨证论治、也即药性指导临床用药的基本原理。换句话说，中药药性理论指导临床实践的实质，即是建立起"药性"→"病证"的最佳对应关系，从而获得最优的治疗收益，正如"寒者热之，热者寒之"。

根据上述认识，本团队可以把药性通过一个简单的关系式表达（图 11-1），即药性是：某一药物集合作用于某一疾病集合表现出某一临床作用集合的性质，这一性质体现出某一药物集合对应于某一疾病集合（可理解为中医的证候）可获得最佳临床收益，如"寒性药"作用于"热证"，可得到较好的疗效。这里的"药性"是某一类药物所具有的某种相类似的属性或作用趋势；"病证"是指具有某种相类似的属性或特点的某一类疾病。

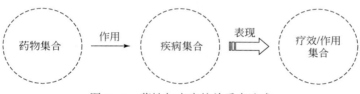

图 11-1　药性与疾病的关系表达式

二、基于回顾性病例的药性循证医学分析

由于临床回顾病例资料获取相对容易，因此回顾性研究是发现药性与各种临床指标信息的相关关系、构建药性认知模式的优先和重要手段。但临床回顾病例资料往往存在不同程度的数据缺失、资料可比性不高的问题；此外，由于临床指标间通常存在很强的相关性，一些简单的单变量统计方法难以准确、全面地理解和概括药性的内涵。

为此，课题组尝试建立了一套病例资料回顾性研究的数据挖掘方法：即通过联合应用 χ^2 检验、配对 t 检验、成组 t 检验、多元 Logistic 回归分析、典型相关分析（canonical correlation analysis）等方法，考察药性与中医症状、药性与西医生理生化指标以及中医症状与西医生理生化指标的相关性；根据指标变量间的内在相关性，通过多元统计学方法，如因子分析（factor analysis）、路径分析（path analysis）等，从中医症状以及生理生化指标中抽提、归纳、构建出可能与药性有关的少数不可直接检测的隐变量（latent factor），推断与药性可能的相关关系，进而透过表面诊断信息理解和解释药性的内在本质，并筛选出药性的评价指标。

药性临床回顾性研究的基本思路和流程见图 11-2。

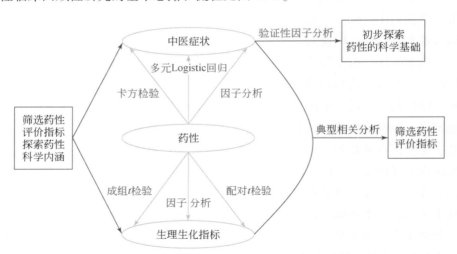

图 11-2　药性临床回顾性研究的基本思路和流程图

中药药性的临床回顾性研究是以有中医诊断和完整中药治疗的某种特定疾病的病例资料为研究对象，以中医寒热辨证为基础，遵循"寒者热之，热者寒之"的治疗法则，对治疗中药（或方剂）进行寒、热药性分类，通过考察不同药性中药（或方剂）对证候干预效果的差异性，发现中药寒热药性表达的差异性，从而为揭示中药寒热药性的科学内涵、建立寒热药性的客观评价指标和标准提供科学支持。

三、基于前瞻性试验的药性循证医学研究

药性的临床前瞻性研究是确证药性理论"假设"，形成可指导临床实践规则的"终极武器"。药性临床研究应遵循临床研究"随机、对照、双盲"的一般要求。然而，药性临床研究又不等同于一般的药物临床研究。一般的药物临床研究主要目的是评价供试药物针对某一具体病证的有效性和安全性，以及与其他药物或治疗方案的优劣。而药性临床研究并非是局限于某一药物和病证，而是为了反映和体现其"共性"规律。并且，药性的评价指标也不同于一般的疗效评价，更着重于具体疗效以外的"共性"指标。这些都是设计药性临床前瞻性试验应着重考虑的注意点。

临床前瞻性研究中，除考察一般药理药效指标，还应对神经系统、免疫系统、基础代谢、能量代谢、药物代谢、生物氧化等反映机体基础生命状态的指标进行考察。对于中西医结合治疗的患者还要注意排除西药的干扰作用，如通过增设西医基础治疗组，扣除西药治疗对中药药性的影响。此外，还应考虑不同人群（如健康人与患者）对中药药性响应的差异性，通过对比分析全面理解药性的内涵。

具体的研究方式，根据文献研究、回顾性研究以及前期动物实验研究的结论，设计临床前瞻性研究方案，以某种特定疾病的较典型中医证候患者为研究对象，进行随机对照临床研究，观察不同药性中药（或方剂）对证候的干预效果，寻找药性表达的基本规律，探讨药性的临床意义。

第二节　慢性乙肝患者的中医寒热辨证分型

本研究以慢性乙肝为研究载体，采用回顾性病例分析方法，开展中药寒热药性研究，旨在为揭示中药寒热药性的科学内涵、建立寒热药性的客观评价指标和标准提供科学支持。

本研究以中医寒热辨证为基础，遵循"寒者热之，热者寒之"的治疗法则，筛选有中医诊断和完整中药治疗的慢性乙肝病例，对治疗方药进行寒、热药性分类，通过考察中医症状和实验室检查指标的变化规律，验证中药寒热药性表达存在差异性；通过分析寒、热方药对中医症状分类（证候）的改善情况，验证中医治疗法则"寒者热之，热者寒之"的客观真实性；通过挖掘多元变量的内在相关性，寻找中药寒热药性的评价指标。

寒热辨证是中医主要辨证，然而寒热的本质是什么？中医寒热证候在具体的疾病上如何理解与描述？疾病的寒热辨证与中医症状表现有何内在联系？本研究通过分析我院近年来符合纳入标准的慢性乙肝患者病例资料，运用探索性因子分析（exploring factor analysis，EFA）和验证性因子分析（confirmatory factor analysis，CFA）方法，尝试建立慢性乙肝寒热辨证的中医症状分类模型，以期为理解与描述中医寒热辨证规律提供参考，探讨中医寒热证候与中医症状的对应关系。

一、资料与方法

1. 资料来源

以中国人民解放军第三○二医院 2002 年 10 月至 2008 年 10 月收治的慢性乙肝住院患者的病例资料为研究对象，筛选有中医诊断和完整中药治疗的（治疗时间为 1 个月）慢性乙肝患者住院病历 500 例。

（1）纳入标准：①符合慢性乙型肝炎的诊断标准；②有中医诊断，有典型"寒"、"热"证候诊断，可兼有"湿"证；③有完整的中药治疗记录（治疗时间为 1 个月）；④单味中药、中成药或复方寒热属性为"寒"（寒和凉统称寒）、"热"（热和温统称热）；⑤年龄 18~65 岁；⑥性别不限。

（2）排除病例标准：①原发性和/或继发性心脑血管、肺、肾、内分泌、神经和血液系统疾病者；②合并心、肺、脑、肝、肾和造血系统等严重疾病者；③妊娠、哺乳期妇女；④酗酒、药物滥用者和依赖者；⑤年龄不符者。

（3）诊断标准：慢性乙肝的诊断标准参照中华医学会传染病与寄生虫病学分会、肝病分会联合修订的《病毒性肝炎诊断标准》[2]。中医诊断标准参考《中医诊断学》（全国高等中医院校统编教材，第六版）及《中药新药临床研究指导原则》（郑筱萸主编，中国医药科学技术出版社，2002 年）。寒证主症：①畏恶寒/喜温暖/四肢发冷；②喜蜷卧；③口淡不渴；④大便稀薄/小便清长；⑤舌淡苔白润滑；⑥脉迟或紧。以上 6 项中有①②两项或①~⑥中任意 3 项可诊断寒证。热证主症：①身热/恶热；②口渴/口苦/口臭；③大便干结/小便黄（赤）；④心烦/烦躁不宁；⑤舌红或苔黄；⑥脉数。以上 5 项中有①~③任意 2 项或①~⑥中任意 3 项可诊断热证。中医病名为胁痛、黄疸、积聚；中医证候为湿热内蕴、湿邪困脾、肝郁气滞、肝郁血瘀、肝郁脾虚、脾肾阳虚、肝肾阴虚证。

（4）疗效评价标准：参照《临床疾病诊断依据治愈好转标准》（第二版）（孙传兴主编，人民军医出版社，2002 年），中医证候及主要症状疗效评价标准参照《中药新药临床研究指导原则》（郑筱萸主编，中国医药科学技术出版社，2002 年）。

2. 收集资料类型

包括乏力、食欲不振、口干口苦、胁痛、皮肤黄染、目黄、尿黄、急躁易怒、善太息、情志抑郁、肝区不适、面色萎黄、面色苍白或㿠白、面色晦暗、目赤、形体消瘦、身热、潮热、畏寒肢冷、失眠多梦、自汗、盗汗、头重、耳鸣、两目干涩、头晕目眩、健忘、口淡不渴、口黏腻/口秽、呃逆、胃脘灼热、厌食油腻、嘈杂、吞酸、胃部满闷、恶心呕吐、腹部胀满、腹痛、肠鸣矢气、便溏、便下不爽、大便干结、腰部发冷、尿频而清、肢体困重、皮肤瘙痒、手足心热、手足发冷、关节疼痛、腰膝酸软、舌质、舌苔、脉象等。

3. 研究方法

根据回顾性分析方法，设计病例调查表，并建立《慢性乙型肝炎中药寒热药性临床研究》数据库。数据库系统基于 J2EE，采用 MVC 三层体系架构构建。该数据库包括数据录入、检索、编辑、汇总、比对及核查等功能。将所选病例根据药性分类划分为寒性方药、热性方药、平性方药和未知四组。中成药或复方的寒热属性评定标准参照陈国定[3]详析药性配伍临床应用规律。

（1）同性药配伍，方剂性质与药性相同：①温热药+温热药→方剂性质为温热；②寒凉药+寒凉药→方剂性质为寒凉；③平性药+平性药→方剂性质为平性。

（2）异性药配伍情况如下：①寒凉药（少）+温热药（多）→方剂性质为温热；②寒凉药（多）+温热药（少）→方剂性质为寒凉；③寒凉药（等量）+温热药（等量）→方剂性质为平性；④平性药+寒凉药→方剂性质为寒凉；⑤平性药+温热药→方剂性质为温热；⑥平性药+寒凉药（少）+温热药（多）→方剂性质为温热；⑦平性药+寒凉药（多）+温热药（少）→方剂性质为寒凉。以上药性配伍中"多"或"少"，主要指同性药物种数的多少及同性药物的总剂量。单味中药、中成药和复方的寒热属性为"温"或"热"统一用"热"表示，"凉"或"寒"统一用"寒"表示。平性方药和未知寒热属性方药不在本研究范围之内。按照治疗方药、给药时间、给药剂量、中医辨证、中医症状对全部病例资料数据进行汇总，去除不完整数据，筛选出 337 份病例资料。

4. 质控指标和措施

（1）采用统一诊断标准，初步制订病例调查表，进行预实验，然后经专家讨论修订后制订正式病例调查表。

（2）整个调研过程严格执行质量控制，调查前对病例调查员进行临床流行病学调查方法的培训，由上级医师对调查资料进行复核，数据录入采用两人双机独立录入，并对数据进行核对及逻辑核查，保证数据无误后锁定数据库。

5. 统计学方法

所有指标采用有/无二分法标记。用描述性统计方法统计各证候出现的频次和几率。采用因子分析 [包括探索性因子分析（EFA）及验证性因子分析（CFA）] 构建中医症状分类模型，通过连续校正卡方检验（$CAj. \chi^2$）进行疗效验证。$CAj. \chi^2$、EFA 采用 SPSS17.0 软件，CFA 用 SAS8.0 软件进行分析。

二、结　　果

1. 基于中医症状与药性关联分析的慢性乙肝的寒热辨证初步研究

采用 $CAj. \chi^2$ 对中医症状指标的改善率分别进行疗效验证，发现寒性方药用药前后比较在 0.05 水平上有显著统计学意义的中医症状共 28 项（表 11-1），热性方药用药前后比较在 0.05 水平上有显著统计学意义的中医症状共 13 项（表 11-2）。

表 11-1 寒性方药治疗前后比较有显著统计学意义的中医症状

编号	中医症状	改善率/%	CAj.χ²	P	编号	中医症状	改善率	CAj.χ²	P
1	乏力	(189/214) 88.32	281.256 4	<0.0001	15	失眠多梦	(15/17) 88.24	10.719 9	0.001 1
2	食欲不振	(155/173) 89.60	199.937 5	<0.000 1	16	头晕目眩	(15/15) 100.00	13.467 5	0.000 2
3	口干口苦	(73/85) 85.88	66.180 4	<0.0001	17	两目干涩	(11/16) 68.75	4.968 9	0.025 8
4	胁痛	(70/80) 81.40	58.519 8	<0.000 1	18	呃逆	(8/8) 100.00	6.223 8	0.012 6
5	皮肤黄染	(74/116) 63.79	49.129 6	<0.000 1	19	恶心呕吐	(55/58) 94.83	54.385 7	<0.000 1
6	目黄	(79/125) 63.20	53.849 2	<0.000 1	20	厌食油腻	(44/53) 83.02	34.005 8	<0.000 1
7	尿黄	(125/164) 76.22	126.826 9	<0.000 1	21	胃部满闷	(24/29) 82.76	16.684 4	<0.000 1
8	急躁易怒	(24/26) 92.31	20.004 2	<0.000 1	22	腹部胀满	(102/115) 88.70	106.825 6	<0.000 1
9	善太息	(26/28) 92.86	22.151 9	<0.000 1	23	腹痛	(20/24) 83.33	13.651 3	0.000 2
10	情志抑郁	(43/48) 89.58	37.194 3	<0.000 1	24	便溏	(27/30) 90.00	21.920 1	<0.000 1
11	肝区不适	(70/86) 81.40	58.519 8	<0.000 1	25	大便干结	(56/60) 93.33	51.906 9	<0.000 1
12	面色萎黄	(15/28) 53.57	5.203 8	0.022 5	26	肢体困重	(16/21) 76.20	9.124 6	0.002 5
13	面色晦暗	(99/176) 56.25	76.223 4	<0.000 1	27	手足心热	(9/13) 69.23	3.896 1	0.048 4
14	身热	(14/18) 77.78	9.315 7	0.002 3	28	皮肤瘙痒	(37/43) 86.05	29.297 3	<0.000 1

表 11-2 热性方药治疗前后比较有显著统计学意义的中医症状

编号	中医症状	改善率/%	CAj.χ²	P	编号	中医症状	改善率	CAj.χ²	P
1	乏力	(57/57) 100.00	101.823 5	<0.000 1	8	胃部满闷	(12/13) 92.31	9.742 9	0.0018
2	食欲不振	(34/35) 97.14	42.625 0	<0.000 1	9	腹部胀满	(29/31) 93.55	29.541 2	<0.000 1
3	胁痛	(21/24) 87.50	18.938 5	<0.000 1	10	腹痛	(0/7) 0.00	5.450 5	0.019 6
4	情志抑郁	(14/14) 100.00	13.607 8	0.000 2	11	便溏	(6/6) 100.00	4.378 5	0.036 4
5	肝区不适	(20/25) 80.00	15.873 8	<0.000 1	12	肢体困重	(11/12) 91.67	8.593 2	0.003 4
6	面色晦暗	(22/44) 59.09	20.161 3	<0.000 1	13	手足发冷	(9/10) 90.00	5.948 0	0.014 7
7	厌食油腻	(8/8) 100.00	6.547 4	0.010 5					

2. 基于因子分析构建中医症状分类模型

为提高探索性因子分析（EFA）的可靠性，首先进行变量筛选，变量筛选标准如下[4,5]：①剔除出现"无"的比重>10%的变量；②采用主成分法提取公因子，分析矩阵为协方差阵，用四次方最大正交旋转法对因子轴进行旋转，剔除因子载荷<0.2的变量，并重新按上法进行分析，再剔除因子载荷<0.2的变量，如此循环，直至KMO（Kaiser-Meyer-Olkin）>0.5，累积贡献率>60%为止。中医症状指标经变量筛选后，最后纳入因子分析的变量数为10个。对这10个变量进行降维处理，得到四个具有代表性的公因子，见表11-3。

为了进一步验证探索性因子分析的效度，有必要建立模型并进行验证性因子分析。根据EFA的结果，结合中医证候诊断标准，构建中医症状分类模型的标准化路径图，见图11-3。$F_1 \sim F_4$表示EFA找到的4个潜在公因子；图中系数表示相关系数，其符号和绝对值大小表示正、负相关及相关程度；$e_1 \sim e_{10}$表示误差项。将数据进行模型拟合，$\chi^2/df = 2.414$，拟合优度指数（GFI）= 0.952 3，比较拟合指数（CFI）= 0.912 2，近似误差均方根（RMSEA Estimate）= 0.063 1。而模型χ^2/df小于3，RMSEA小于0.08，GFI、CFI均大于0.9，很好地拟合了实际数据[6]。

表 11-3　因子分析（EFA）旋转后因子载荷表

	公因子			
	1	2	3	4
目黄	0.881	0.032	−0.045	0.057
尿黄	0.811	−0.131	0.093	−0.002
皮肤黄染	0.802	−0.064	0.090	0.033
肝区不适	−0.097	0.807	0.000	0.109
胁痛	−0.115	0.747	0.039	−0.260
情志抑郁	−0.137	0.537	−0.042	0.206
口干口苦	0.143	−0.025	0.881	−0.142
大便干结	−0.006	0.226	0.514	0.224
腹部胀满	0.097	0.165	0.070	0.909
食欲不振	0.219	0.056	0.378	0.533
特征值	2.251	2.230	1.844	1.265
贡献率（%）	18.760	18.583	15.367	10.539
累计贡献率（%）	18.760	37.343	52.710	63.249
类似的医学意义	黄疸	肝气郁结	实热	脾气虚弱

KMO值=0.695，球形检验（Bartlett's test of sphericity）$P<0.05$；公因子载荷>0.5为显著性相关，表中用黑体显示。

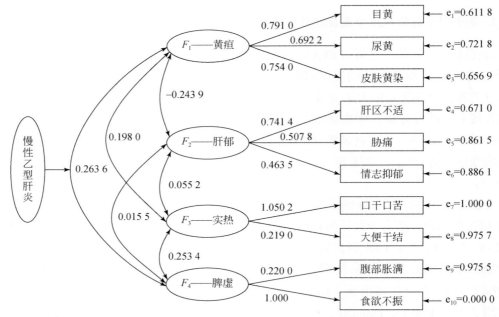

图 11-3　因子分析（CFA）构建的慢性乙肝中医症状分类模型路径图

三、讨　　论

1. 通过中医症状与药性的相关性初步了解慢性乙肝的寒热辨证

中医寒热辨证分型与中医症状的相关性问题，对于理解中医证候的实质，找到中医证候在具体的疾病的关联症状及其描述方式，从而指导临床应用至关重要。但同时，研究起来也非常困难。为了对慢性乙肝寒热辨证有一个初步的了解，本研究首先将治疗方药按传统理论划分为寒热两个集合，通过分析寒或热性方药在治疗前后能够显著改善的中医症状，根据寒药治热证或热药治寒证的传统指导思想，找到可能与"寒证"或"热证"相关的中医症状，为后续研究提供一个大致的轮廓。

为了便于读者理解，将卡方检验找到的与寒热方药显著相关的症状绘成图 11-4，每个椭圆内分别表示与寒性方药或热性方药治疗显著相关的中医症状，中间交集部分表示寒热方药均可改善的症状。从结果来看，热性方药改善的症状大多与寒性方药改善的症状重合，只有手足发冷是特异性的症状，而寒性方药改善的症状相对较多。这可能与一般认为慢性乙肝寒热辨证属性主要以"热证"为主有关。

2. 因子分析研究中医证候复杂体系的原理

因子分析是一种研究复杂体系内部结构的常用统计建模方法，包括探索性因子分析

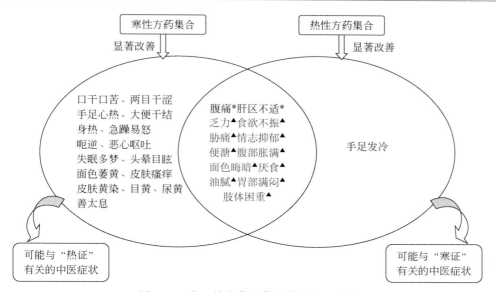

图 11-4　寒、热方药显著改善的中医症状

＊表示寒性方药改善率较热性药高；▲表示热性方药改善率较寒性药高

（EFA）和验证性因子分析（CFA）。探索性因子分析的特点是不需要事先假设体系的内部结构，而是通过数据"自己说话"，即通过统计分析（按照一定的标准，比如一个因子的解释能力）得到一些"公因子"（factor）或称"隐变量"（latent variable），表征出原始指标不能直接测量的新变量，为研究者理解体系的内部结构关系提供参考。探索性因子分析常被作为产生理论假设的工具。验证性因子分析的特点则是允许研究者明确描述一个理论模型中的内部结构，进而通过有效性检验，确定与所设计的因子有显著相干的指标的相关系数大小，从而精确理解体系的内部结构和对应关系。EFA 和 CFA 通常配合使用，即通过 EFA 初步构建体系结构关系，再通过 CFA 进行有效性检验，确证理论模型的适应性及内部对应关系。

对于慢性乙肝中医寒热证候的研究，尚没有一种可靠的理论假设，因此本研究首先通过 EFA 构建慢性乙肝中医寒热证候的公因子结构，初步了解慢性乙肝中医寒热辨证分型的轮廓，然后，通过 CFA 检验模型的可靠性，并计算出公因子载荷和相关系数，得到慢性乙肝中医寒热辨证分型的内部对应关系，为理解寒热辨证与中医临床症状的关系提供参考。

3. 因子分析可将慢性乙肝中医证候提取出 4 个公因子：黄疸，肝郁，实热，脾虚

通过探索性因子分析发现，慢性乙肝中医证候可提取出 4 个公因子（以特征根>1 为判断标准），累积贡献率63.249%，分别与［目黄、尿黄、皮肤黄染］，［肝区不适、胁痛、情志抑郁］，［口干口苦、大便干结］，［腹部胀满、食欲不振］具有较高的相关性（表 11-3）。根据中医理论对中医症状的理解，可将 4 个公因子解释为：黄疸、肝郁、实热、脾虚，也即慢性乙肝中医证候可以理解为 4 个证候亚类。黄疸和实热较明显地反映出了慢性乙肝总体上偏热性的证候特点，并且黄疸（第一公因子）的贡献率最高，与慢性乙肝湿热内蕴证主导的临床表象吻合。肝郁和脾虚不能确定明显的寒热倾向，但客观反映了慢性乙肝的疾病发展特征。由此，我们可以看出湿热内蕴是慢性乙肝的主导证候，具有明显的热证倾向。

进一步地，根据 EFA 提示的体系结构关系，结合中医证候诊断标准，我们构建了慢性乙肝中医症状分类模型的标准化路径图，通过 CFA 检验各项拟合优度指数均大于限度值，提示该模型较好地解释了慢性乙肝中医临床症状特点和辨证分型。分析慢性乙肝中医症状分类模型的标准化路径图，可以看出 4 个公因子之间的相关系数绝对值在 0.015 5 ~ 0.263 6，其中黄疸因子和实热、脾虚因子的正相关性较大，而与肝郁因子呈负相关；肝郁与实热、脾虚的相关性较小；实热与脾虚也有较大的相关性。分析 4 个证候公因子与 10 个临床症状间的相关关系可以看出，相关系数在 0.219 ~ 1.050 2，其中与黄疸因子相关的 3 个症状的相关系数基本相当；与肝郁因子相关的 3 个症状中，肝区不适相关性相对较大；与实热因子相关的 2 个症状中，口干口苦的相关性明显大于大便干燥；与脾虚因子相关的 2 个症状中，食欲不振的相关性明显大于腹部胀满。

需要说明的是，黄疸与实热或其他证候公因子虽然在建模中仅与皮肤黄染、目黄、尿黄、口干口苦等少数 10 个症状相关联，但这并不说明证候公因子只由这 10 个症状主导。因为在统计建模过程中，其依赖的算法是通过计算各症状指标的相关性强弱及解释的方差的多少，找到一类相互高度相关的原始指标，并作为"公因子"表达出来，从而便于研究者从复杂体系的大量观测指标中找到概略性的结构信息。因此，本研究中提取出的若干症状指标只是说明它们能够较好地代表与其相关联的同类指标的内在信息，也即是"指示性"指标。我们在解释证候公因子的医学含义时，也并非是认为所谓皮肤黄染就是黄疸，而是黄疸往往与皮肤黄染、目黄等症状同时出现，"指示"了可能为黄疸。

上述结果从统计学的角度，展现了一种对慢性乙肝中医辨证分型的理解方式。下文将根据上面提取出的 4 个证候公因子在中药治疗前后的得分变化，分析寒热药性对慢性乙肝证候和症状的干预或改善情况，探索分析寒热药性与寒热证候的相关关系，阐明中医"寒者热之，热者寒之"治疗法则的可能的科学内涵。

第三节　慢性乙肝寒热辨证治疗的疗效分析

"寒者热之，热者寒之"，即寒热辨证与治疗法则，是中医主要辨证和治疗法则之一。然而，"寒者热之，热者寒之"是否具有科学依据？其临床医学价值如何体现？其科学内涵又是什么？这些问题尚缺乏科学论据的证明。本研究以慢性乙肝为例，通过分析慢性乙肝中医症状的基本类型、证治特点以及临床用药规律，对比慢性乙肝患者中医症状以及前述研究中提取出的4个证候公因子经中药治疗前后的变化，分析寒热药性对慢性乙肝证候和症状的干预或改善情况，探索分析寒热药性与寒热证候的相关关系，从一个侧面验证和阐释中医寒热治疗法则的客观性及其在慢性乙肝中的应用。

一、资料与方法

1. 资料来源

以中国人民解放军第三〇二医院2002年10月至2008年10月收治的慢性乙肝住院患者的病例资料为研究对象，筛选有中医诊断和完整中药治疗的（治疗时间为1个月）慢性乙肝患者住院病历500例。

（1）纳入标准：①符合慢性乙型肝炎的诊断标准；②有中医诊断，有典型"寒"、"热"证候诊断，可兼有"湿"证；③有完整的中药治疗记录（治疗时间为1个月）；④单味中药、中成药或复方寒热属性为"寒"（寒和凉统称寒）、"热"（热和温统称热）；⑤年龄18～65岁；⑥性别不限。

（2）排除病例标准：①原发性和/或继发性心脑血管、肺、肾、内分泌、神经和血液系统疾病者；②合并心、肺、脑、肝、肾和造血系统等严重疾病者；③妊娠、哺乳期妇女；④酗酒、药物滥用者和依赖者；⑤年龄不符者。

（3）诊断标准：慢性乙肝的诊断标准参照中华医学会传染病与寄生虫病学分会、肝病分会联合修订的《病毒性肝炎诊断标准》[2]。中医诊断标准参考《中医诊断学》（全国高等中医院校统编教材，第六版）及《中药新药临床研究指导原则》（郑筱萸主编，中国医药科学技术出版社，2002年）。寒证主症：①畏恶寒/喜温暖/四肢发冷；②喜蜷卧；③口淡不渴；④大便稀薄/小便清长；⑤舌淡苔白润滑；⑥脉迟或紧。以上6项中有①②2项或①～⑥中任意3项可诊断寒证。热证主症：①身热/恶热；②口渴/口苦/口臭；③大便干结/小便黄（赤）；④心烦/烦躁不宁；⑤舌红或苔黄；⑥脉数。以上5项中有①～③任意2项或①～⑥中任意3项可诊断热证。中医病名为胁痛、黄疸、积聚；中医证候为湿热内蕴、湿邪困脾、肝郁气滞、肝郁血瘀、肝郁脾虚、脾肾阳虚、肝肾阴虚证。

（4）疗效评价标准：参照《临床疾病诊断依据治愈好转标准》（第二版）（孙传兴主编，人民军医出版社，2002年），中医证候及主要症状疗效评价标准参照《中药新药临床研究指导原则》（郑筱萸主编，中国医药科学技术出版社，2002年）。

2. 收集资料类型

包括乏力、食欲不振、口干口苦、胁痛、皮肤黄染、目黄、尿黄、急躁易怒、善太息、情志抑郁、肝区不适、面色萎黄、面色苍白或㿠白、面色晦暗、目赤、形体消瘦、身热、潮热、畏寒肢冷、失眠多梦、自汗、盗汗、头重、耳鸣、两目干涩、头晕目眩、健忘、口淡不渴、口黏腻/口秽、呃逆、胃脘灼热、厌食油腻、嘈杂、吞酸、胃部满闷、恶心呕吐、腹部胀满、腹痛、肠鸣矢气、便溏、便下不爽、大便干结、腰部发冷、尿频而清、肢体困重、皮肤瘙痒、手足心热、手足发冷、关节疼痛、腰膝酸软、舌质、舌苔、脉象等。

3. 研究方法

根据回顾性分析方法，设计病例调查表，并建立《慢性乙型肝炎中药寒热药性临床研究》数据库。数据库系统基于 J2EE，采用 MVC 三层体系架构构建。该数据库包括数据录入、检索、编辑、汇总、比对及核查等功能。将所选病例根据药性分类划分为寒性方药、热性方药、平性方药和未知四组。中成药或复方的寒热属性评定标准参照陈国定[3]详析药性配伍临床应用规律。

（1）同性药配伍，方剂性质与药性相同：①温热药+温热药→方剂性质为温热；②寒凉药+寒凉药→方剂性质为寒凉；③平性药+平性药→方剂性质为平性。

（2）异性药配伍情况如下：①寒凉药（少）+温热药（多）→方剂性质为温热；②寒凉药（多）+温热药（少）→方剂性质为寒凉；③寒凉药（等量）+温热药（等量）→方剂性质为平性；④平性药+寒凉药→方剂性质为寒凉；⑤平性药+温热药→方剂性质为温热；⑥平性药+寒凉药（少）+温热药（多）→方剂性质为温热；⑦平性药+寒凉药（多）+温热药（少）→方剂性质为寒凉。以上药性配伍中"多"或"少"，主要指同性药物种数的多少及同性药物的总剂量。单味中药、中成药和复方的寒热属性为"温"或"热"统一用"热"表示，"凉"或"寒"统一用"寒"表示。平性方药和未知寒热属性方药不在本研究范围之内。按照治疗方药、给药时间、给药剂量、中医辨证、中医症状对全部病例资料数据进行汇总，去除不完整数据，筛选出 337 份病例资料。

4. 质控指标和措施

（1）采用统一诊断标准，初步制订病例调查表，进行预实验，然后经专家讨论修订后制订正式病例调查表；

（2）整个调研过程严格执行质量控制，调查前对病例调查员进行临床流行病学调查方法的培训，由上级医师对调查资料进行复核，数据录入采用两人双机独立录入，并对数据进行核对及逻辑核查，保证数据无误后锁定数据库。

5. 统计学方法

所有指标采用有/无二分法标记。用描述性统计方法统计各药性出现的频次和几率。治疗前后寒、热方药的公因子得分比较采用配对 t 检验，寒、热方药之间的公因子得分差比较采用近似 t 检验。采用 SPSS17.0 软件进行分析。

二、结　果

1. 慢性乙肝病例中医证候分布描述

按照证候寒热属性将中医证候划分为三类：湿热内蕴证、肝肾阴虚两个指标从属 I 类（热证）；湿邪困脾、脾肾阳虚两个指标从属 II 类（寒证）；肝郁气滞、肝郁脾虚、肝郁血瘀三指标从属 III 类（寒热不明显）。在 337 份病例中，以湿热内蕴证为主证的病例为 153 例，肝肾阴虚证为主证 10 例，热证病例共为 163 例，占总入组病例的 48.37%；以湿邪困脾证为主证的病例为 62 例，脾肾阳虚证为主证 6 例，寒证病例共 68 例，占总入组病例的 20.18%。结果见表 11-4。

表 11-4　慢性乙肝病例中医证候分布描述

主证		入组病例
总		337（100%）
I 类	湿热内蕴	153（45.40%）
	肝肾阴虚	10（2.97%）
II 类	湿邪困脾	62（18.40%）
	脾肾阳虚	6（1.78%）
III 类	肝郁脾虚证	87（25.82%）
	肝郁气滞证	15（4.45%）
	肝郁血瘀证	4（1.18%）

2. 慢性乙肝病例药性分布描述

对 337 份病例中的治疗药物（包括单味药、中成药及复方）的药性分布进行统计，其中寒性方药病例 254 份，热性方药病例 57 份，结果见表 11-5。

表 11-5　慢性乙肝病例药性分布描述

方药属性	入组病例
总	337（100%）
寒性	254（75.37%）
热性	57（16.91%）
平性	14（4.15%）
未知	12（3.57%）

3. 利用公因子得分考察寒、热方药对中医症状及证候的改善情况

在上一小节"慢性乙型肝炎患者的中医寒热辩证分型研究"中，采用因子分析方法初步构建了慢性乙肝的证候分类模型，提取到黄疸、肝郁、实热、脾虚4个公因子，将原数十个中医症状数据所包含的信息维数大大压缩，便于进一步理解与研究中医证候。本研究利用上述4个公因子在治疗前后的得分变化，考察寒、热方药对中医症状的改善情况。结果见表11-6、表11-7。

表 11-6 寒性方药治疗前后公因子得分比较

组别	公因子 1 得分	公因子 2 得分	公因子 3 得分	公因子 4 得分
治疗前	0.614±0.487	0.487±0.461	0.293±0.470	0.487±0.487
治疗后	0.195±0.394 *	0.105±0.241 *	−0.020±0.227 *	−0.034±0.211 *

$*$：$P<0.01$，配对 t 检验

表 11-7 热性方药治疗前后公因子得分比较

组别	公因子 1 得分	公因子 2 得分	公因子 3 得分	公因子 4 得分
治疗前	0.174±0.308	0.495±0.461	0.210±0.379	0.294±0.509
治疗后	0.015±0.113	0.077±0.209 *	−0.029±0.118	−0.015±0.184 *

$*$：$P<0.01$，配对 t 检验

由表11-6、表11-7可见，寒性方药对四个公因子所表征的中医症状（皮肤黄染、目黄、尿黄、口干口苦、大便干结、胁痛、情志抑郁、肝区不适、腹部胀满、食欲不振）均有改善（$P<0.01$）；热性方药仅对公因子2和4表征的临床症状（胁痛、情志抑郁、肝区不适、腹部胀满、食欲不振）改善显著（$P<0.01$）。

公因子得分差（治疗后公因子–治疗前公因子）能够代表主要症状的变化。通过比较公因子得分差的绝对值大小，可以比较寒、热方药对某一公因子变量（中医症状）的改善程度。

表 11-8 寒、热方药公因子得分差的比较

组别	例数	公因子 1 得分差	公因子 2 得分差	公因子 3 得分差	公因子 4 得分差
寒药	254	−0.418±0.480	−0.382±0.458	−0.313±0.491	−0.126±1.759
热药	57	−0.159±0.299 *	−0.418±0.451 *	−0.240±0.380 *	−0.310±0.497 *

$*$：$P<0.01$，近似 t 检验。公因子得分差=治疗后公因子得分–治疗前公因子得分

由表11-8可见，寒性方药对公因子1和公因子3表征的中医症状改善较热性药好（$P<0.01$）；热性方药对公因子2和公因子4表征的中医症状的改善较寒性药好（$P<0.01$）。

三、结论与讨论

1. 慢性乙肝中医证候以热证（湿热内蕴）为主

从 337 份慢性乙肝病例证候分布描述可见，湿热内蕴证为主要证型（占 45.40%），其次是肝郁脾虚证（占 25.82%），而肝肾阴虚、脾肾阳虚和肝郁血瘀证较少见。因子分析所提取的 4 个公因子对方差的累积贡献度为 63.249%，所体现的证候能够覆盖临床大部分证候内容。这 4 个公因子所反映的证候信息为湿热内蕴证和肝郁脾虚证，说明慢性乙肝的中医证候是以湿热内蕴证和肝郁脾虚证为主。湿热因素贯穿于慢性乙肝患者的不同阶段，是该病长期存在的基本矛盾[7]。湿热内蕴证可存在于慢性肝炎早期、中期和晚期，肝肾阴虚证、脾肾阳虚证、瘀血阻络证多见于慢性乙肝向早期肝硬化、肝硬化腹水的发展阶段，这反映了慢性乙肝由浅入深的发展过程[8]。

2. 临床治疗慢性乙肝的方药以寒性为主

从 337 份慢性乙肝病例药性分布描述可见，寒性方药为主要类型（占 75.37%），热性方药较少（只占 16.91%）。这是因为慢性乙肝的病因是湿热，针对湿热之邪而用清利之品大多属苦寒之性。本研究中常用复方为茵陈蒿汤、黄连解毒汤等加减；常用中成药为茵连清肝颗粒、茵栀黄颗粒、苦黄注射液、双虎清肝颗粒等；常用药物为茵陈、大黄、黄芩、黄连、黄柏、栀子、金钱草、龙胆草、白茅根、虎杖、大青叶、板蓝根、蒲公英、苦参等以清热解毒利湿。

3. 临床治疗慢性乙肝是以"寒药"疗"热证"

从一个角度提示中医治则"热者寒之"具有客观性和科学性。

由上一节研究结果发现寒性方药对皮肤黄染、目黄、尿黄、口干口苦、大便干结、胁痛、情志抑郁、肝区不适、腹部胀满、食欲不振均有改善（CAj. χ^2，$P<0.01$）；热性方药对胁痛、情志抑郁、肝区不适、腹部胀满、食欲不振均有改善（CAj. χ^2，$P<0.01$）。根据中医诊断学理论，以皮肤黄染、目黄、尿黄、口干口苦、大便干结主导的证候为湿热内蕴证，以胁痛、情志抑郁、肝区不适、腹部胀满、食欲不振主导的证候为肝郁脾虚证。本研究说明，寒性方药对湿热内蕴证和肝郁脾虚证均有疗效（公因子得分配对 t 检验 $P<0.01$）。其中，寒性方药对湿热内蕴证（实热证）疗效显著（公因子得分差近似 t 检验 $P<0.01$），而热性方药对湿热内蕴证无疗效，见图 11-5。这符合中医用寒凉方药治疗热性疾病的治疗法则，即"热者寒之"。因此，本研究在一定程度上初步验证了"热者寒之"的客观真实性。

本研究纳入的 377 份病例中热性方药和寒证病例均较少，不足以统计分析，故未发现热性方药对寒证病例的影响规律，尚不能证明"寒者热之"的科学性。这与慢性乙肝疾

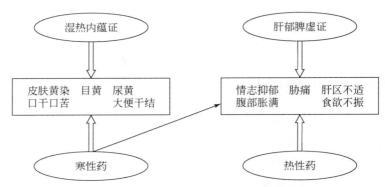

图 11-5　寒、热方药对慢性乙肝中医证候的影响规律

→表示公因子得分 $P<0.01$；⇨ 表示公因子得分和得分差均 $P<0.01$

病主要表现为热证，而寒证的情况较少有关。在慢性乙型重型肝炎患者中，由于疾病程度的发展，寒热证患者的比例通常将发生变化，寒证患者相对增多，这时将有利于同时总结分析"热者寒之"和"寒者热之"治疗法则的科学规律。有关慢性乙型重型肝炎寒热药性的研究正在进行中，将陆续报道。

4. 药性热力学观对"热者寒之"的认识

人体本身是一个远离平衡态的开放系统，时刻都处在"有序–无序–有序"的转化过程中，机体借助新陈代谢的作用，通过外部和内部催化，在外部环境无序性增大的同时，使机体内部的有序性得到发展，即"耗散结构"。机体出现异常或生病，就是生命系统内部出现"混乱"、"无序"。患者在接受中医药治疗时，实质上是生命系统从外界吸取"负熵流"，使系统熵增减少，降低混乱度，这实质上践行了热力学的基本理论，特别是开放系统的热力学第二定律[9]。

中药四性即寒、热、温、凉，既是中药药性功能的高度概括，在某种程度上也是机体对物质热物理、热化学和热生物学属性的一种生理或病理感受[3]。中药可能是通过在生命体系内的能量—物质—信息的转换（代谢）来调节机体失调的脏腑功能，使之恢复正常的阴阳平衡，从而达到治愈疾病的目的。如寒凉药可能通过干预机体的能量–能量转换（代谢）而直接改善患者寒热感；通过干预机体能量–物质转换（代谢）而产生清热生津利尿的作用，从而改善患者口干、目干、便干等症状；通过对物质–信息转换（代谢）、能量–信息转换（代谢）的干预，可以产生凉血安神、消肿止痛的药性功能，从而改善患者的精神情绪、睡眠状态及疼痛等。本研究发现寒性方药对湿热内蕴证疗效显著，实际上是发挥了苦寒药擅于清利脾胃肝胆湿热的作用，在这一过程中，伴随着能量—物质—信息的转换（代谢），这种生物体系的热效应遵循热力学基本定律。"热者寒之"，实质上体现了中药纠正机体的无序状态，达到新的有序状态或形成新的稳态，从而恢复机体健康的药性热力学思想。

第四节 慢性乙肝中医临床用药寒热分析

对于中药寒热药性的本质研究问题，课题组认为首要关键科学问题是解决"两个客观"：一是阐明中药寒热药性的客观真实性，二是建立中药寒热药性的客观评价方法和指标，二者互为前提，实际上是一个关键科学问题[10]。本团队在前期实验研究中已经反复验证了中药寒热药性的客观真实性，也就是解决了第一个客观问题。如何解决第二个客观问题，即找到能够反映和评价中药寒热药性的现代医学评价方法和指标，对于深刻认识寒热药性的科学本质，搭建传统中医寒热理论思想与现代医学检验指标的对应关系，真正使药性理论指导临床、服务临床，提高中医药临床诊疗的理论和实践水平具有重要意义。

一、资料与方法

1. 资料来源

以中国人民解放军第三〇二医院 2002 年 10 月至 2008 年 10 月收治的慢性乙肝住院患者的病例资料为研究对象，筛选有中医诊断和完整中药治疗的（治疗时间为一个月）慢性乙肝患者住院病历 500 例。

（1）纳入标准：①符合慢性乙型肝炎的诊断标准；②有中医诊断，有典型"寒"、"热"证候诊断，可兼有"湿"证；③有完整的中药治疗记录（治疗时间为一个月）；④单味中药、中成药或复方寒热属性为"寒"（寒和凉统称寒）、"热"（热和温统称热）；⑤年龄 18 ~ 65 岁；⑥性别不限。

（2）排除病例标准：①原发性和/或继发性心脑血管、肺、肾、内分泌、神经和血液系统疾病者；②合并心、肺、脑、肝、肾和造血系统等严重疾病者；③妊娠、哺乳期妇女；④酗酒、药物滥用者和依赖者；⑤年龄不符者。

（3）诊断标准：慢性乙肝的诊断标准参照中华医学会传染病与寄生虫病学分会、肝病分会联合修订的《病毒性肝炎诊断标准》[2]。中医诊断标准参考《中医诊断学》（全国高等中医院校统编教材，第六版）及《中药新药临床研究指导原则》（郑筱萸主编，中国医药科学技术出版社，2002 年）。寒证主症：①畏恶寒/喜温暖/四肢发冷；②喜蜷卧；③口淡不渴；④大便稀薄/小便清长；⑤舌淡苔白润滑；⑥脉迟或紧。以上 6 项中有①②2 项或①②③④⑤⑥中任意 3 项可诊断寒证。热证主症：①身热/恶热；②口渴/口苦/口臭；③大便干结/小便黄（赤）；④心烦/烦躁不宁；⑤舌红或苔黄；⑥脉数。以上 5 项中有①②③任意 2 项或①②③④⑤⑥中任意 3 项可诊断热证。中医病名为胁痛、黄疸、积聚；中医证候为湿热内蕴、湿邪困脾、肝郁气滞、肝郁血瘀、肝郁脾虚、脾肾阳虚、肝肾阴虚证。

（4）疗效评价标准：参照《临床疾病诊断依据治愈好转标准》（第二版），孙传兴主编，人民军医出版社，2002 年；中医证候及主要症状疗效评价标准参照《中药新药临床研究指导原则》，郑筱萸主编，中国医药科学技术出版社，2002 年。

2. 收集资料类型

包括血常规：白细胞（WBC）、红细胞（RBC）、血红蛋白（HGB）、中性粒细胞（NEU）、血小板（PLT）；肝功能：总胆红素（Tbil）、直接胆红素（Dbil）、总蛋白（TP）、白蛋白（ALB）、丙氨酸氨基转移酶（ALT）、门冬氨酸氨基转移酶（AST）、碱性磷酸酶（ALP）、总胆汁酸（TBA）、乳酸脱氢酶（LDH）、球蛋白（GLO）、γ-谷氨酰转肽酶（GGT）、胆碱酯酶（CHE）；肾功能：尿素氮（BUN）和肌酐（CRE）。血脂：总胆固醇（TC）、甘油三酯（TG）；血糖；凝血功能：凝血酶原时间（PT）、凝血酶原活动度（PTA）、凝血酶原时间的国际标准化比值（INR）、纤维蛋白原（FIB）。

3. 研究方法

按照治疗中药、给药时间、给药剂量、生理生化指标对全部病例资料数据进行汇总，去除不完整数据，筛选出寒性方药 208 例，热性方药 45 例。其余方法同上一节。

4. 质控指标和措施

（1）采用统一诊断标准，初步制订病例调查表，进行预实验，然后经专家讨论修订后制订正式病例调查表；

（2）整个调研过程严格执行质量控制，调查前对病例调查员进行临床流行病学调查方法的培训，由上级医师对调查资料进行复核，数据录入采用两人双机独立录入，并对数据进行核对及逻辑核查，保证数据无误后锁定数据库。

5. 统计分析方法

所有计量资料采用均数±标准差（$\bar{x}\pm s$）表示；相同药性组内比较，即治疗前后疗效比较，采用配对 t 检验；不同药性组间比较，采用成组 t 检验；将因子分析得到的公因子分别与血常规、血脂血糖、凝血功能指标进行典型相关分析。求得典型变量（V_i，W_j）之间的典型相关系数，用似然比法检验典型相关系数与零的差别是否有显著性意义。用标准化指标表达典型变量的系数[11]。采用 SAS8.0 软件进行统计分析。

二、结　　果

1. 寒、热方药对血常规的改善情况

对血常规指标采用配对 t 检验进行治疗前、后疗效比较，采用成组 t 检验进行寒、热方药组间疗效比较，结果见表 11-9。

表 11-9　寒、热方药对血常规的影响

检查指标	药性	治疗前	治疗后	疗后-疗前
WBC	寒药	5.94±2.31	5.13±2.10▲▲	-0.81±1.68
	热药	5.40±2.95	5.89±3.10	0.67±0.91
RBC	寒药	4.25±0.58	3.87±0.78▲▲	-0.38±0.57
	热药	4.24±0.69	4.06±0.59*	-0.18±0.28
HGB	寒药	132.82±18.71	121.45±28.68▲	-11.37±26.16
	热药	134.57±17.25	140.14±17.86**	5.43±8.26
NEU	寒药	51.09±20.70	44.34±19.56	-6.75±22.60
	热药	52.70±10.08	39.39±22.16*	-13.31±17.59
PLT	寒药	173.76±81.10	160.64±84.43	-13.12±51.74
	热药	185.00±81.03*	164.00±69.14	-21.00±15.13

注：相同药性组内比较，采用配对 t 检验，▲：P 值<0.05，▲▲：P 值<0.01；不同药性组间比较，采用成组 t 检验，*：P 值<0.05，**：P 值<0.01

2. 寒、热方药对肝肾功能的改善情况

对 14 项肝肾功能指标采用配对 t 检验进行治疗前、后疗效比较，采用成组 t 检验进行寒、热方药组间疗效比较，结果见表 11-10。

表 11-10　寒、热方药对肝肾功能的影响

检查指标	药性	治疗前	治疗后	疗后-疗前
Tbil	寒药	105.88±140.67	57.85±96.00▲▲	-48.03±135.55
	热药	88.75±24.33**	32.18±51.30**	-56.37±113.27
Dbil	寒药	89.26±105.63*	38.04±68.45▲▲	-51.22±95.40
	热药	77.12±91.13	21.33±37.38*	-59.54±32.56
TP	寒药	63.27±7.43	63.17±6.60	-0.10±7.30
	热药	62.90±8.19	64.60±7.67▲	2.30±5.19
ALB	寒药	38.25±5.00	37.14±4.92▲	-1.12±4.32
	热药	37.21±6.48	40.84±6.27▲	3.37±3.14

续表

检查指标	药性	治疗前	治疗后	疗后–疗前
ALT	寒药	316.14±369.28	50.28±63.78▲▲	−265.86±367.06
	热药	198.02±265.59	44.33±41.58▲▲	−153.70±244.67*
AST	寒药	220.95±261.21	52.11±47.49▲▲	−168.84±263.66
	热药	160.42±183.82	48.86±39.92▲▲	−111.56±161.72
ALP	寒药	137.41±117.22	107.77±94.31▲▲	−29.64±89.67
	热药	112.95±75.55	97.58±66.45▲▲	−15.37±28.01*
TBA	寒药	92.84±95.64	35.09±49.06▲▲	−57.75±92.24
	热药	36.26±24.75	17.35±40.41▲	−19.09±3.45**
LDH	寒药	222.68±270.44	166.11±46.90▲▲	−56.57±275.17
	热药	187.98±50.31	156.65±29.46▲▲	−31.33±37.92**
CRE	寒药	82.87±16.97	75.68±15.45▲▲	−7.18±16.80
	热药	82.65±30.09	84.90±35.41▲	2.26±13.16*
GLO	寒药	24.98±5.26	25.32±4.86	0.34±4.21
	热药	25.70±4.87	27.58±4.81▲	1.12±3.17*
GGT	寒药	136.82±170.08	104.89±105.26▲▲	−31.93±129.43
	热药	101.49±90.47	69.84±42.02▲▲	−31.65±64.92
CHE	寒药	4935.31±2297.47	4841.54±2219.45	−93.77±1835.75
	热药	5619.95±1666.59	5408.35±1530.69	−211.60±971.37
BUN	寒药	4.95±6.64	9.81±44.96	4.87±45.40
	热药	4.44±1.78	5.12±2.87	0.67±1.87

注：相同药性组内比较，采用配对 t 检验，▲：P 值<0.05，▲▲：P 值<0.01；不同药性组间比较，采用成组 t 检验，*：P 值<0.05，**：P 值<0.01；

治疗前、后组内比较结果为：寒性方药明显降低 TBil、DBil、ALB、ALT、AST、ALP、TBA、LDH、CRE、GGT 值（$P<0.05$）；热性方药明显降低 Tbil、Dbil、ALT、AST、ALP、TBA、LDH、GGT 值（$P<0.05$），升高 TP、ALB、GLO、CRE 值（$P<0.05$）。

寒、热方药组间比较结果为：寒性方药对 ALT、ALP、TBA、LDH 的降低较热性药明显（$P<0.01$），热性方药对 TBil、DBil、GLO 的改善较寒性药明显（$P<0.01$）；寒性药降低 CRE 值（$P<0.01$），而热性药升高 CRE 值（$P<0.05$）。

3. 寒、热方药与糖代谢、脂肪代谢及凝血功能指标的相关性分析

根据上述对慢性乙肝患者证候分型的研究，慢性乙肝中医症状可提取出 4 个证候公因子，通过对比中药治疗前后的公因子得分变化，我们发现寒性方药对公因子 1（黄疸）和公因子 3（实热）表征的中医症状改善较热性药好（$P<0.01$）；而热性方药对公因子 2（肝气郁结）和公因子 4（脾气虚弱）表征的中医症状的改善较寒性药好（$P<0.01$）。将公因子

1、3和公因子2、4分别与生理生化指标进行典型相关分析，见表11-11~表11-14。

表11-11　公因子1（黄疸）与生理生化指标的典型相关分析

变量	W1	W2	W3	变量	V1	V2	V3
NEU%			-3.128 2	皮肤黄染		3.012 1	
RBC		1.820 0	2.423 5	目黄		3.421 8	
HGB	0.595 2		2.572 0	尿黄	1.021 9		2.931 5
PLT	0.514 7			皮肤黄染	0.464 1		
血GLU	0.627 2			目黄			1.823 7
PT		-3.604 1	-6.328 7	尿黄	1.068 8	2.201 0	
PTA	1.468 9						
FIB			7.385 4				

注：表中为标准化典型相关变量的相关系数，只保留了有显著性意义的典型相关系数所对应的典型变量

表11-12　公因子3（实热）与生理生化指标的典型相关分析

变量	W1	W2	W3	变量	V1	V2	V3
HGB	0.604 7	-1.087 9		大便干结	1.152 8	-2.528 0	
TC	0.451 5						
GLU	0.544 3			口干口苦	0.977 1		
PT	1.100 3						
INR	0.856 3			口干口苦	0.668 7		
FIB	-0.987 5						

表11-13　公因子2（肝气郁结）与生理生化指标的典型相关分析

变量	W1	W2	W3	变量	V1	V2	V3
NEU%		-3.114 1		胁痛			
PLT	0.515 6			情志抑郁			
PT		-3.226 6	-6.513 8	肝区不适	1.016 8	2.932 7	
PTA	1.496 4			胁痛			
				情志抑郁			1.789 1
FIB			7.490 0	肝区不适	1.049 0	2.227 3	

表11-14　公因子4（脾气虚弱）与生理生化指标的典型相关分析

变量	W1	W2	W3	变量	V1	V2	V3
WBC	0.602 6			食欲不振	1.155 0	-2.525 1	
PLT	-0.507 3	1.408 6					

续表

变量	W_1	W_2	W_3	变量	V_1	V_2	V_3
PT	1.133 4			腹部胀满	0.669 4		
INR	0.870 9			食欲不振	0.381 8		
FIB	−1.023 2						

由表 11-11 可见，公因子 1（黄疸）中尿黄与 RBC、HGB、PLT、PTA 正相关；与 NEU%、PT 负相关；目黄与 RBC、FIB 正相关，与 PT 负相关；皮肤黄染与 RBC、GLU 正相关。由表 11-12 可见，公因子 3（实热）中口干口苦与 TC、GLU、PT、INR 正相关，与 FIB 负相关；大便干结与 HGB 正相关。

由表 11-13 可见，公因子 2（肝气郁结）中肝区不适与 PLT、PTA、FIB 正相关，与 NEU%、PT 负相关；情志抑郁与 FIB 正相关，与 PT 负相关。由表 11-14 可见，公因子 4（脾气虚弱）中食欲不振与 WBC 正相关，与 PLT 负相关；腹部胀满和食欲不振与 PT、INR 均呈正相关，与 FIB 均呈负相关关系。

三、讨　　论

1. 寒热药性与血常规的相关性

研究发现公因子 1 中尿黄与血红蛋白（HGB）正相关，皮肤黄染、目黄、尿黄与红细胞（RBC）正相关，公因子 3 中大便干结与 HGB 正相关，提示黄疸和实热时 RBC 和 HGB 可能升高。寒性方药显著改善公因子 1 和公因子 3，提示寒性方药可能有降低红细胞（$P<0.01$）和血红蛋白（$P<0.05$）的作用，T 检验结果证实了这一结论。

2. 寒热药性与肝肾功能的相关性

研究表明，寒性方药能显著降低 ALT、AST、LDH 各指标值（$P<0.01$），说明寒性方药能降低肝脏损害程度；寒性方药能显著降低 TBA、TBil、DBil、GGT、ALP 各指标值（$P<0.01$），说明寒性方药能够改善肝脏代谢，促进胆汁排泄，减轻胆汁淤积。

热性方药显著降低 TBil、DBil、TBA、GGT、ALP 各指标值（$P<0.05$），说明热性方药能够改善肝脏代谢，促进胆汁排泄，减轻胆汁淤积；热性方药升高 ALB、TP、GLO 各指标值（$P<0.05$），提示热性方药可能有增强肝脏合成储备功能；热性方药降低 ALT、AST、LDH 各指标值（$P<0.01$），说明热性方药能够降低肝脏损害成程度。

本组资料初步表明，寒性方药是通过降低肝脏损害程度，改善肝脏代谢，促进胆汁排泄，减轻胆汁淤积而表现出对慢性乙肝的治疗作用；热性方药除上述作用外，还有增强肝脏合成储备功能的作用。寒、热性药物分别通过这样的作用机制达到治疗慢性乙肝的目的。

3. 寒热药性与血脂血糖的相关性

研究发现证候公因子 1（黄疸）中皮肤黄染与血糖（GLU）正相关，公因子 3（实热）中口干口苦症状与总胆固醇（TC）、血糖（GLU）正相关，提示黄疸和实热时血糖和胆固醇可能升高。寒性方药显著改善公因子 1（黄疸）和公因子 3（实热），提示寒性方药可能有降低血脂血糖作用，这一结论需要在以后的研究中证实。此外，研究发现寒性方药显著降低乳酸脱氢酶（LDH）（$P<0.01$），提示寒性药可能影响糖代谢进程（LDH 是糖代谢过程中的一种糖酵解酶，它是衡量机体无氧代谢能力的主要酶）；寒性方药显著降低与肌酐（CRE）（$P<0.01$），而 CRE 是肌肉组织代谢的产物，提示寒性方药可能影响肌肉代谢。热性方药与 CRE 显著相关，且指标值升高（$P<0.05$），提示热性方药可能增强肌肉代谢功能。

4. 慢性乙肝患者中医症状与凝血功能的关系

研究发现，证候公因子 1（黄疸）的尿黄与血小板（PLT）、纤维蛋白原（FIB）、凝血酶原活动度（PTA）呈正相关，与凝血酶原时间（PT）呈负相关；目黄与 FIB 呈正相关，与 PT 呈负相关；公因子 2（肝气郁结）的肝区不适与 PLT、FIB 负相关，与 PT 和凝血酶原时间的国际标准化比值（INR）正相关。而血小板聚集，纤维蛋白原增高，凝血酶活性增强，凝血酶原时间缩短，这些是形成凝血或血栓的重要内在条件。说明尿黄、目黄、肝区不适可能与血液循环障碍有关。同时，公因子 3（实热）的口干口苦症状与 FIB 降低、PT 和 INR 升高相关，公因子 4（脾气虚弱）的食欲不振与 PLT 和 FIB 降低相关，腹部胀满与 PT 和 INR 升高相关。说明口干口苦、食欲不振、腹部胀满的病理机制可能是凝血功能障碍。综合因子分析结果的类似医学意义，说明黄疸及肝郁时可能出现凝血倾向，甚至血液循环障碍；实热和脾虚时可能出现活血倾向，甚至凝血功能障碍，见图 11-6。

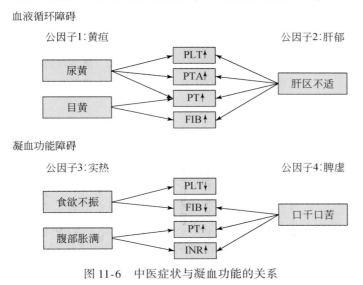

图 11-6 中医症状与凝血功能的关系

　　本组资料研究结果显示，黄疸患者可能出现凝血倾向，血糖和胆固醇升高，红细胞和血红蛋白升高；实热患者可能出现活血倾向，血糖和胆固醇升高，红细胞和血红蛋白可能升高。肝郁患者可能出现凝血倾向，甚至血液循环障碍；脾虚时可能出现活血倾向，甚至凝血功能障碍。尿黄、肝区不适与中性粒细胞百分比（NEU%）负相关，说明出现这两个症状的患者可能免疫力低下。以上结论需要进一步深入研究。

5. 慢性乙肝治疗中药的寒热药性与中医症状及现代医学指标的对应关系

　　回顾中医症状以及本节研究结果，可以看出慢性乙肝治疗中药的寒热药性与中医症状以及现代医学指标具有不同的对应关系。为便于读者理解，我们将这些对应关系绘成图，见图11-7。

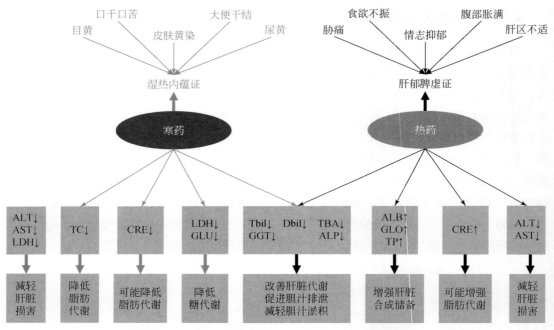

图 11-7　慢性乙肝治疗中药寒热药性与中医症状和生理生化指标的关系图

第五节　慢加急性肝衰竭中医寒热辨证治疗的疗效观察与方药分析

　　通过对慢性乙肝病例资料的回顾性分析，初步阐明慢性乙肝主要以热证（湿热内蕴）为主，治疗方药以寒性为主，即主要是以"寒药"疗"热证"。多元统计分析证明，寒性方药对湿热内蕴证（实热证）疗效显著，而热性方药对湿热内蕴证无疗效，这恰好符合中医"热者寒之"治疗法则。通过分析寒热药性与现代医学评价指标的相关性,该研究初步阐明寒热药性可能对机体能量和基础代谢,以及神经、免疫系统调节有关。

为了验证上述结果的可靠性,本团队在回顾性研究的基础上,设计慢加急性肝衰竭的前瞻性随机对照临床试验,对照组给予西医基础治疗,治疗组给予寒热辨证中药复方。考察指标方面,除了一般药理药效指标,同时也对神经系统、免疫系统、基础代谢、能量代谢、药物代谢、生物氧化等反映机体基础生命状态的指标进行考察,为阐明寒热药性的科学内涵和构建其评价指标体系提供科学参考。

一、方 案 设 计

1. 总体设计

(1)方案类型:总体设计为两个前瞻性、多中心、随机、对照临床试验。

(2)病例概况:研究病例选择在慢性乙型肝炎(chronic hepatitis B,CHB)基础上发生的慢加急性(亚急性)肝衰竭(acute-on-chronic liver failure,ACLF)寒证和热证患者各200例。

(3)随机化分组及给药方案:以各分中心为单位,按照区组随机化方法,分为对照组和治疗组,每组各100例。寒证患者采用区组随机化方法,应用SAS9.1.3统计软件PROC PLAN程序进行随机化分配,热证患者同上。试验设计见图11-8。四组患者均治疗8周。

试验一:对照组采用西医基础治疗,治疗组采用西医基础治疗联合中药热性复方;热证患者随机分为对照组和治疗组,各100例。

试验二:对照组采用西医基础治疗,治疗组采用西医基础治疗联合中药寒性复方。

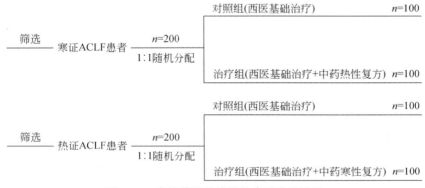

图 11-8　寒热药性前瞻性临床试验设计图

(4)样本量估算:在试验开始前,根据文献和既往研究经验[12~14],以临床总有效率做主要指标,寒证对照组临床总有效率(估计值)$P_1 = 40\%$,寒证治疗组临床总有效率(估计值)$P_2 = 65\%$,取 $\alpha = 0.05$,$P = 90\%$,双侧差异性检验,由此所得每组样本量 $n =$

78，加上 20% 脱落例数，每组总样本数至少为 94 例。估计热证对照组中 $P_1 = 50\%$，热证治疗组 $P_2 = 75\%$，考虑 20% 的脱落率，每组总样本数至少为 88 例。初步设计每组 100 例，共 400 例。

2. 研究对象

试验对象来自国内不同地区的 8 家传染病医院（中国人民解放军第三〇二医院、北京地坛医院、首都医科大学附属北京佑安医院、上海公共卫生临床中心、中山大学附属第三医院、华中科技大学同济医学院附属同济医院、天津市传染病医院、福州市传染病医院）于 2009 年 5 月 20 日至 2010 年 12 月 31 日收治的 CHB 相关 ACLF 早期和中期住院患者。

（1）诊断标准：参照 2006 年中华医学会感染病学分会和肝病学分会联合指定的《肝衰竭诊疗指南》[15]。在 CHB 基础上，出现急性肝功能失代偿的主要临床表现。早期：①极度乏力、明显厌食、呕吐、腹胀；②TBIL≥171μmol/L 或每日上升≥17.1μmol/L；③有出血倾向，30% <PTA≤40%；④未出现肝性脑病或明显腹水。中期：在 ACLF 早期基础上，病情发展，出现以下两条之一者。①出现肝性脑病（Ⅱ度以下）和/或明显腹水；②有明显出血倾向（有出血点或瘀斑），且 20% <PTA≤30%。

中医诊断标准参照《中医诊断学》[16]、《病毒性肝炎中医辨证标准》[17]制订，证型包括瘀热发黄证、湿热发黄证、气虚瘀黄证、阳虚瘀黄证。

1）证型：瘀热发黄证

主症：①尿黄自利；②皮肤瘙痒，或抓后有出血点，或皮肤灼热；③舌质紫暗，瘀斑瘀点，舌下脉增粗延长。

次症：①口渴但饮水不多；②大便秘结；③鼻齿衄血，或皮肤瘀斑；④胁下痞块；⑤少苔或舌苔薄白或薄黄，脉弦或弦涩。

辨证要求：凡具备主症 3 项，或主症 2 项加次症 2 项，脉象基本符合，可定为本证。

2）证型：湿热发黄证

主症：①身目黄染、小便短黄；②口苦泛恶；③舌苔黄腻。

次症：①面色晦滞；②口干不欲饮；③大便不调；④舌质红、脉弦滑或弦数。

辨证要求：凡具备主症 3 项，或主症 2 项加次症 2 项，脉象基本符合，可定为本证。

3）证型：气虚瘀黄证

主症：①尿黄、身目俱黄，面色晦暗；②乏力纳呆；③神疲懒言；④舌质暗红，舌边齿痕。

次症：①腹胀便溏，恶心呕吐；②口干口苦，胁痛不适；③朱砂掌，蜘蛛痣，或有胁下痞块；④舌体胖大，苔白或白腻、或黄腻、或白滑等，脉弦、或弦滑、或弦涩。

辨证要求：凡具备主症 2 项（其中第一项必备），加次症 2 项，舌脉基本符合，可定为本证。

4）证型：阳虚瘀黄证

主症：①身目黄染、色黄晦暗；②畏寒肢冷；③舌质淡胖或暗红，或舌边有齿痕，舌苔腻或滑、舌苔白或稍黄，脉沉迟。

次症：①纳差腹胀；②便溏或饮冷则泻；③头身困重；④口干不欲饮。

辨证要求：凡具备主症2项，加次症2项，脉象基本符合，可定为本证。

（2）纳入标准

1）符合慢加急性（亚急性）肝衰竭诊断标准的住院患者。

2）有慢性乙型肝炎或乙型肝炎肝硬化发病基础者。

3）在慢性乙型肝炎或乙型肝炎肝硬化基础上重叠感染甲型肝炎病毒（HAV）、戊型肝炎病毒（HEV）、丙型肝炎病毒（HCV）及丁型肝炎病毒（HDV）感染所致慢加急性（亚急性）肝衰竭者。

4）中医辨证属瘀热发黄证、湿热发黄证、气虚瘀黄证、阳虚瘀黄证者。

5）自愿参加本研究并签署知情同意书者。

（3）排除标准

1）急性肝衰竭、亚急性肝衰竭、慢性肝衰竭、慢加急性（亚急性）肝衰竭晚期。

2）其他病因（包括自身免疫性、药物性、酒精性、中毒性、寄生虫性）导致的慢加急性（亚急性）肝衰竭。

3）HIV-Ab阳性者。

4）中医辨证为热毒炽盛证、阴虚瘀黄证、脾虚湿困证、肝郁脾虚证、肝郁气滞证、肝郁血瘀证。

5）妊娠或哺乳期妇女。

6）原发性肝癌患者。

7）合并其他严重的全身性疾病和精神病患者。

8）近3个月内曾参加其他临床试验者。

9）入组时即合并脑水肿、严重感染（包括感染性休克、深部真菌感染、2个部位以上感染、二重感染等）、Ⅰ型肝肾综合征（临床特点：严重、快速、进行性肾衰竭，在几天或2周内出现少尿，血清肌酐≥221μmol/L）、消化道大出血等。

10）不愿合作者。

（4）剔出标准

1）入组后纳入对象不符合纳入标准者。

2）入组后纳入对象未按本研究方案用药者。

3）住院治疗不足2周者。

（5）脱落标准

1）依从性差，不能保证按本研究方案完成研究者。

2）研究过程中违背研究计划或者使用不利于评价疗效的药物者。

（6）脱落病例的处理

1）当受试者脱落后，研究者应尽可能与受试者联系，询问理由、记录最后一次服药时间、完成所能完成的评估项目。

2）脱落病例填写病例脱落原因。

3）所有脱落病例均应将研究病例记录表资料汇总，进行统计分析。疗程过半后脱落者视为疗效可评价病例。疗程不到一半因不良反应脱落者为疗效不可评价病例，可只作不良反应评价。但任何违反研究方案的病例（如违反合并用药、违反入选标准、服药依从性差等），不做疗效与不良反应评价。

4）因不良事件、治疗无效而退出临床研究的病例，研究者应根据受试者实际情况，采取相应的治疗措施。

（7）研究病例的终止

1）受试者依从性差，服药率<80%或>120%者，则终止研究。

2）研究过程中出现不可预料的意外事故，在治疗期间发生死亡、肢体功能残疾、发生某些突发性严重疾病等严重不良事件而无法继续完成本研究者，则终止研究。

3. 治疗方法

（1）西医基础治疗

1）复方甘草酸苷注射液（compound glycyrrhizin injection，160mg），静脉滴注，1次/日。

2）注射用还原型谷胱甘肽（reduced glutathione for injection，1.2g），静脉滴注，1次/日。

3）注射用促肝细胞生长素（80mg），静脉滴注，1次/日。

4）对症支持治疗：重症监护；纠正低蛋白血症；纠正水电解质及酸碱平衡紊乱；高碳水化合物、低脂、适量蛋白质饮食；进食不足者，每日静脉补给足够的液体和维生素，保证每日6272kJ（1500kcal）以上总热量；对 HBVDNA 阳性者，可予核苷类抗病毒药物（拉米夫定、恩替卡韦、阿德福韦酯）治疗。

5）防治并发症：①腹水：控制水和钠盐摄入；应用利尿剂；对于低蛋白血症者，可输注白蛋白、血浆可提高血浆胶体渗透压，促进腹水消退。②肝性脑病：限制蛋白质饮食；视患者的电解质和酸碱平衡情况酌情选择精氨酸、鸟氨酸–门冬氨酸等降氨药物；酌情使用支链氨基酸或支链氨基酸–精氨酸混合制剂以纠正氨基酸失衡；人工肝支持治疗。③脑水肿：有颅内压增高者，给予高渗性脱水剂，如 20% 甘露醇或甘油果糖，但肝肾综合征患者慎用；襻利尿剂（呋塞米），可与渗透性脱水剂交替使用；人工肝支持治疗。④肝肾综合征：限制液体入量，24h 总入量不超过尿量加 500～700ml；大剂量襻利尿剂冲击，可用呋塞米持续泵入；肾灌注压不足者可应用白蛋白扩容或加用特利加压素（terlipressin）等药物；人工肝支持治疗；⑤感染：选用强效抗菌素或联合应用抗生素，同时可加服微生态调节剂。尽可能在应用抗菌素前进行病原体分离及药敏试验，并根据药敏实验结果调整用药。同时注意防治二重感染。⑥消化道出血：对门静脉高压性出血患者，为降低门静脉压力，首选生长抑素，也可使用垂体后叶素；可用三腔管压迫止血；或行内镜下硬化剂注射或套扎治疗止血；内科保守治疗无效时，可急诊手术治疗；对弥漫性血管内凝血患者，可给予新鲜血浆、凝血酶原复合物和纤维蛋白原等补充凝血因子，血小板显著减少者可输注血小板，可酌情给予小剂量低分子肝素或普通肝素，对有纤溶亢进证据者可应用氨甲环酸或止血芳酸等抗纤溶药物。

6）伴随疾病治疗：对所有伴随疾病，按原有治疗方案进行（禁用损肝药物）。

（2）中西医结合治疗方案：治疗组在西医基础治疗的基础上，依据"寒者热之，热者寒之"的中医治则，寒证治疗组加用热性方药，热证治疗组加用寒性方药治疗。寒、热方药组成见表 11-15。其中赤丹退黄颗粒，每次 10g，每日 3 次，温开水冲服。复方茵陈注射液（50ml）静脉滴注，每日 1 次，由中国人民解放军第三〇二医院药学部制剂室提供，生产批号：总制字（2006）F04008 号。其余两个方剂均为中国人民解放军第三〇二医院制剂室生产的水煎液，每日 1 剂，水煎至 260ml，分早晚 2 次温服。连续服用 8 周。

表 11-15　寒、热方药的药物组成

中医辨证	中药复方名称	药物组成
瘀热发黄证	赤丹退黄颗粒	赤芍、丹参、葛根、瓜蒌
湿热发黄证	复方茵陈注射液	茵陈、栀子、黄芩、大黄、白术、甘草
气虚瘀黄证	扶正化瘀解毒方	炙黄芪、炒白术、虎杖、茯苓、丹参、益母草等
阳虚瘀黄证	温阳退黄方	白术、炮附子、白蔻仁、赤芍、茵陈等

4. 观察项目

（1）中医临床症状分级评分：在文献研究的基础上，采用德尔菲法对中医症状分级量化标准进行专家咨询，制定了《ACLF 中医临床症状分级评分表》。将症状分为无、轻、中、重四个等级，评分分别为 0 分、2 分、4 分和 6 分。医生观察患者中医临床症状，依据《ACLF 中医临床症状分级评分表》进行评分。

（2）并发症发生情况：观察记录受试者于入院时、第 4 周和第 8 周治疗结束时腹水、原发性腹膜炎、消化道出血、败血症、肝性脑病、肝肾综合征、电解质紊乱的发生率。

（3）实验室检测指标：受试者于入院时、第 4 周和第 8 周治疗结束时采血双份，分离血清，其中 1 份用于检测血清乙肝病毒标志物（HBsAg、HBsAb、HBeAg、HBeAb、HBcAb）；HBVDNA 定量；肝功能（TBil、DBil、ALT、AST、TP、ALB、GLO、CHE、LDH、ALP、GGT、TBA）；肾功能（BUN、Cr）；凝血功能（PT、PTA、INR、FIB）；电解质（Na、K、Cl）；血常规、尿常规、粪常规、血脂、血糖、甲胎蛋白。

（4）辅助检查项目：心电图、胸片、腹部 B 超；胸部 CT 或腹部 CT。

（5）不良反应：细致观察、记录和分析所有可能的不良反应。

5. 疗效评价

采用西医和中医复合评价方法。西医评价方法主要以病死率、临床总有效率、并发症发生率、MELD 评分及实验室检查指标为评价指标。中医评价方法以中医证候积分和中医症状作为评价指标。

（1）主要评价指标：观察 8 周治疗结束时的患者死亡率、临床总有效率（结局评价）。本团队自拟治疗结局评价标准[12]：分为临床治愈、显效、有效、无效、死亡。①临床治愈：症状消失或基本消失，肝功能正常，或轻微异常（TBil≤34μmol/L，ALT、AST≤1.5ULN），PTA≥60%；②显效：症状明显减轻，肝功能明显好转（TBil 较原水平下降 50% 以上，ALT、AST 较最高检测值下降 50% 以上），或 PTA 较原水平提高 50% 以上，且稳定在 2 周以上，无明显波动者；③有效：症状有所改善，肝功能有所好转（TBil 较原水平下降 25% 以上，ALT、AST 较最高检测值下降 25% 以上），或 PTA 较原水平提高 25% 以上，且稳定在 2 周以上，无明显波动者；④无效：治疗结束后患者症状无改善，TBil、PTA 无恢复甚至加重，或患者病情继续恶化，包括自动出院者；⑤死亡：经治疗无效死亡者。本研究以治疗 8 周末临床总有效率和死亡率为主要评价指标。注：临床总有效率=临床治愈率+显效率+有效率。

（2）次要评价指标

1）治疗 4 周、8 周后肝功能、凝血功能。

2）治疗 4 周、8 周后并发症发生率。

3）治疗 4 周、8 周后 MELD 评分变化：本研究采用 2010 年美国肝病研究学会与美国胃肠病学会联合制定的酒精性肝病诊治指南[18]中的 MELD 公式来计算 ACLF 患者近期 MELD 评分。MELD = 3.8×ln（TBil mg/dl）+11.2×ln（INR）+9.6×ln（Cr mg/dl）+6.4×病因学（胆汁淤积或乙醇为 0，其他为 1）。变量转换：TBil：1mg/dl = 17.1μmol/L；Cr：1mg/dl = 88.4μmol/L。

4）治疗 4 周、8 周后中医临床症状评分。

5）治疗 4 周、8 周后中医证候疗效积分：依据寒证和热证的主症计算中医证候积分。

6）中医证候疗效判定：根据《中药新药临床研究指导原则》[19]，中医证候疗效判定标准设定为：①临床治愈：症状、体征消失或基本消失，证候积分减少≥95%；②显效：症状、体征明显改善，证候积分减少≥70%；③有效：症状、体征均有好转，证候积分减少≥30%；④无效：症状和体征均无明显改善，甚或加重，证候积分减少不足 30%。计算公式（尼莫地平法）为：[（治疗前积分−治疗后积分）/治疗前积分]×100%。

6. 统计分析方法

计量资料的描述采用均数±标准差（$\bar{x}±s$）表示，采用 t 检验或方差分析。对基线不齐的指标，在疗效评价时作为校正因素纳入分析，采用协变量分析。计数资料采用卡方检验。等级资料采用秩和检验。统计分析采用 SPSS17.0 软件。

二、结　果

1. ACLF 患者治疗结局评价

寒证对照组的临床总有效率为 41.83%，治疗组为 69.38%，两组临床总有效率比较有显著性差异（$\chi^2 = 15.0675$，$P<0.01$）。寒证对照组的死亡率为 44.90%，治疗组为 29.60%，两组死亡率比较有显著性差异（$\chi^2 = 4.9115$，$P<0.05$）。五种治疗结局（临床治愈、显效、有效、无效、死亡）比较，寒证对照组与治疗组有显著性差异（秩和检验，$Z = 2.5192$，$P<0.05$）。

热证对照组临床总有效率为 50.51%，治疗组为 74.44%，两组临床总有效率比较有显著性差异（$\chi^2 = 11.7318$，$P<0.01$）。对照组的死亡率为 33.33%，治疗组为 23.71%，两组死亡率比较无显著性差异（$\chi^2 = 2.2227$，$P>0.05$）。热证对照组与治疗组比较，以上五种治疗结局有显著性差异（秩和检验，$Z = -3.3522$，$P<0.01$）。结果见表 11-16 和图 11-9。

表 11-16　ACLF 患者治疗结局评价

项目	寒证患者		热证患者	
	对照组（n,%）	治疗组（n,%）	对照组（n,%）	治疗组（n,%）
临床治愈	12（12.24）	12（12.24）	12（12.12）	24（24.74）
显效	29（29.59）	52（53.06）	29（29.30）	43（44.33）
有效	0（0.00）	4（4.08）	9（9.09）	5（5.15）
无效	13（13.27）	1（1.02）	16（16.16）	2（2.06）
死亡	44（44.90）	29（29.60）	33（33.33）	23（23.71）

2. 寒热方药对 ACLF 患者中医症状及证候的影响差异

（1）寒性方药对 ACLF 热证患者中医症状的影响：治疗前后比较，热证对照组和治疗组患者身目发黄如橘皮、手足心热、尿黄、恶心、口苦、急躁易怒、口干、口渴、全身燥热、胃脘痞满、大便干结、黄苔、舌苔腻共 13 项中医症状均有显著改善（Kruskal-Wallis 秩和检验，$P<0.01$）。

治疗 4 周，热证治疗组患者手足心热、尿黄、恶心、口苦、口干、全身燥热、胃脘痞满、大便干结、黄苔、数脉等中医症状的改善优于对照组（Wilcoxon 秩和检验，$P<0.01$，$P<0.05$）。在治疗 8 周后，治疗组患者身目发黄如橘皮、手足心热、恶心、口苦、急躁易怒、口干、口渴、全身燥热、胃脘痞满、大便干结、舌苔腻、数脉等中医症状的改

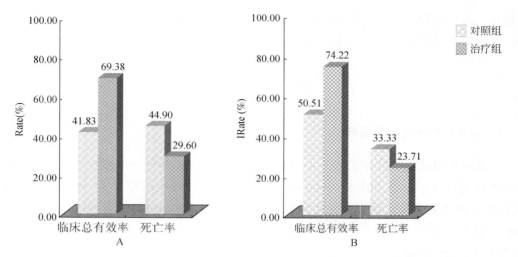

图 11-9　ACLF 患者治疗组与对照组临床总有效率和死亡率的比较

A. 寒证患者对照组与治疗组临床总效率和死亡率的比较；B. 热证患者对照组与治疗组临床总效率和死亡率的比较

善优于对照组（Wilcoxon 秩和检验，$P<0.01$，$P<0.05$）。各中医症状分级评分结果见表 11-17。

　　由此可见，去除西药的干扰作用，寒性方药对 ACLF 热证患者身目发黄如橘皮、手足心热、全身燥热、口干、口苦、口渴、恶心、胃脘痞满、尿黄、大便干结、急躁易怒有显著影响。

　　如图 11-10 中，将中医症状分级评分中 0 分（无）和 2 分（轻度）的发生率相加，4 分（中度）和 6 分（重度）的发生率相加，以时间节点和症状发生率作图，可以明显看出，随着治疗时间的延长，与对照组比较，治疗组患者身目发黄如橘皮、手足心热、尿黄、恶心、口苦、腹胀、急躁易怒、口干、口渴、全身燥热、胃脘痞满的无和轻度症状（0 分+2 分）明显升高，中度和重度症状（4 分+6 分）明显下降（Wilcoxon 秩和检验，$P<0.01$，$P<0.05$）。图 11-10 列出了寒性方药对 ACLF 热证患者的 3 个中医症状（身目发黄如橘皮、手足心热和尿黄）随着治疗时间的延长而逐渐改善的趋势。

　　（2）热性方药对 ACLF 寒证患者中医症状的影响：治疗前后比较，寒证对照组和治疗组患者面色晦暗、身目发黄如烟熏、乏力、神疲懒言、食欲减退、恶心、腹胀、肢体困重、舌苔腻共 9 项中医症状均有显著改善（Kruskal- Wallis 秩和检验，$P<0.01$，$P<0.05$）。此外，治疗组还改善了畏寒肢冷（Kruskal- Wallis 秩和检验，$P<0.05$）。

　　治疗 4 周，寒证治疗组患者乏力、神疲懒言、舌苔腻的改善优于对照组（Wilcoxon 秩和检验，$P<0.01$，$P<0.05$）。治疗 8 周，寒证治疗组对畏寒肢冷、面色晦暗、身目发黄如烟熏、乏力、舌苔湿润的改善优于对照组（Wilcoxon 秩和检验，$P<0.05$）。对食欲减退、恶心、腹胀、肢体困重，两组比较无显著性差异（$P<0.05$）。表 11-18 列出了 ACLF 寒证患者治疗前后各中医症状分级评分结果。

表 11-17 寒性方药显著改善的中医症状

中医症状	治疗时间(w)	对照组						治疗组						Z	P
		0分 (N,%)	2分 (N,%)	4分 (N,%)	6分 (N,%)	χ^2	P	0分 (N,%)	2分 (N,%)	4分 (N,%)	6分 (N,%)	χ^2	P		
身目发黄如橘皮	0	26 (26.00)	0 (0.00)	23 (23.00)	51 (51.00)			15 (15.00)	3 (3.00)	29 (29.00)	53 (53.00)			-0.825 8	0.408 9
	4	22 (28.95)	8 (10.53)	24 (31.58)	22 (28.95)			17 (20.48)	21 (25.30)	32 (38.55)	13 (15.66)			0.830 0	0.406 5
	8	28 (42.42)	16 (24.24)	12 (18.18)	10 (15.15)			37 (52.11)	23 (32.39)	9 (12.68)	2 (2.82)			1.965 1	0.049 4
	χ^2					22.774 2						74.824 8			
	P					<0.000 1						<0.000 1			
手足心热	0	55 (55.00)	23 (23.00)	19 (19.00)	3 (3.00)			44 (44.00)	29 (29.00)	25 (25.00)	2 (2.00)			-1.384 3	0.166 3
	4	54 (71.05)	11 (14.47)	10 (13.16)	1 (1.32)			70 (84.34)	8 (9.64)	5 (6.02)	0 (0.00)			2.085 7	0.037 0
	8	60 (90.91)	5 (7.58)	1 (1.52)	0 (0.00)			70 (98.59)	1 (1.41)	0 (0.00)	0 (0.00)			2.032 7	0.042 1
	χ^2					25.108 4						70.474 4			
	P					<0.000 1						<0.000 1			
尿黄	0	2 (2.00)	0 (0.00)	13 (13.00)	85 (85.00)			1 (1.00)	1 (1.00)	11 (11.00)	87 (87.00)			-0.399 9	0.689 2
	4	2 (2.63)	16 (21.05)	27 (35.53)	31 (40.79)			6 (7.23)	25 (30.12)	28 (33.73)	24 (28.92)			2.048 2	0.040 5
	8	18 (27.27)	27 (40.91)	10 (15.15)	11 (16.67)			23 (33.33)	36 (52.17)	8 (11.59)	2 (2.90)			1.959 3	0.050 1
	χ^2					96.751 1						144.445 7			
	P					<0.000 1						<0.000 1			
恶心	0	40 (40.00)	34 (34.00)	16 (16.00)	10 (10.00)			33 (33.00)	38 (38.00)	20 (20.00)	9 (9.00)			-0.826 4	0.408 6
	4	51 (67.11)	21 (27.63)	3 (3.95)	1 (1.32)			68 (81.93)	15 (18.07)	0 (0.00)	0 (0.00)			2.271 5	0.023 1
	8	52 (78.79)	13 (19.70)	1 (1.52)	0 (0.00)			67 (94.37)	4 (5.63)	0 (0.00)	0 (0.00)			2.696 7	0.007 0
	χ^2					34.259 2						89.925 2			
	P					<0.000 1						<0.000 1			

续表

中医症状	治疗时间(w)	对照组 0分 (N,%)	2分 (N,%)	4分 (N,%)	6分 (N,%)	治疗组 0分 (N,%)	2分 (N,%)	4分 (N,%)	6分 (N,%)	Z	P
口苦	0	25 (25.00)	33 (33.00)	31 (31.00)	11 (11.00)	19 (19.19)	36 (36.36)	34 (34.34)	10 (10.10)	0.580 2	0.561 8
	4	29 (38.16)	29 (38.16)	13 (17.11)	5 (6.58)	39 (46.99)	38 (45.78)	5 (6.02)	1 (1.20)	2.021 3	0.043 3
	8	49 (74.24)	12 (18.18)	4 (6.06)	1 (1.52)	63 (88.73)	6 (8.45)	2 (2.82)	0 (0.00)	2.199 4	0.027 8
	χ^2	41.997 6				87.972 6					
	P	<0.000 1				<0.000 1					
急躁易怒	0	66 (66.00)	24 (24.00)	8 (8.00)	2 (2.00)	68 (68.00)	20 (20.00)	11 (11.00)	1 (1.00)	0.184 1	0.853 9
	4	55 (72.37)	16 (21.05)	3 (3.95)	2 (2.63)	70 (84.34)	12 (14.46)	1 (1.20)	0 (0.00)	1.933 9	0.053 1
	8	59 (89.39)	6 (9.09)	0 (0.00)	1 (1.52)	69 (97.18)	2 (2.82)	0 (0.00)	0 (0.00)	2.323 9	0.020 1
	χ^2	11.886 7				25.282 1					
	P	0.002 6				<0.000 1					
口干	0	21 (21.00)	39 (39.00)	29 (29.00)	11 (11.00)	20 (20.00)	38 (38.00)	38 (38.00)	4 (4.00)	0.107 1	0.914 7
	4	28 (36.84)	30 (39.47)	17 (22.37)	1 (1.32)	48 (57.83)	26 (31.33)	9 (10.84)	0 (0.00)	2.873 4	0.004 1
	8	51 (77.27)	11 (16.67)	4 (6.06)	0 (0.00)	68 (95.77)	3 (4.23)	0 (0.00)	0 (0.00)	3.226 3	0.001 3
	χ^2	53.219 4				99.929 4					
	P	<0.000 1				<0.000 1					
口渴	0	41 (41.00)	27 (27.00)	28 (28.00)	4 (4.00)	38 (38.00)	26 (26.00)	35 (35.00)	1 (1.00)	-0.423 8	0.671 7
	4	41 (53.95)	21 (27.63)	12 (15.79)	2 (2.63)	47 (56.63)	30 (36.14)	6 (7.23)	0 (0.00)	0.915 9	0.359 7
	8	49 (74.24)	10 (15.15)	7 (10.61)	0 (0.00)	62 (87.32)	6 (8.45)	3 (4.23)	0 (0.00)	1.968 5	0.049 0
	χ^2	18.965 1				46.592 1					
	P	<0.000 1				<0.000 1					

续表

中医症状	治疗时间(w)	对照组 0分(N,%)	2分(N,%)	4分(N,%)	6分(N,%)	治疗组 0分(N,%)	2分(N,%)	4分(N,%)	6分(N,%)	Z	P
全身燥热	0	58 (58.00)	32 (32.00)	10 (10.00)	0 (0.00)	60 (60.00)	32 (32.00)	8 (8.00)	0 (0.00)	0.368 3	0.712 7
	4	54 (71.05)	13 (17.11)	7 (9.21)	2 (2.63)	76 (91.57)	7 (8.43)	0 (0.00)	0 (0.00)	3.479 7	0.000 5
	8	59 (86.76)	6 (8.82)	3 (4.41)	0 (0.00)	69 (97.18)	2 (2.82)	0 (0.00)	0 (0.00)	2.287 3	0.022 2
	χ^2	14.462 7				46.926 4					
	P	0.000 7				<0.000 1					
胃脘痞满	0	35 (35.00)	30 (30.00)	20 (20.00)	15 (15.00)	34 (34.00)	27 (27.00)	29 (29.00)	10 (10.00)	-0.113 4	0.909 7
	4	30 (39.47)	26 (34.21)	12 (15.79)	8 (10.53)	51 (61.45)	23 (27.71)	7 (8.43)	2 (2.41)	3.096 9	0.002 0
	8	47 (71.21)	10 (15.15)	5 (7.58)	4 (6.06)	63 (88.73)	8 (11.27)	0 (0.00)	0 (0.00)	2.772 9	0.005 6
	χ^2	20.549 6				59.768 2					
	P	<0.000 1				<0.000 1					
大便干结	0	60 (60.00)	22 (22.00)	15 (15.00)	3 (3.00)	57 (57.00)	24 (24.00)	16 (16.00)	3 (3.00)	-0.389 1	0.697 2
	4	60 (78.95)	11 (14.47)	4 (5.26)	1 (1.32)	76 (91.57)	5 (6.02)	2 (2.41)	0 (0.00)	2.257 9	0.024 0
	8	59 (89.39)	6 (9.09)	1 (1.52)	0 (0.00)	69 (97.18)	2 (2.82)	0 (0.00)	0 (0.00)	-5.869 2	<0.000 1
	χ^2	20.669 6				52.895 2					
	P	<0.000 1				<0.000 1					

注：治疗前后比较，Kruskal-Wallis 秩和检验；与对照组比较，Wilcoxon 秩和检验

· 257 ·

表11-18 热性方药显著改善的中医症状

中医症状	治疗时间(W)	对照组				治疗组				Z	P
		0分(N,%)	2分(N,%)	4分(N,%)	6分(N,%)	0分(N,%)	2分(N,%)	4分(N,%)	6分(N,%)		
畏寒肢冷	0	69 (69.70)	24 (24.24)	4 (4.04)	2 (2.02)	77 (79.38)	11 (11.34)	7 (7.22)	2 (2.06)	-1.297 1	0.194 6
	4	62 (84.93)	0 (0.00)	11 (15.07)	0 (0.00)	74 (88.10)	3 (3.57)	7 (8.33)	0 (0.00)	0.673 7	0.500 5
	8	43 (82.69)	2 (3.85)	7 (13.46)	0 (0.00)	62 (93.94)	4 (6.06)	0 (0.00)	0 (0.00)	2.060 5	0.039 4
	χ^2	3.961 1				7.579 6					
	P	0.138 0				0.022 6					
面色晦暗	0	8 (8.08)	34 (34.34)	48 (48.48)	9 (9.09)	16 (16.49)	28 (28.87)	44 (45.36)	9 (9.28)	-0.766 2	0.443 6
	4	6 (8.22)	33 (45.21)	27 (36.99)	7 (9.59)	15 (17.86)	36 (42.86)	32 (38.10)	1 (1.19)	1.750 0	0.080 1
	8	12 (23.08)	24 (46.15)	12 (23.08)	4 (7.69)	25 (37.88)	29 (43.94)	12 (18.18)	0 (0.00)	2.123 9	0.033 7
	χ^2	10.418 1				24.820 7					
	P	0.005 5				<0.000 1					
身目发黄如烟熏	0	27 (27.27)	15 (15.15)	33 (33.33)	24 (24.24)	29 (29.90)	15 (15.46)	25 (25.77)	28 (28.87)	0.014 4	0.988 5
	4	17 (23.29)	22 (30.14)	24 (32.88)	10 (13.70)	23 (27.38)	25 (29.76)	30 (35.71)	6 (7.14)	0.853 6	0.393 3
	8	17 (34.00)	17 (34.00)	11 (22.00)	5 (10.00)	31 (46.97)	25 (37.88)	8 (12.12)	2 (3.03)	2.009 0	0.044 5
	χ^2	6.361 1				21.593 3					
	P	0.041 6				<0.000 1					
无力	0	0 (0.00)	22 (22.22)	48 (48.48)	29 (29.29)	0 (0.00)	22 (22.68)	46 (47.42)	29 (29.90)	0.017 7	0.985 9
	4	13 (17.81)	22 (30.14)	25 (34.25)	13 (17.81)	15 (17.86)	44 (52.38)	17 (20.24)	8 (9.52)	2.125 5	0.033 5
	8	18 (34.62)	19 (36.54)	10 (19.23)	5 (9.62)	30 (45.45)	30 (45.45)	2 (3.03)	4 (6.06)	1.979 0	0.047 8
	χ^2	39.166 2				89.075 0					
	P	<0.000 1				<0.000 1					

中医症状	治疗时间(w)	对照组						治疗组						Z	P
		0分(N,%)	2分(N,%)	4分(N,%)	6分(N,%)	χ^2	P	0分(N,%)	2分(N,%)	4分(N,%)	6分(N,%)	χ^2	P		
神疲懒言	0	14(14.14)	44(44.44)	29(29.29)	12(12.12)			20(20.62)	40(41.24)	26(26.80)	11(11.34)			-0.8345	0.4040
	4	28(38.36)	26(35.62)	15(20.55)	4(5.48)			52(61.90)	23(27.38)	6(7.14)	3(3.57)			3.1295	0.0018
	8	38(73.08)	10(19.23)	2(3.85)	2(3.85)			54(81.82)	8(12.12)	4(6.06)	0(0.00)			1.1212	0.2622
	χ^2			46.1215						66.9530					
	P			<0.0001						<0.0001					
食欲减退	0	5(5.05)	31(31.31)	34(34.34)	29(29.29)			3(3.09)	28(28.87)	30(30.93)	36(37.1)			1.0916	0.2750
	4	18(24.66)	29(39.73)	19(26.03)	7(9.59)			27(32.14)	29(34.52)	22(26.19)	6(7.14)			0.8127	0.4164
	8	31(59.62)	17(32.69)	2(3.85)	2(3.85)			43(65.15)	18(27.27)	1(1.52)	4(6.06)			0.5403	0.5890
	χ^2			64.2501						86.5405					
	P			<0.0001						<0.0001					
恶心	0	41(41.41)	30(30.30)	22(22.22)	6(6.06)			32(32.99)	37(38.14)	26(26.80)	2(2.06)			1.1388	0.2548
	4	49(67.12)	16(21.92)	5(6.85)	3(4.11)			60(71.43)	20(23.81)	3(3.57)	1(1.19)			0.7904	0.4293
	8	44(84.62)	4(7.69)	2(3.85)	2(3.85)			60(90.91)	6(9.09)	0(0.00)	0(0.00)			1.1545	0.2483
	χ^2			27.6120						66.0637					
	P			<0.0001						<0.0001					
腹胀	0	20(20.20)	35(35.35)	27(27.27)	17(17.17)			18(18.56)	30(30.93)	30(30.93)	19(19.59)			0.7265	0.4675
	4	38(52.05)	26(35.62)	7(9.59)	2(2.74)			43(51.19)	32(38.10)	7(8.33)	2(2.38)			0.0000	1.0000
	8	42(80.77)	8(15.38)	0(0.00)	2(3.85)			55(83.33)	5(7.58)	3(4.55)	3(4.55)			0.2239	0.8228
	χ^2			59.1619						71.5747					
	P			<0.0001						<0.0001					
肢体困重	0	19(19.19)	44(44.44)	21(21.21)	15(15.15)			20(20.62)	42(43.30)	21(21.65)	14(14.43)			-0.1718	0.8636
	4	33(45.21)	22(30.14)	15(20.55)	3(4.11)			34(40.48)	41(48.81)	6(7.14)	3(3.57)			0.4224	0.6727
	8	37(71.15)	11(21.15)	2(3.85)	2(3.85)			48(72.73)	15(22.73)	1(1.52)	2(3.03)			0.2695	0.7876
	χ^2			37.3127						50.4008					
	P			<0.0001						<0.0001					

注：治疗前后比较，Kruskal-Wallis 秩和检验；与对照组比较，Wilcoxon 秩和检验

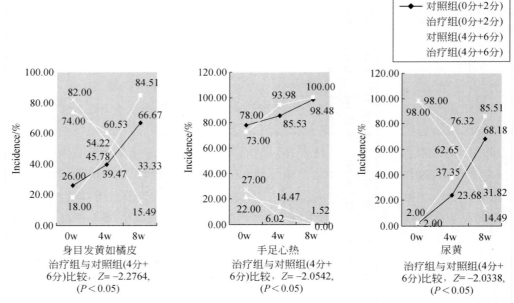

图 11-10　热证患者身目发黄如橘皮、手足心热和尿黄的症状程度随治疗时间延长而改善的情况

　　由此可见，热性方药对 ACLF 寒证患者畏寒肢冷、乏力、神疲懒言、舌苔腻、面色晦暗、身目发黄如烟熏的症状有显著影响。

　　由图 11-11 可以明显看出，随着治疗时间的延长，与对照组比较，治疗组畏寒肢冷、乏力、恶心的无和轻度症状（0 分+2 分）明显升高，中度和重度症状（4 分+6 分）明显下降（Wilcoxon 秩和检验，$P<0.01$，$P<0.05$）。

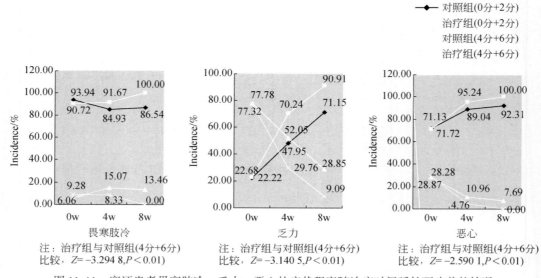

图 11-11　寒证患者畏寒肢冷、乏力、恶心的症状程度随治疗时间延长而改善的情况

（3）寒热方药对 ACLF 患者中医证候积分的改善：与基线比较，无论治疗 4 周还是 8 周，热证对照组与治疗组治疗后证候积分均较治疗前显著降低（$P<0.01$）。组间比较，无论治疗 4 周还是 8 周，热证治疗组较对照组证候积分均明显降低（$P<0.01$，$P<0.05$）。说明，治疗组对中医证候及临床症状的改善较对照组更加显著，结果见表 11-19。

表 11-19　热证两组中医证候积分比较（$\bar{x}\pm s$）

分组	治疗前	治疗 4 周	治疗 8 周
热证对照组	23.120±7.570	16.368±7.746 *	7.712±5.080 *
热证治疗组	23.690±7.831	12.289±5.746 * ▲▲	6.014±3.647 * ▲

注：与基线比较，配对 t 检验，*：$P<0.01$；组间比较，成组 T 检验，▲：P 值 0.05，▲▲：$P<0.01$

与基线比较，寒证对照组和治疗组，两组治疗后证候积分均较治疗前显著降低（$P<0.01$）。组间比较，无论治疗 4 周还是 8 周，热证治疗组较对照组证候积分均明显降低（$P<0.01$，$P<0.05$）。说明，治疗组对中医证候及临床症状的改善较对照组更加显著，结果见表 11-20。

表 11-20　寒证两组中医证候积分比较（$\bar{x}\pm s$）

分组	基线	治疗 4 周	治疗 8 周
寒证对照组	26.130±9.351	18.469±9.879 *	11.269±9.493 *
寒证治疗组	25.917±9.420	14.536±8.280 * ▲▲	8.242±5.332 * ▲

注：与基线比较，配对 t 检验，*：$P<0.01$；组间比较，成组 t 检验，▲：P 值 0.05，▲▲：$P<0.01$

（4）寒热方药对 ACLF 患者中医证候疗效评价的影响：ACLF 热证患者，治疗组与对照组比较以下五种治疗结局有显著性差异（秩和检验，$Z=-2.1164$，$P<0.05$）。对照组临床总有效率为 59.59%，热证治疗组为 72.16%，治疗组较对照组提高 12.57%，两组总有效率比较有显著性差异（$\chi^2=5.3925$，$P<0.05$）。结果见表 11-21。

表 11-21　热证两组中医证候疗效比较（n，%）

分组	临床治愈	显效	有效	无效	死亡
对照组	0（0.00）	32（32.32）	27（27.27）	7（7.07）	33（33.33）
治疗组	2（2.06）	42（43.30）	26（26.80）	4（4.12）	23（23.71）

注：秩和检验，$Z=-2.1164$，$P=0.0343$（双侧）

ACLF 寒证患者，治疗组与对照组比较以下五种治疗结局有显著性差异（秩和检验，$Z=2.1957$，$P<0.05$）。对照组的临床总有效率为 42.85%，治疗组为 63.26%，，治疗组较对照组提高 20.41%，两组总有效率比较有显著性差异（$\chi^2=11.7849$，$P<0.01$）。结果见表 11-22。

表 11-22　寒证两组中医证候疗效比较 (n, %)

分组	临床治愈	显效	有效	无效	死亡
对照组	4 (4.08)	18 (18.36)	20 (20.41)	12 (12.25)	44 (44.90)
治疗组	4 (4.08)	23 (23.47)	35 (35.71)	7 (7.14)	29 (29.60)

注：秩和检验，$Z=2.1957$，$P=0.0281$（双侧）

3. 寒热方药对 ACLF 患者实验室检查指标的影响差异

（1）寒热方药对肝肾功能指标的影响差异：ACLF 热证患者治疗 4 周后，对照组和治疗组 ALT、AST、LDH、DBil、TBA 值均较基线显著降低（$P<0.01$，$P<0.05$），其中治疗组 ALT、AST、DBil 值的下降较对照组显著（$P<0.01$，$P<0.05$）；治疗组和对照组 TP、ALB、CHE 值显著升高（$P<0.01$，$P<0.05$），两组比较无显著性差异（$P>0.05$）；另外，治疗组 TBil 和 IBil 值显著降低（$P<0.01$），而对照组无显著改善（$P>0.05$）。

热证患者治疗 8 周后，对照组和治疗组 ALT、AST、LDH、TBil、DBil、TBA 值均较基线显著降低（$P<0.01$），其中治疗组 AST、TBil、DBil、TBA 值的下降较对照组显著（$P<0.01$，$P<0.05$）；治疗组和对照组 TP、ALB、CHE 值显著升高（$P<0.01$，$P<0.05$），两组比较无显著性差异（$P>0.05$）；另外，治疗组 IBil 和 ALP 值显著降低（$P<0.01$），而对照组无显著改善（$P>0.05$）。结果见表 11-23。

表 11-23　寒性方药对 ACLF 热证患者肝肾功能指标的影响（$\bar{x}\pm s$）

检查指标	分组	治疗前	治疗 4 周	治疗 8 周
ALT (U/L)	对照组	559.15±614.69	66.13±51.11 **	49.49±50.05 **
	治疗组	754.35±712.41	56.72±38.02 ** ▲	39.81±23.69 **
AST (U/L)	对照组	387.35±446.18	98.33±64.16 **	68.92±54.46 **
	治疗组	550.60±587.72	80.41±57.85 ** ▲	52.26±30.81 ** ▲
LDH (U/L)	对照组	254.65±94.88	189.32±58.85 **	180.04±59.63 **
	治疗组	272.95±135.31	167.02±52.14 **	157.61±55.58 **
TP (g/L)	对照组	61.76±9.02	66.58±9.18 **	67.80±11.97 **
	治疗组	62.68±6.80	67.19±8.02 **	70.50±9.33 **
ALB (g/L)	对照组	31.95±4.67	34.99±4.64 **	36.75±5.68 **
	治疗组	32.34±4.62	35.45±5.10 **	37.30±5.27 **
TBil (μmol/L)	对照组	372.81±174.91	322.05±256.40	137.28±166.62 **
	治疗组	339.91±146.53	181.45±168.35 ** ▲▲	57.50±49.16 ** ▲▲
IBil (μmol/L)	对照组	224.57±719.60	134.25±312.88	97.69±398.95
	治疗组	137.99±81.43	75.59±124.17 ** ▲▲	25.62±24.42 ** ▲▲
DBil (μmol/L)	对照组	220.70±93.22	182.10±127.61 *	85.13±104.19 **
	治疗组	204.39±85.92	115.96±99.49 ** ▲▲	36.32±33.23 ** ▲▲

续表

检查指标	分组	治疗前	治疗4周	治疗8周
TBA（μmol/L）	对照组	208.79±96.42	151.46±105.74 **	119.65±109.65 **
	治疗组	209.59±86.24	127.01±111.12 **	67.75±84.73 ** ▲
ALP（U/L）	对照组	150.81±47.77	138.79±40.90	142.60±59.79
	治疗组	159.39±60.20	139.44±64.83	125.31±78.81 ** ▲
GGT（U/L）	对照组	112.34±163.56	83.10±50.29	95.542±99.258
	治疗组	96.714±56.510	103.852±91.277	105.343±110.668
CHE（U/L）	对照组	3645.54±2195.93	4754.58±3216.17 *	4572.17±2836.32 *
	治疗组	4156.87±2130.74	5253.08±2731.78 **	5378.97±2674.20 **
BUN（mmol/L）	对照组	5.193±10.614	5.377±3.740	4.016±1.414
	治疗组	3.774±2.357	4.470±1.990	6.808±18.983
Cr（μmol/L）	对照组	72.495±21.929	79.857±34.849	66.837±16.136
	治疗组	69.696±24.284	75.975±39.190	68.149±14.251

与基线比较，t 检验，* ：$P<0.05$，** ：$P<0.01$；治疗组与对照组（治疗后-治疗前）比较，t 检验，▲：$P<0.05$，▲▲：$P<0.01$。

ACLF 寒证患者治疗 4 周后，对照组和治疗组 ALT、AST、LDH、TBil、IBil、DBil、TBA 值均较基线显著下降（$P<0.01$，$P<0.05$），其中治疗组 AST、TBil、IBil、DBil 的下降值较对照组显著（$P<0.01$，$P<0.05$）；治疗组和对照组 TP、ALB 值显著升高（$P<0.01$，$P<0.05$），两组比较无显著性差异（$P>0.05$）；另外，对照组 CHE 值显著升高（$P<0.01$），而治疗组无显著改善（$P>0.05$）。

寒证患者治疗 8 周后，对照组和治疗组 ALT、AST、LDH、TBil、IBil、DBil、TBA、ALP 值均较基线显著降低（$P<0.01$），其中治疗组 TBA 值的下降较对照组显著（$P<0.05$），对照组 LDH 值的下降较治疗组显著（$P<0.05$）；治疗组和对照组 TP、ALB 值显著升高（$P<0.01$），两组比较无显著性差异（$P>0.05$）；另外，对照组 CHE 值显著升高（$P<0.01$），而治疗组无显著改善（$P>0.05$）。结果见表11-24。

表 11-24　热性方药对 ACLF 寒证患者肝肾功能指标的影响（$\bar{x}±s$）

检查指标	分组	治疗前	治疗4周	治疗8周
ALT（U/L）	对照组	488.49±585.97	55.58±31.80 **	42.41±23.96 **
	治疗组	473.96±652.67	48.08±29.37 **	35.07±19.72 **
AST（U/L）	对照组	348.75±327.86	90.99±60.20 **	64.23±47.87 **
	治疗组	343.38±541.10	73.27±45.14 ** ▲	53.22±36.92 **
LDH（U/L）	对照组	245.92±77.36	187.09±70.14 **	168.84±49.15 **
	治疗组	244.90±67.54	193.93±66.25 **	191.37±42.96 ** ▲

续表

检查指标	分组	治疗前	治疗4周	治疗8周
TP（g/L）	对照组	61.19±6.40	64.95±8.45 **	67.08±8.81 **
	治疗组	61.66±6.75	64.52±8.07 *	67.03±9.01 **
ALB（g/L）	对照组	31.62±2.11	33.57±2.00 *	34.11±1.67 **
	治疗组	32.54±1.79	34.62±2.76 **	38.67±2.40 **
TBil（μmol/L）	对照组	351.69±184.13	257.64±228.52 **	104.12±144.72 **
	治疗组	344.60±163.57	188.59±162.90 ** ▲	91.98±96.86 **
IBil（μmol/L）	对照组	139.42±78.33	104.35±99.97 **	42.35±59.02 **
	治疗组	140.68±83.57	68.89±70.97 ** ▲▲	33.88±40.18 **
DBil（μmol/L）	对照组	211.94±114.91	149.73±135.98 **	63.88±89.50 **
	治疗组	199.16±97.56	112.50±98.75 ** ▲	55.89±59.53 **
TBA（μmol/L）	对照组	197.06±84.75	152.48±116.77 *	97.02±128.20 **
	治疗组	207.24±86.90	131.39±95.70 **	97.26±97.77 ** ▲
ALP（U/L）	对照组	140.83±48.18	135.73±41.52	122.50±42.04 *
	治疗组	151.73±48.68	137.99±49.25	128.00±57.85 **
GGT（U/L）	对照组	102.59±72.27	85.02±59.32	85.49±70.54
	治疗组	100.91±75.77	113.16±130.59	91.33±55.08
CHE（U/L）	对照组	2653.74±1539.38	3876.30±1941.32 **	4098.87±1453.97 **
	治疗组	3607.353±1368.873	4093.50±1837.61	4093.87±1966.02
BUN（mmol/L）	对照组	6.50±13.86	6.61±10.34	4.02±0.99
	治疗组	3.90±1.85	4.46±2.72	4.24±3.24
Cr（μmol/L）	对照组	66.83±20.49	74.34±44.39	66.60±14.88
	治疗组	75.34±29.20	67.74±19.88	65.62±25.99

与基线比较，t检验，*：$P<0.05$，**：$P<0.01$；治疗组与对照组（治疗后–治疗前）比较，t检验，▲：$P<0.05$，▲▲：$P<0.01$

（2）寒热方药对凝血功能指标的影响差异：热证患者无论在治疗4周还是8周，PT、INR值均较基线下降（$P<0.01$），PTA、FIB值均较基线升高（$P<0.01$），且治疗组PT、INR值的下降均较对照组显著（$P<0.01$）。在治疗4周时，治疗组PTA的升高较对照组显著（$P<0.05$）。FIB值两组比较无显著性差异（$P>0.05$）。结果见表11-25。

表11-25　寒性方药对ACLF热证患者凝血功能指标的影响（$\bar{x}±s$）

检查指标	分组	治疗前	治疗4周	治疗8周
PT（s）	对照组	26.25±9.71	20.12±7.56 **	17.14±6.07 **
	治疗组	25.20±6.34	16.62±3.80 ** ▲▲	15.05±3.24 ** ▲▲
PTA（%）	对照组	32.35±6.52	59.05±32.83 **	69.94±32.41 **
	治疗组	32.99±5.58	64.76±24.60 ** ▲	77.39±31.97 **

续表

检查指标	分组	治疗前	治疗 4 周	治疗 8 周
INR	对照组	2.24±0.74	1.75±0.80 **	1.48±0.63 **
	治疗组	2.16±0.71	1.37±0.35 ** ▲▲	1.24±0.28 ** ▲▲
FIB（g/L）	对照组	1.60±0.52	2.72±4.13 **	2.14±0.95 **
	治疗组	1.66±0.64	2.20±0.76 **	2.24±0.77 **

与基线比较，t 检验，*：$P<0.05$，**：$P<0.01$；治疗组与对照组（治疗后–治疗前）比较，t 检验，▲：$P<0.05$，▲▲：$P<0.01$

寒证患者在治疗 4 周后，对照组和治疗组的 PTA 和 INR 值均较基线显著下降（$P<0.01$），两组比较无显著性差异（$P>0.05$）；治疗组 PT 值较基线下降显著（$P<0.01$），对照组 PT 值无显著改善（$P>0.05$）。寒证患者在治疗 8 周后，对照组和治疗组的 PT 、PTA 和 INR 值均较基线显著下降（$P<0.01$），两组比较无显著性差异（$P>0.05$）。对照组 FIB 值在治疗 4 周后升高（$P<0.01$），但是治疗 8 周后又下降至基线水平，治疗组 FIB 值无论 4 周还是 8 周均无显著改善（$P>0.05$）。结果见表 11-26。

表 11-26　热性方药对 ACLF 寒证患者凝血功能指标的影响（$\bar{x}±s$）

检查指标	分组	治疗前	治疗 4 周	治疗 8 周
PT（s）	对照组	24.456±3.670	22.80±17.29	18.26±7.47 **
	治疗组	23.98±4.82	19.18±12.61 ** ▲	18.57±17.60 **
PTA（%）	对照组	33.29±5.72	50.56±20.04 **	59.43±23.42 **
	治疗组	33.18±9.18	56.41±24.96 **	62.88±20.85 **
INR	对照组	2.18±0.42	1.86±0.83 **	1.63±0.97 **
	治疗组	2.01±0.45	1.51±0.48 **	1.38±0.36 **
FIB（g/L）	对照组	1.57±0.42	2.05±0.68 **	1.77±0.71
	治疗组	1.67±0.78	1.874±1.51	1.42±0.65

与基线比较，t 检验，*：$P<0.05$，**：$P<0.01$；治疗组与对照组（治疗后–治疗前）比较，t 检验，▲：$P<0.05$，▲▲：$P<0.01$

（3）寒热方药对 HBV DNA 的影响差异差异：将患者区分为抗病毒治疗与无抗病毒治疗。治疗 8 周结束后，无论是寒证还是热证，采用核苷类抗病毒药物治疗的患者 HBVDNA 均显著降低（$P<0.01$），但是治疗组与对照组比较，均无显著性差异（$P>0.05$）。结果见表 11-27 和表 11-28。没有采用核苷类抗病毒药物治疗的患者 HBVDNA 与基线比较均没有显著变化（$P>0.05$）。

表 11-27　热证患者对照组与治疗组 HBV DNA 载量（log 值）的比较（$\bar{x}\pm s$）

	对照组		治疗组	
	抗病毒治疗	不抗病毒治疗	抗病毒治疗	不抗病毒治疗
病例数（n）	76	23	77	20
基线	6.07±1.38	3.62±1.38	5.44±1.52	3.83±0.98
8 周	2.98±0.65*	3.12±0.46	2.94±0.69*	3.62±1.14

与基线比较，t 检验，*：$P<0.01$

表 11-28　寒证患者对照组与治疗组 HBV DNA 载量（log 值）的比较（$\bar{x}\pm s$）

	对照组		治疗组	
	抗病毒治疗	不抗病毒治疗	抗病毒治疗	不抗病毒治疗
病例数（n）	55	43	61	37
基线	6.26±1.32	2.77±1.13	5.17±1.22	2.571±1.36
8 周	2.14±0.99*	2.20±0.81	3.21±1.10*	2.33±0.69

与基线比较，t 检验，*：$P<0.01$

（4）寒热方药对部分血常规的影响差异：热证患者治疗 4 周后，对照组 BLA 值较基线显著降低（$P<0.05$），但治疗组无显著变化（$P>0.05$）；AFP 值均较基线显著下降（$P<0.05$），治疗组 AFP 下降值较对照组多（$P<0.01$）。治疗 8 周后，AFP 值均较基线显著下降（$P<0.05$），治疗组 AFP 下降值较对照组多（$P<0.01$）。结果见表 11-29。

表 11-29　寒性方药对 ACLF 热证患者血常规指标的影响（$\bar{x}\pm s$）

检查指标	分组	治疗前	治疗 4 周	治疗 8 周
GLU（mmol/L）	对照组	4.87±2.61	3.94±0.85	5.22±1.23
	治疗组	8.14±2.34	4.74±1.22	5.15±1.32
BLA（mmol/L）	对照组	81.45±67.90	42.39±26.09*	50.25±35.09
	治疗组	75.34±61.66	76.93±54.25▲▲	55.01±39.49
AFP（ng/ml）	对照组	147.49±211.81	69.91±55.29*	37.04±31.95*
	治疗组	332.76±124.48▲	68.91±65.33*▲▲	42.10±65.19*▲▲

与基线比较，t 检验，*：$P<0.05$，**：$P<0.01$；治疗组与对照组（治疗后–治疗前）比较，t 检验，▲：$P<0.05$，▲▲：$P<0.01$

寒证患者治疗 4 周后，对照组和治疗组 WBC、N 值均较基线显著下降（$P<0.01$，$P<0.05$），治疗组和对照组 TC 值显著升高（$P<0.01$），两组比较无显著性差异（$P>0.05$）。另外，治疗组 Hb 值显著升高（$P<0.01$），而对照组无显著改善（$P>0.05$）；对照组 RBC 较基线下降（$P<0.01$），而治疗组 RBC 较基线升高（$P<0.01$）。

寒证患者治疗 8 周后，AFP 值均较基线显著降低（$P<0.01$，$P<0.05$），两组比较无显著性差异（$P>0.05$）。治疗组 BLA 较基线显著下降（$P<0.01$），而对照组无显著改善

（$P>0.05$）。结果见表 11-30。

表 11-30　热性方药对 ACLF 寒证患者血常规指标的影响（$\bar{x}\pm s$）

检查指标	分组	治疗前	治疗 4 周	治疗 8 周
GLU（mmol/L）	对照组	5.40±2.61	5.61±1.65	4.58±1.29
	治疗组	4.85±2.35	4.83±1.51	4.80±0.63
BLA（mmol/L）	对照组	52.96±31.17	57.67±61.82	25.93±31.58
	治疗组	63.70±34.88	57.85±44.41	41.43±25.82 **
AFP（ng/ml）	对照组	183.46±234.68	81.57±105.38	29.78±31.99 **
	治疗组	198.27±293.82	70.86±122.95 **	45.47±74.77 **

与基线比较，t 检验，*：$P<0.05$，**：$P<0.01$；治疗组与对照组（治疗后-治疗前）比较，t 检验，▲：$P<0.05$，▲▲：$P<0.01$

4. 寒热方药对 ACLF 患者 MELD 评分的改善情况分析

与基线比较，无论是寒证还是热证患者，各组治疗后 MELD 评分均显著下降（$P<0.01$）；组间比较，无论是寒证还是热证患者，治疗组 MELD 评分均低于对照组（$P<0.01$；$P<0.05$）。结果见表 11-31 和表 11-32。

表 11-31　ACLF 热证患者 MELD 评分比较（$\bar{x}\pm s$）

项目	基线	治疗 4 周	治疗 8 周
对照组	14.112±2.143	12.347±4.026 **	9.290±3.465 **
治疗组	13.315±2.507	10.030±2.350 ** ▲▲	7.880±2.485 ** ▲

注：治疗前后比较 *：$P<0.05$，**：$P<0.01$；组间比较▲：$P<0.05$，▲▲：$P<0.01$

表 11-32　ACLF 寒证患者 MELD 评分比较（$\bar{x}\pm s$）

项目	基线	治疗 4 周	治疗 8 周
对照组	13.280±2.337	11.751±3.026 **	9.020±3.346 **
治疗组	13.559±2.111	10.525±3.023 ** ▲	8.700±3.263 ** ▲

治疗前后比较 *：$P<0.05$，**：$P<0.01$；组间比较▲：$P<0.05$，▲▲：$P<0.01$

5. 寒热方药对 ACLF 患者并发症的改善情况分析

（1）热证患者并发症发生率的比较：与基线比较，热证对照组和治疗组腹水、肝性脑病、原发性腹膜炎、电解质紊乱发生率均显著降低（χ^2 检验，$P<0.01$，$P<0.05$）；治疗 4 周，热证治疗组腹水和原发性腹膜炎的发生率低于对照组（腹水，$\chi^2=5.279$，$P<0.05$；原发性腹膜炎，$\chi^2=4.550$，$P<0.05$）。治疗 8 周，热证治疗组原发性腹膜炎的发生率低于对照组（$\chi^2=4.572$，$P<0.05$）。图 11-12 列出了本研究中发生率最高的并发症

两组间的比较。对照组治疗前有 37 例电解质紊乱患者，治疗结束减少至 20 例；治疗组治疗前有 40 例电解质紊乱患者，治疗结束减少至 8 例；但两组比较没有显著差异（$\chi^2 = 2.2783$，$P>0.05$）。对照组治疗前有 5 例肝性脑病患者，治疗后只有 1 例存活；治疗组治疗前有 4 例肝性脑病患者，治疗后没有存活者；但两组比较没有显著改善（$\chi^2 = 1.1621$，$P>0.05$）。对照组没有消化道出血患者，治疗组有 1 例消化道出血患者，治疗之后好转。对照组有 1 例败血症患者，治疗后好转。两组均没有肝肾综合征患者。

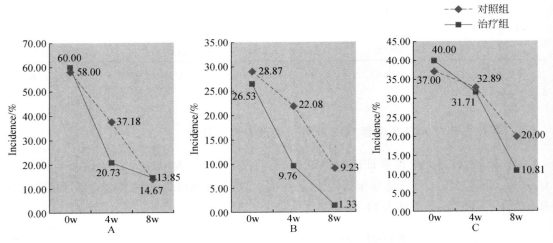

图 11-12　热证患者对照组与治疗组腹水、原发性腹膜炎和电解质紊乱发生率的比较

A. 腹水；B. 原发性腹膜炎；C. 电解质紊乱

（2）寒证患者并发症发生率的比较：与基线比较，寒证对照组和治疗组腹水、肝性脑病、原发性腹膜炎、电解质紊乱发生率均显著降低（χ^2 检验，$P<0.01$，$P<0.05$）；治疗 4 周，治疗组对腹水、原发性腹膜炎的改善优于对照组，且两组比较有显著性差异（腹水 $\chi^2 = 9.033$，$P<0.01$；原发性腹膜炎 $\chi^2 = 4.194$，$P<0.05$）。治疗 4 周，两组电解质紊乱的发生率无显著性差异，但治疗 8 周，治疗组电解质紊乱的发生率远远低于对照组（$\chi^2 = 13.436$，$P<0.01$）。结果见图 11-13。对照组治疗前有 13 例肝性脑病患者，治疗后有 2 例存活，治疗组有 11 例肝性脑病患者，治疗后没有存活。但两组比较没有显著差异（$\chi^2 = 2.6984$，$P>0.05$）。两组没有消化道出血和肝肾综合征患者。对照组有 2 例败血症患者，治疗后好转；治疗组没有败血症患者。

三、讨　论

肝衰竭的治疗目前是采取"药物—人工肝支持—肝脏移植"综合治疗模式。肝衰竭最有效的方法是原位肝移植，肝移植显著提高了肝衰竭的近期生存率，但对其远期生存率目前尚不清楚。由于供体短缺、价格昂贵及术后长期免疫抑制等问题使肝移植在现阶

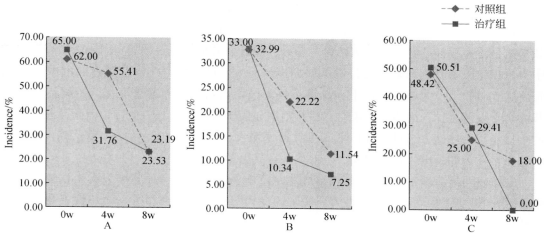

图 11-13　寒证患者对照组与治疗组腹水、原发性腹膜炎和电解质紊乱发生率的比较

A. 腹水；B. 原发性腹膜炎；C. 电解质紊乱

段还不可能成为治疗肝衰竭的常规治疗方法。生物人工肝系统一度让我们看到攻克本病的希望，但因其血源匮乏，病情易于反复，再次让本病的治疗陷入困境。因此，提高肝衰竭的内科治愈率非常必要，最大限度改善患者生存质量，延长存活期，是非常关键和迫切的问题[20~22]。

1. 寒热方药对 ACLF 的临床有效性分析

在本研究中，ACLF 寒证对照组和热证对照组患者临床总有效率不同（41.83% vs. 50.51%），死亡率也相差较大（44.90% vs. 33.33%），说明寒热证候属性不同的患者采用相同的治疗方案其治疗结局不同，在一定程度上提示中医寒热辨证有其合理性。

ACLF 寒证患者，在西医基础治疗基础上加用热性方药，临床总有效率提高了27.55%（$P<0.01$），死亡率降低 15.30%（$P<0.05$）。热证患者，在西医基础治疗基础上加用寒性方药，临床总有效率提高了 23.73%（$P<0.01$），两组死亡率比较虽然没有显著性差异，但是热证治疗组较对照组死亡率仍然降低了 9.62%。本研究结果表明，依据中医"寒者热之，热者寒之"治疗法则，采用中西医结合的治疗方案，有助于提高临床疗效，降低死亡率。

2. 寒热方药对 ACLF 患者中医症状的影响分析

对于 ACLF 热证患者，对照组和治疗组共同改善的症状有 13 项（身目发黄如橘皮、手足心热、尿黄、恶心、口苦、急躁易怒、口干、口渴、全身燥热、胃脘痞满、大便干结、黄苔、舌苔腻），且在治疗过程中，治疗组以上症状的减少或减轻要优于对照组。治疗组显著改善而对照组无显著变化的症状有 2 项（舌红和数脉）。因此，去除西药的干扰作用，寒性方药对 ACLF 热证患者以上 15 项症状均有显著影响。

对于 ACLF 寒证患者，对照组和治疗组共同改善的症状有 9 项（面色晦暗、身目发黄如烟熏、乏力、神疲懒言、食欲减退、恶心、腹胀、肢体困重、舌苔腻），且在治疗过程中，治疗组患者面色晦暗、身目发黄如烟熏、乏力、神疲懒言、舌苔腻症状的减少或减轻要优于对照组。此外，治疗组还改善了畏寒肢冷而对照组无显著变化。两组治疗前舌苔湿润无显著差异，而治疗结束时，治疗组明显优于对照组（P<0.05）。因此，去除西药的干扰作用，热性方药对 ACLF 寒证患者畏寒肢冷、乏力、神疲懒言、舌苔腻、面色晦暗、身目发黄如烟熏、舌苔湿润共 7 项症状有显著影响。

寒性方药显著影响的 15 项症状与热性方药显著影响的 7 项症状中只有 1 项相同，即舌苔腻，其余 21 项均不同，寒性方药影响的症状基本上与热证相关，而热性方药影响的症状多与寒证和湿证相关。

3. 遵循"寒者热之、热者寒之"治疗法则提高了 ACLF 患者中医证候疗效

中医证候是中医药临床试验疗效评价的主要结局指标[23]，为提高中医证候疗效评价的客观性，现多采用以证候积分的形式进行。它是以可用于疗效评价的证候征象即主要中医症状构成综合指标，加权求和计算证候积分，以观察治疗前后变化[24]。

本研究中，无论是 ACLF 热证患者还是寒证患者，无论对照组还是治疗组治疗后证候积分均较治疗前显著改善；且治疗组对中医证候及临床症状的改善均较对照组更加显著。无论是 ACLF 热证患者还是寒证患者，治疗组与对照组比较五种治疗结局均有显著性差异（P<0.05），且热证患者治疗组较对照组临床总有效率提高 12.57%（P<0.05），寒证患者治疗组较对照组临床总有效率提高 20.41%（P<0.01）。由此可见，遵循"寒者热之、热者寒之"治疗法则，无论是 ACLF 寒证还是热证患者，中医证候积分和中医证证候治疗结局均较西医基础治疗改善显著。

4. 寒热方药对 ACLF 患者实验室检查指标的影响分析

对于 ACLF 热证患者，对照组和治疗组共同改善的指标有 17 项，其中 ALT、AST、LDH、TBil、DBil、TBA、PT、INR、AFP 值均较基线显著降低；TP、ALB、CHE、PTA、FIB 均较基线显著升高。并且在治疗过程中，治疗组 ALT、AST、TBil、DBil、TBA、PT、INR、AFP 值的下降；PTA 的升高较对照组显著。治疗组显著改善而对照组无显著变化的症状有 2 项，其中 IBil 和 ALP 值均较基线显著降低。因此，去除西药的干扰作用，寒性方药对 ACLF 热证患者 ALT、AST、ALP、TBil、DBil、IBil、TBA、PT、PTA、INR、AFP、以上 11 项指标均有显著影响。

对于 ACLF 寒证患者，对照组和治疗组共同改善的指标有 17 项，其中 ALT、AST、LDH、TBil、IBil、DBil、TBA、ALP、PT、INR 和 AFP 值均较基线显著降低；PTA、TP、ALB 均较基线显著升高。并且在治疗过程中，治疗组 AST、TBil、IBil、DBil、TBA、PT

值的下降较对照组显著。因此，去除西药的干扰作用，热性方药对 ACLF 寒证患者 AST、TBil、IBil、DBil、TBA、PT 以上指标均有显著影响。

HBV 感染所致 ACLF 患者一般均存在较顽固黄疸或凝血功能障碍[68,86]。寒性方药在改善患者肝脏损害程度（ALT、AST），缓解胆汁淤积（TBil、IBil、DBil、ALP、TBA），改善凝血功能（PT、PTA、INR）方面均较西医基础治疗有显著改善。热性方药对寒证患者血清转氨酶（AST）、胆红素（TBil、IBil、DBil）、胆汁酸（TBA）和凝血酶原时间（PT）等指标的改善均较西医基础治疗显著。提示寒、热方药均有保肝抗感染、改善肝脏损害，促进胆汁排泄，减轻胆汁淤积及改善凝血功能的作用。

5. 寒热方药对 ACLF 患者 MELD 评分及常见并发症的改善情况

乙型肝炎相关肝衰竭预后影响因素众多，年龄、血肌酐、血清总胆红素水平、凝血酶原活动度、并发症等对预后的影响已得到公认[25,26]。评估肝衰竭的预后对制订整体的治疗方案尤其重要。自 2000 年美国 Malinchoc 和 Kamath 等[27]最初创立终末期肝病模型（MELD）评分以来，随后的研究证实其为不同的终末期肝病近期与远期生存率的预测指标[28]，MELD 可较为准确地判断肝衰竭或终末期肝病患者 1 周、3 个月、1 年的病死率[29,30]，其分值越高死亡危险度就越高，MELD≥40 分者病死率为 100%。2002 年美国器官分配网络（UNOS）正式将 MELD 评分作为确定肝移植器官分配优先权的标准[31]。目前 MELD 评分已广泛用于评估病毒性肝炎、酒精性肝炎、肝功能衰竭、肝癌患者的预后[32~34]。本研究显示，在西医基础治疗的基础上，遵循"寒者热之、热者寒之"治疗法则加用寒热方药，显著降低了 ACLF 患者的 MELD 评分。

腹水、原发性腹膜炎、电解质紊乱、消化道出血、肝性脑病和肝肾综合征是肝衰竭的常见并发症[35,36]。本研究显示，在 ACLF 早中期并发症的发生以腹水、电解质紊乱和原发性腹膜炎为主，在西医基础治疗的基础上，遵循"寒者热之、热者寒之"治疗法则加用寒热方药，显著降低了 ACLF 患者并发症的发生率。说明，中药寒热辨证施治对 ACLF 患者的预后及并发症有很大影响。

本研究从治疗结局、中医症状及中医证候、实验室指标、MELD 评分和并发症改善，5 个方面说明遵循"寒者热之、热者寒之"治疗法则提高了对 ACLF 患者的临床疗效。ACLF 患者病情发展迅速，预后凶险。因此，尽可能早期采取积极有效的内科综合治疗，对提高患者生存率和生存质量，避免医疗资源浪费具有重要意义。

参 考 文 献

[1] 刘建平. 循证医学与中医疗效评价. 中医杂志，2007，48（1）：26~28

[2] 中华医学会传染病与寄生虫病学分会、肝病学分会联合的修订. 病毒性肝炎防治方案. 肝脏，2000，5（4）：257~263

[3] 陈国定. 试论药性学说的形成及其临床应用规律. 湖北中医学院学报，2004，6（1）：32~33

［4］ Klaus Backhaus, Bernd Erichson, Wulff Plinke, et al. Multivariate Statistical Analysis, Shanghai People's Publishing House, 2009：235~284

［5］ AP Lu, SS Zhang, QL Zha, et al. Relationship among gastric mucosa CD4, CD8 cells infiltration, HP infection and symptoms in patients with chronic gastritis. World J Gastroenterol, 2005, 11 (16): 2486~2490

［6］ 候杰泰, 温忠麟, 成子娟. 结构方程模型及其应用. 北京：教育科学出版社, 2004：45

［7］ 王凤云, 唐旭东, 刘燕玲, 等. 慢性乙型肝炎患者中医证型特点及分布差异. 世界华人消化杂志, 2008, 16 (7): 716~720

［8］ 刘绍能, 陶夏平, 王融冰, 等. 慢性乙型肝炎中医证候演变规律研究. 中国中医药科技, 2008, 15 (3): 161

［9］ 肖小河, 王永炎. 从热力学角度审视和研究中医药. 国际生物信息与中医药论丛. 新加坡：新加坡医药卫生出版社, 2004

［10］ 肖小河. 中药药性研究概论. 中草药, 2008, 39 (4): 481~484

［11］ 胡良平. 实用统计分析教程. 北京：军事医学科学出版社, 2001：528

［12］ 周双男, 张宁, 王立福, 等. 中西医结合治疗乙型肝炎相关慢加急性肝衰竭临床研究. 北京中医药, 2011, 30 (8): 574~576

［13］ 扈晓宇, 张扬, 陈果, 等. 大剂量清热化瘀中药对乙型肝炎相关性慢加急性肝衰竭生存影响的前瞻性队列研究. 中西医结合学报, 2012, 2: 2

［14］ 刘慧敏, 王宪波, 王融冰. 基于解毒凉血法的中西医结合方案治疗乙型肝炎慢加急性肝衰竭疗效分析. 中西医结合肝病杂志, 2011, 21 (4): 197~200

［15］ 中华医学会感染病学分会肝衰竭与人工肝学组, 中华医学会肝病学分会重型肝病与人工肝学组. 肝衰竭诊疗指南. 国际流行病学传染病学杂志, 2006, 33 (4): 217~221

［16］ 朱文锋. 中医诊断学. 北京：中国中医药出版社, 2002：513

［17］ 中国中医药学会内科肝病专业委员会. 病毒性肝炎中医辨证标准（试行）. 中医杂志, 1992, 5: 39~40

［18］ O'Shea RS, Dasarathy S, McCullough AJ. Alcoholic liver disease. Am J Gastroenterol, 2010, 105: 14~32

［19］ 郑筱萸. 中药新药临床研究指导原则. 北京：中国医药科技出版社, 2002：150~151

［20］ Bernal W, Auzinger G, Dhawan A, et al. Acute liver failure. Lancet, 2010, 376: 190~201

［21］ Freire P, Romãozinho JM, Amaro P, et al. Prognostic scores in cirrhotic patients admitted to a gastroenterology intensive care unit. Rev Esp Enferm Dig, 2011, 103 (4): 177~83

［22］ Freire P, Romãozinho JM, Amaro P, et al. Prognostic scores in a gastroenterology intensive care unit. Rev Esp Enferm Dig, 2010, 102: 596~601

［23］ 聂慧, 王奇. 基于结局指标相关性的中医证候疗效评价. 中医杂志, 2011, 52 (2): 111~113

［24］ 郑筱萸. 中药新药临床研究指导原则. 北京：中国医药科技出版社, 2002：30

［25］ 江建宁, 周桂英, 黄高明等. 影响重型肝炎患者预后因素的 Cox 模型分. 中华肝脏病杂志, 2000, 8 (4): 245

［26］ WM Ke, YH Ye, S Huang. Discrimnant function for prognostic indexes and probability of death in chronic severe hepatitis B. J Gastroenterol, 2003, 38: 861

［27］ Malinchoc M, Kamath PS, Gordon FD, et al. A model to predict poor survival in patients undergoing transjugular intrahepatic portosystemic shunts. Hepatology, 2000, 31: 864 ~ 871

[28] Kamath PS, Wiesner RH, Malinchoc M, et al. A model to predict survival in patients with end-stage liver disease. Hepatology, 2001, 33: 464 ~ 470

[29] CJ Cai, MQ Lu, YT Cong, et al. An evaluation of the prognosis of patients with chronic severve hepatitis using a model for end-stage liver disease. Chin J Hep (Chin), 2007, 15: 408 ~ 411

[30] Navaneethan U, Jayanthi V. Evaluation of MELD for prediction of mortality in decompensated chronic hepatitis B. Am J Gastroenterol, 2007, 102: 455

[31] Kamath PS, Kim WR. The Model for End-Stage Liver Disease (MELD). Hepatology, 2007, 45: 797 ~ 805

[32] Zaman MB, Hoti E, Qasim A, et al. MELD score as a prognostic model for listing acute liver failure patients for liver transplantation. Transplant Proc, 2006, 38: 2097 ~ 2098

[33] Santori G, Andorno E, Morelli N, et al. MELD score versus conventional UNOS status in predicting short-term mortality after liver transplantation. Transpl Int, 2005, 18: 65 ~ 72

[34] Dunn W, Jamil LH, Brown LS, et al. MELD accurately predicts mortality in patients with alcoholic hepatitis. Hepatology, 2005, 41: 353 ~ 358

[35] 张强, 孙凤霞. 79 例亚急性肝衰竭患者的临床分析. 临床肝胆病杂志, 2012, 28 (1): 53 ~ 54

[36] 曹长安, 邹正升, 李保森, 等. 151 例亚急性重型肝炎患者临床特征与预后分析, 2006, 23 (2): 96 ~ 97

第十二章　基于循证医学证据的中药寒热药性评价指标的筛选

随着中药药性研究思路和方法的不断创新，及现代科学技术的广泛应用，人们已经从生物学系统、生物热力学系统、基因组学、物质基础等方向对中药药性进行了深入的探讨，中药药性的科学内涵也不断被揭示。然而，如何准确客观地辨识药物性质仍然是中药药性研究面临的难题，究其原因是目前没有一个完整的药性评价指标体系，仅从单一指标或单一系统来描述和评价药性是不客观和不全面的。因此，建立中药药性的评价体系是药性研究的必经之路。建立中药寒热药性临床评价指标体系，有以下几个方面的重要意义：①客观表征中药药性的寒热差异；②为揭示中药寒热药性的科学内涵奠定基础；③对中药的临床合理用药具有指导意义；④对组分中药的药性识别具有指导意义；⑤对西药的优化治疗具有临床指导意义。

随着中药药性工作的开展和不断深入，大量的实验数据涌现，传统统计分析方法已经实现研究目的，数据挖掘技术的引入和广泛应用，对中药寒热药性评价指标体系建立起到重要作用。本研究采用贝叶斯网络和决策树数据挖掘技术，对上一章中患者的医疗信息进行分析，对中药寒热药性评价指标进行了初步筛选，为中药寒热药性评价指标体系的建立奠定基础。

第一节　寒热方药与免疫和电化学发光法检测指标的相关性分析

一、材料与方法

1. 病例来源

对上一章前瞻性试验中随访 8 周仍存活且证候寒热属性没有改变的 ACLF 患者进行随机抽样，每组 30 例，共 120 例患者。

2. 观察项目及方法

对 120 例患者使用备用血清检测基线和治疗 8 周结束时环磷酸腺苷（CAMP）、环磷酸鸟苷（cGMP）、cAMP/cGMP、前列腺素 E_2（PGE_2）、超氧化物歧化酶（SOD）、三碘甲状腺原氨酸（T_3）、甲状腺素（T_4）、白介素 2（IL-2）、受体酪氨酸激酶（RTKS）、热休克蛋白 70（HSP-70）、冷休克蛋白（CSP）、肿瘤坏死因子（TNF-α）共 12 项指标。考察寒热方药对以上指标的影响差异。

cAMP、cGMP、IL-2、RTKs、HSP-70、CSP、SOD 采用酶联免疫吸附法（ELISA），PGE_2、TNF-α 采用放射免疫分析法，T3、T4 采用电化学发光法，按试剂盒说明书操作。

3. 仪器及试剂

MODEL680 酶标仪，SN-695 放射免疫分析仪，Elx-800 酶标仪，MODYLAR ANALYTICS E170，cAMP、cGMP、IL-2、RTKs、HSP-70、CSP、SOD、PGE_2（HY-043）放射免疫试剂盒、碘［^{125}I］TNF-α 放射免疫试剂盒、T_3（REF11731360 122）、T_4 试剂盒、SOD（E01S0012）ELISA 试剂盒。

4. 统计分析方法

所有数据采用（均数±标准差）表示，组内和组间比较采用 t 检验，指标相关性采用多元 LOGISTIC 回归，采用 SPSS17.0 软件进行统计分析。

二、结　果

1. 寒性方药对免疫法和电化学法检测指标的影响差异

由表 12-1 可见，虽然两组 SOD 均显著降低，T_3、IL-2 均显著升高，但是两组间比较没有显著性差异（$P>0.05$）。治疗组与对照组相比，cGMP（$P<0.01$）显著升高，cAMP/cGMP 比值（$P<0.05$）和 TNF-α（$P<0.05$）显著下降。说明，寒性方药对 ACLF 热证患者 cGMP、cAMP/cGMP 比值和 TNF-α 有一定影响。

表 12-1　寒性方药对 ACLF 热证患者免疫法和电化学法检测指标的影响（$\bar{x}\pm s$）

检查指标	分组	治疗前	治疗后	治疗后–治疗前
cAMP（pmol/ml）	对照组	780.02±283.27	712.15±283.57	−67.87±188.98
	治疗组	807.96±236.48	694.24±216.83	−113.72±113.47
cGMP（pmol/ml）	对照组	146.01±82.30	124.12±61.00	−21.85±76.43
	治疗组	122.74±64.22	165.67±70.18 *	42.93±44.75 ▲▲
cAMP/cGMP	对照组	7.74±7.66	7.07±5.47	−0.55±8.29
	治疗组	7.87±3.62	4.63±1.82 *	−3.23±3.16 ▲
PGE_2（pg/ml）	对照组	74.35±26.61	76.47±27.75	2.12±31.36
	治疗组	89.31±48.76	73.64±45.60	−16.12±56.71

续表

检查指标	分组	治疗前	治疗后	治疗后–治疗前
SOD （μg/ml）	对照组	5.17±4.77	3.59±2.76*	−1.58±3.26
	治疗组	4.83±2.07	3.01±1.01*	−1.82±2.05
T_3 （nmol/L）	对照组	1.05±0.31	1.38±0.44**	0.33±0.32
	治疗组	1.11±0.28	1.40±0.57*	0.29±0.56
T_4 （nmol/L）	对照组	93.70±32.09	84.99±31.59	−9.36±27.08
	治疗组	86.98±35.42	82.79±24.47	−6.17±34.30
IL-2 （pg/ml）	对照组	145.82±86.49	160.43±116.35*	14.62±90.62
	治疗组	127.28±47.45	156.28±42.08*	29.01±47.93
RTKS （ng/ml）	对照组	242.33±140.54	159.32±94.47	−64.7±118.18
	治疗组	288.20±179.33	230.01±112.93	−62.2±124.68
HSP-70 （pg/ml）	对照组	246.40±100.78	206.48±67.03	−39.91±73.85
	治疗组	254.44±86.82	252.06±157.12	−2.39±161.28
CSP （ng/ml）	对照组	136.00±80.93	107.71±74.26	−28.30±78.27
	治疗组	135.46±101.56	119.13±84.44	−16.32±58.52
TNF-α （ng/ml）	对照组	1.26±0.53	1.19±0.46	−0.07±0.53
	治疗组	1.433±0.468	0.959±0.374**	−0.47±0.62▲

与基线比较，t 检验，*：$P<0.05$，**：$P<0.01$；治疗组与对照组（治疗后–治疗前）比较，t 检验，▲：$P<0.05$，▲▲：$P<0.01$

2. 热性方药对免疫法和电化学法检测指标的影响差异

由表 12-2 可见，治疗组与对照组比较，显著升高了 cAMP、cAMP/cGMP 比值和 IL-2（$P<0.01$），升高了 T_3（$P=0.085$）、PGE_2（$P=0.054$）和 SOD（$P=0.055$）。说明，热性方药对 ACLF 寒证患者的 cAMP、cAMP/cGMP 比值、IL-2、PGE_2、SOD 和 T_3 均有一定影响。

表 12-2　热性方药对 ACLF 寒证患者免疫法和电化学法检测指标的影响（$\bar{x}±s$）

检查指标	分组	治疗前	治疗后	治疗后–治疗前
cAMP （pmol/ml）	对照组	588.06±193.49	620.76±213.47	32.70±174.42
	治疗组	670.06±257.19	902.94±374.60*	226.89±223.94▲▲
cGMP （pmol/ml）	对照组	193.99±53.01	170.61±48.31	−20.58±55.06
	治疗组	200.33±88.62	174.02±85.15	−28.67±41.96
cAMP/cGMP	对照组	3.16±1.15	3.41±1.82	0.17±1.79
	治疗组	3.87±1.59	6.26±3.75**	2.48±2.99▲▲

续表

检查指标	分组	治疗前	治疗后	治疗后–治疗前
PGE_2（pg/ml）	对照组	47.90±50.32	62.66±30.73	14.76±35.53
	治疗组	53.97±23.05	81.14±42.12 **	27.26±35.55
SOD（μg/ml）	对照组	2.75±1.82	3.69±2.37	0.94±1.62
	治疗组	3.01±1.00	4.98±2.45 **	1.98±2.63
T_3（nmol/L）	对照组	0.71±0.22	1.32±0.34 **	0.61±0.37
	治疗组	0.79±0.28	1.61±0.67 **	0.83±0.57 **
T_4（nmol/L）	对照组	76.50±31.05	70.64±25.20	−5.87±30.93
	治疗组	86.98±35.42	81.43±29.57	−5.56±32.52
IL-2（pg/ml）	对照组	149.46±81.47	128.30±71.92	−21.16±58.58
	治疗组	150.34±64.04	169.29±54.49	18.95±47.45 ▲▲
RTKS（ng/ml）	对照组	368.95±186.57	386.33±269.52	26.34±144.47
	治疗组	336.02±170.84	276.62±147.27	−59.13±80.71
HSP-70（pg/ml）	对照组	294.39±133.42	243.63±141.36	−50.75±85.82
	治疗组	304.14±110.72	261.85±93.74	−42.29±71.52
CSP（ng/ml）	对照组	217.69±95.35	173.83±95.81	−43.86±90.10
	治疗组	215.17±121.78	171.05±100.03	−44.12±69.11
TNF-α（ng/ml）	对照组	1.32±0.39	1.15±0.32	−0.17±0.48
	治疗组	1.21±0.48	1.10±0.29	−0.11±0.43

与基线比较，t 检验，*：$P<0.05$，**：$P<0.01$；治疗组与对照组（治疗后–治疗前）比较，t 检验，▲：$P<0.05$，▲▲：$P<0.01$

3. 寒热方药 ACLF 患者实验室检查指标的多元 Logistic 回归分析

对以上 120 ACLF 例患者基线和治疗 8 周结束时的肝功能、肾功能、凝血功能、血常规、血糖、血脂、电解质指标及免疫法和电化学法检测指标进行分析，采用 Logistic 回归（Logistic regression）分析考察中药寒热药性与以上实验室检查指标的相关性。如果 B=0，OR =1 则治疗方案与该指标无关；如果 B>0，OR>1 则治疗方案与该指标有关，且该指标为危险因子；如果 B<0，OR<1 则治疗方案与该指标有关，且该指标为保护因子。本研究按照统计学原则认为：$P<0.05$，且 B>0，OR>1 的指标与某治疗方案密切相关。

（1）寒性方药与实验室检查指标的多元 Logistic 回归分析。

经过 Logistic 回归分析发现，寒性方药与 cGMP、cAMP/cGMP、ALP、AFP、TNF-α、ALT、AST、TBil、DBil、TBA、INR、PTA 指标密切相关，结果见表12-3。

表 12-3　寒性方药与实验室指标的 Logistic 多元回归分析

指标	回归系数/B	标准误/S_b	Wald/χ^2	OR	P
cGMP	0.938	0.958	5.457	1.371	0.059
cAMP/cGMP	1.586	0.493	10.350	4.885	0.001
ALP	1.312	0.482	7.426	2.269	0.006
AFP	0.868	0.362	5.761	3.420	0.016
TNF-α	2.185	0.557	15.395	8.893	0.000
ALT	1.160	0.344	11.394	3.189	0.001
AST	1.263	0.343	13.512	3.535	0.000
TBil	1.329	0.277	22.952	3.777	0.000
DBil	1.632	0.878	3.456	5.114	0.063
TBA	2.288	1.203	3.619	9.857	0.047
INR	1.148	0.436	6.953	2.317	0.008
PTA	1.914	0.580	10.890	6.777	0.001

（2）热性方药与实验室检查指标的多元 Logistic 回归分析

经过 Logistic 回归分析发现，热性方药与 cAMP、cAMP/cGMP、IL-2、PGE$_2$、SOD、T$_3$、TC、ALB、PTA、INR、AST、TBil、DBil 指标密切相关，结果见表 12-4。

表 12-4　热性方药与实验室指标的多元 Logistic 回归分析

指标	回归系数/B	标准误/S_b	Wald/χ^2	OR	P
ALB	0.752	0.183	16.822	2.122	0.000
PTA	0.980	0.447	4.817	1.375	0.028
TC	4.120	0.809	25.916	61.584	0.000
cAMP	3.651	1.595	5.240	38.524	0.022
cAMP/cGMP	1.056	0.280	14.251	2.873	0.000
IL-2	0.608	0.303	10.546	13.575	0.071
PGE$_2$	1.922	0.779	26.391	2.515	0.000
T$_3$	0.733	0.172	18.219	1.480	0.000
AST	0.697	0.180	14.896	2.498	0.000
SOD	1.759	0.534	10.837	5.805	0.001
TBil	0.462	0.170	7.349	1.587	0.007
IBil	1.399	0.512	7.462	5.247	0.006
INR	1.125	0.430	6.845	3.079	0.009

三、讨　论

1. 寒热方药对 ACLF 患者实验室检查指标的影响差异

对于 ACLF 热证患者，对照组和治疗组共同改善的指标有 3 项，其中 SOD 值均较基线显著降低，T_3、IL-2 值均较基线显著升高，但是两组间比较没有显著性差异（$P>0.05$），提示本研究中寒性方药对 ACLF 热证患者 SOD、T_3 和 IL-2 值没有显著影响。治疗组显著改善而对照组无显著变化的症状有 3 项，其中 cGMP 显著升高（$P<0.01$），cAMP/cGMP 比值和 TNF-α 显著下降（$P<0.05$）。因此，去除西药的干扰作用，寒性方药对 ACLF 热证患者 cGMP、cAMP/cGMP 比值和 TNF-α 均有显著影响。

对于 ACLF 寒证患者，对照组和治疗组共同改善的指标有 1 项，即 T_3 值均较基线显著升高（$P<0.01$），且治疗组在治疗结束时对 T_3 高于对照组（$P=0.085$）。治疗组显著改善而对照组无显著变化的症状有 4 项，其中 cAMP、cAMP/cGMP、PGE_2 和 SOD 比值均较基线显著升高（$P<0.05$，$P<0.01$）。对照组 IL-2 呈下降趋势，治疗组 IL-2 呈上升趋势，两组比较有显著差异（$P<0.01$）。因此，去除西药的干扰作用，热性方药对 ACLF 寒证患者 cAMP、cAMP/cGMP 比值、IL-2、PGE_2、SOD 和 T_3 均有显著影响。

2. 寒热方药对 ACLF 患者指标改善的临床意义

本研究显示，热证患者交感神经-β 受体-cAMP 系统功能亢进，cAMP/cGMP 比值异常升高；寒性方药升高热证患者血清 cGMP 含量，使失常的 cAMP/cGMP 比值恢复正常。寒证患者交感-肾上腺髓质系统功能活动减弱，副交感神经- M 受体- cGMP 系统功能亢进，交感神经递质释放减少，PGE_2 和 cAMP 的合成减少；热性方药提高了 PGE_2 和 cAMP 含量，使 cAMP/cGMP 比值恢复正常。这与以往研究结果一致[1,2]。同时，寒性方药可能通过抑制热证患者体内的 TNF-α，阻断 TNF-α 诱导的肝坏死；热性方药可能提高了 IL-2 含量，抑制了炎性介质或过强的细胞免疫反应对肝细胞的损伤。研究结果也表明，热性方药可以升高寒证患者异常降低的 T_3 水平，增强了基础代谢。热性方药提高了患者血清 SOD 水平，提示热性方药提高了机体清除氧自由基的能力，避免肝细胞膜受损，提高了肝细胞抗氧化损伤的能力。

3. 寒热方药与 ACLF 患者实验室检查指标的相关性分析

本章考察了寒热方药与 43 个实验室检查指标之间的关系，结果发现，寒性方药与 cGMP、cAMP/cGMP、TNF-α、ALP、AFP、ALT、AST、TBil、DBil、TBA、INR、PTA 共 12 个指标密切相关（B>0，OR>1，$P<0.05$）。结合治疗组与对照组 t 检验结果，寒性方药升高了热证患者的 cGMP（$P<0.01$）和 PTA（$P<0.05$）；降低热证患者的 cAMP/cGMP 比值、

和 TNF-α、ALT、AST、TBil、DBil、TBA、ALP、AFP 和 INR（$P<0.05$，$P<0.01$）。

热性方药与 cAMP、cAMP/cGMP、IL-2、PGE$_2$、SOD、T$_3$、TC、ALB、PTA、INR、ALT、TBil、DBil 共 13 个指标密切相关。结合治疗组与对照组 t 检验结果，热性方药显著升高了 cAMP、cAMP/cGMP 比值、TC 和 IL-2（$P<0.01$），升高了 PGE$_2$（$P=0.054$）、SOD（$P=0.055$）、T$_3$（$P=0.080$）、ALB（$P=0.069$）、PTA 值（$P>0.05$）；降低 INR、AST、TBil、DBil 值（$P<0.05$）。

第二节　基于贝叶斯和决策树分析的中药寒热药性评价指标筛选

一、寒热药性贝叶斯网络的建立

1. 材料

采用怀卡托智能分析环境（Waikato Environment for Knowledge Analysis，Weka. http：//www. cs. waikato. ac. nz/ml/weka/），挖掘寒热药性与 120 例 ACLF 患者肝功能、肾功能、凝血功能、血常规、血糖、血脂、电解质指标及免疫法和电化学法检测指标实验室检查指标之间的关联关系，建立寒热药性的贝叶斯网络。

2. 方法

（1）数据预处理：首先，从数据采集系统收集的寒热药性临床数据中，去除缺失关键指标的数据，去除噪声数据，去除离散数据，进而进行 Z 变换，消除由于检测指标间不同量纲对贝叶斯网络分类的影响。

（2）属性选择：采用 Cfs Subset Eval 属性搜索方法，Best First +交叉验证属性评价方法，根据两类数据"分类寒性"和"分类热性"中类内的一致性和类间的差异性进行属性选择。结果从 43 个指标中筛选出 17 个指标与类属性"分类（寒、热）"相关，按照相关性大小依次排序：cAMP、cGMP、cAMP/cGMP、PGE2、SOD、T$_3$、IL-2、TC、TNF-α、ALB、TP、ALT、AST、TBil、DBil、TBA、IBil，见表 12-5。

表 12-5　寒热药性相关的生理生化指标属性表

序号	属性	指标	相关性（%）
1	X_{36}	cAMP	100
2	X_{37}	cGMP	100
3	X_{38}	cAMP/cGMP	100
4	X_{33}	PGE$_2$	100

续表

序号	属性	指标	相关性（%）
5	X_{40}	SOD	100
6	X_{31}	T_3	100
7	X_{41}	IL-2	100
8	X_{24}	TC	100
9	X_{34}	TNF-α	100
10	X_8	ALB	80
11	X_7	TP	80
12	X_1	ALT	80
13	X_2	AST	80
14	X_{10}	TBil	60
15	X_9	DBil	60
16	X_{11}	TBA	50
17	X_{10}	IBil	40

（3）建立贝叶斯网络拓扑图的方法：由如下三个步骤构造贝叶斯网络[3,4]：第一步，根据属性选择确定上述 17 个变量；第二步，确定贝叶斯网络的结构。

对于每个变量 X_i，如果有某个子集 $\Pi_i \subseteq \{X_1, X_2, \cdots, X_{i-1}\}$ 使得 X_i 与 $\{X_1, X_2, \cdots, X_{i-1}\} \setminus \Pi_i$ 是条件独立的，即

$$P(X_i \mid X_1, X_2, \cdots, X_{i-1}) = P(X_i \mid \prod_i), \quad i = 1, 2, \cdots, n \qquad ①$$

首先，将变量 $X_1, X_2, \cdots, X_n$ 按某种次序排序，然后确定满足公式①的变量子集 Π_i（$i = 1, 2, \cdots, n$）。

进一步得到

$$P(X_1, X_2, \cdots, X_n) = \prod_{i=1}^n P(X_i \mid \Pi_i) \qquad ②$$

用 $\mathbf{Pa}_i$ 表示变量 X_i 的父结点集，则

$$P(X_1, X_2, \cdots, X_n) = \prod_{i=1}^n P(X_i \mid \mathbf{Pa}_i) \qquad ③$$

从而，$\prod_i$ 作为 X_i 的父结点集。

第三步，确定贝叶斯网络的参数，即指定或通过学习获得关于局部条件概率的参数集合 $\{\theta_{x_i \mid \mathbf{pa}_i}\}$。

通过领域知识或数据学习确定变量之间的依赖关系，建立一个描述变量间条件独立关系的有向无环图。

3. 结果

从寒证治疗组和热证治疗组共 60 个样本中随机取出 20 个作为测试集，剩余的 40 个

作为训练集，以药性寒热为分类属性；利用贝叶斯网络对中药寒热分类与属性选择后 17 个指标间的关联关系进行建模（图 12-1），采用后验概率法进行验证，方法的后验概率为 93.87%。

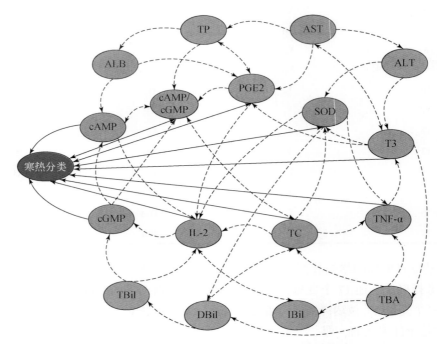

图 12-1　寒热药性临床评价指标的贝叶斯拓扑结构

　　由属性选择筛选出 17 个指标与中药药性的寒热分类相关，由贝叶斯拓扑结构可见，这些指标之间相互关联，患者服用寒热属性不同的方药，直接或间接地作用于这些指标，同时这些指标共同影响了方药寒热属性分类。图中红色结点表示中药药性寒热分类，蓝色结点表示直接与寒热分类相关的指标，粉色结点表示间接与寒热分类相关的指标。由图 14-1 可见，cAMP、cGMP、cAMP/cGMP、PGE$_2$、SOD、T$_3$、IL-2、TC、TNF-α 共 9 个指标与药性寒热分类直接相关，另外 8 个指标 ALB、TP、AST、ALT、TBil、DBil、IBil、TBA 是药性寒热分类的间接影响因素。图中实线表示药性寒热分类与直接相关的指标间的关系，箭头指向被影响属性结点；虚线表示与药性寒热分类间接相关的指标间的关系。

二、寒热药性的决策树分析

1. 材料

　　采用怀卡托智能分析环境（waikato environment for knowledge analysis，WEKA），挖掘寒热药性与 120 例 ACLF 患者肝功能、肾功能、凝血功能、血常规、血糖、血脂、电解质指标及免疫法和电化学法检测指标实验室检查指标之间的关联关系，建立寒热药性的决策树。

2. 方法

采用 C4. 5 算法[5]为预处理后的数据集构建决策树，同时为全面检测其分类性能，将以十折交叉验证（10-fold cross validation）方式实施，对寒性、热性数据集做为训练样本用于构建决策树，具体的算法步骤[6]如下。

步骤一：对数据源进行数据预处理，将连续型的属性变量进行离散化处理形成决策树的训练集（如果没有连续取值的属性则忽略）。

步骤二：计算每个属性的信息增益和信息增益率，如公式④和⑤所示：

$$信息增益：Gain(A) = Entropy(A) - 1$$

$$= \sum_{j=1}^{m} p_j \cdot I(A = a_j) \qquad ④$$

$$= \sum_{j=1}^{m} p_j * (-\sum_{i=1}^{k} p_{ij} \log^{p_{ij}}_2)$$

$$信息增益率：Gain\text{-}Ratio(A) = \frac{Gain(A)}{I(A)} \qquad ⑤$$

对于取值连续的属性而言，分别计算以 $n(i = 1, 2, \cdots, n)$ 为分割点，对应分类的信息增益率，选择最大信息增益率对应的 n，作为该属性分类的分割点。选择信息增益率最大的属性，作为当前的属性节点，得到决策树的根节点。

步骤三：根节点属性每一个可能的取值对应一个子集，对样本子集递归地执行以上"步骤二"过程，直到划分的每个子集中的观测数据在分类属性上取值都相同，生成决策树。

步骤四：根据构造的决策树提取分类规则，对新的数据集进行分类。

C4. 5 算法的核心思想是：逐步找出能够为各个层次的分类提供最大信息量的变量，由此可以确定决策树从根到枝，再从枝到叶的结构。决策树生成的过程也就是对训练数据集进行分类的过程。

为了得到可靠稳定的决策树，本文进行十折交叉验证，即将数据集分成 10 份，轮流将其中 9 份作为训练数据，1 份作为测试数据，进行试验。每次试验都会得出相应的正确率，10 次的结果的正确率的平均值作为对算法精度的估计，再求其均值，作为对算法准确性的估计。十折交叉验证的准确率达到95%结束迭代，获得最优决策树。

3. 结果

通过寒热药性贝叶斯网络拓扑图，获得9个与药性寒热分类直接相关的指标，建立由寒热药性预测的决策树，见图 12-2。决策树由三部分组成，分别为：黄色的结点，白色的通路选择条件，粉色和蓝色的判别结果。粉色表示判别结果属热性，蓝色表示判别结

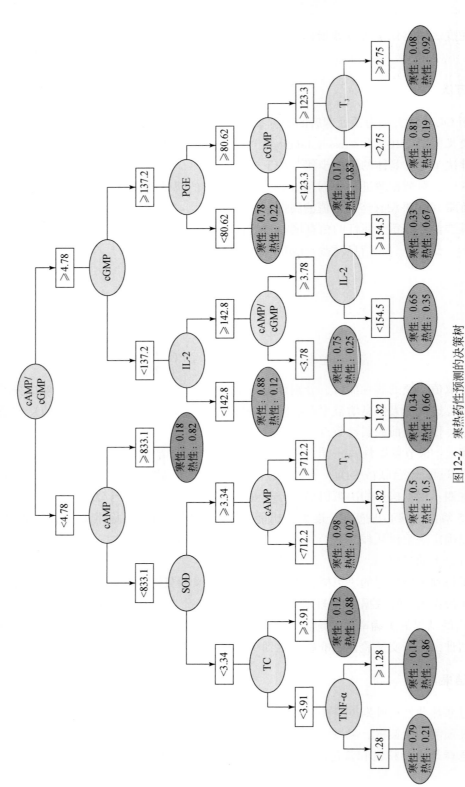

图12-2 寒热药性预测的决策树

果属寒性。此外，决策树通过指标通路模型来最终判断药物的寒热属性。所得决策树给出了 7 条确定寒性药的指标通路模型，7 条确定热性药的指标通路模型。

三、讨论及结论

中医药理论体系具有复杂性、多因素、多维性等特征，贝叶斯网络和决策树分析等数据挖掘方法，为挖掘复杂系统中复杂因素之间的相互关系研究提供了技术途径，利于中医药理论向规范化、数字化、信息化发展。在本研究中，利用贝叶斯网络和决策树分析两种数据挖掘方法，对中药寒热药性与实验室检查指标的关联关系进行了深入分析，经过属性选择，从 43 个指标中筛选出 17 个指标与寒热方药密切相关，按照相关性的大小依次排序为：cAMP、cGMP、cAMP/cGMP、PGE_2、SOD、T_3、IL-2、TC、TNF-α、ALB、TP、ALT、AST、TBil、DBil、TBA、IBil。在此基础上构建贝叶斯网络拓扑图，找出 9 个直接相关指标（cAMP、cGMP、cAMP/cGMP、PGE_2、SOD、T_3、IL-2、TC、TNF-α），8 个间接相关指标（ALB、ALT、TP、AST、TBil、DBil、IBil、TBA）。

可以看到，以上 8 个间接相关指标为均为直接反映 ACLF 治疗效果的指标，而以上 9 个直接相关指标则反映了药性寒热差异。将贝叶斯网络拓扑图转化成这 9 个直接相关指标的药性寒热分类决策树预测图，分别获得了 7 条寒性方药指标通过判别模型和 7 条热性方药指标通过判别模型，利用决策树模型可以预测药物的寒热属性。

本章采用传统统计分析方法与数据挖掘方法的交互使用，分析了 43 个实验室检查指标，共筛选出 24 个与寒热药性相关的指标，其中有 11 个指标为直接反映肝功能和凝血功能的疗效指标（ALT、AST、ALB、TBil、DBil、IBil、TBA、ALP、PT、PTA、INR），13 个指标可能是表征药性寒热差异的特异性指标（cAMP、cGMP、cAMP/cGMP、PGE_2、SOD、T_3、TC、IL-2、TNF-α、Hb、RBC、K、AFP），各指标受寒热药性影响的变化趋势见表 12-6。采用其中 9 个指标建立了中药寒热药性预测的决策树。利用决策树，可以对某一药物的寒热属性直接预测，并对中药寒热药性的实验设计提供指导。

表 12-6　与寒热药性相关的实验室检查指标

医学意义	指标	寒性	热性
	cAMP		↑
核苷酸代谢	cGMP	↑	
	cAMP/cGMP	↓	↑
	PGE_2		↑
生物氧化	SOD		↑
基础代谢	T_3		↑
脂类代谢	TC		↑

续表

医学意义	指标	寒性	热性
肌肉代谢	Cr	↓	↑
细胞因子	IL-2		↑
	TNF-α	↓	
骨髓造血功能	Hb		↑
	RBC		↑
肝脏损害程度	ALT	↓	
	AST	↓	↓
肝脏合成储备	TP		↑
	ALB		↑
	GLO		↑
肝脏代谢	TBil	↓	↓
	DBil	↓	↓
	TBA	↓	↓
	IBil	↓	↓
	ALP	↓	
凝血功能	PT	↓	↓
	PTA	↑	
	INR	↓	↓
电解质	K		↑
肿瘤标志物	AFP	↓	

将回顾性病例分析和随机对照试验结果进行汇总，得出 12 类评价指标：①植物神经系统中医症状；②中枢神经系统症状；③环核苷酸代谢：环磷酸腺苷（CAMP）、环磷酸鸟苷（cGMP）、cAMP/cGMP、前列腺素 E_2（PGE_2）；④生物氧化：超氧化物歧化酶（SOD）；⑤基础代谢：三碘甲状腺原氨酸（T_3）；⑥脂类代谢：胆固醇（TC）；⑦肌肉代谢：肌酐（Cr）；⑧细胞因子：白介素 2（IL-2）、肿瘤坏死因子（TNF-α）；⑨造血功能：血红蛋白（Hb）、红细胞（RBC）；⑩肝细胞合成功能：总蛋白（TP）、白蛋白（ALB）、球蛋白（GLO）；⑪电解质：钾（K）；⑫肿瘤标志物：甲胎蛋白（AFP）。寒热药性所涉及的各类评价指标之间相互作用、相互联系为一个有机整体（图 12-3），共同表征了药性的寒热差异。

尽管本研究分析了较多的实验室检查指标，也筛选出一些表征药性寒热差异的特异性指标，但仅仅是一些初步的结果，所建立的中药寒热药性预测的决策树需要进一步研究和不断完善。但是以上研究结果为尝试构建中药寒热药性的临床指标评价体系提供了线索。

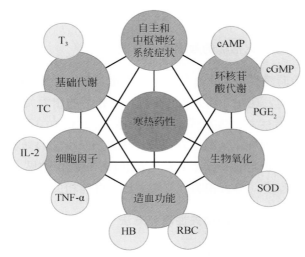

图 12-3　寒热药性的临床评价指标

第三节　基于循证医学证据的中药药性寒热评价研究小结

一、建立了中药临床研究数据挖掘方法

建立了基于循证医学的中药寒热药性临床研究的数据挖掘方法[7]。药性是对中药性质和作用基本属性的高度概括，既不是某一具体的功效作用，也不是一类作用的简单加和，而是对中药与机体功能系统总体作用的一种抽象。药性临床研究也不是孤立研究中药的作用规律，而是与中医临床证候研究相互映衬、相互说明。这些特点决定了中药药性临床研究的高度复杂性，可以说涉及了临床所有的功能系统和评价指标。而这些高维数的指标之间，往往还存在高度的相关性，很有可能使研究者"一叶障目"而得出片面的结论[8,9]。

为此，本研究尝试构建了基于循证医学的药性临床研究数据挖掘方法，以多元统计分析方法作为主线，将单变量分析（t 检验及 χ^2 检验）、多变量相关分析（多元 Logistic 回归、典型相关分析）、高维数据压缩（因子分析）等方法有机配合起来，由浅入深的探讨中药寒热药性临床研究数据的内涵信息。

1. 与药性相关的中医症状的数据挖掘方法

（1）对中医症状改善率采用连续校正 χ^2 检验进行治疗前后的疗效验证。

（2）对治疗后有明显改善的中医症状采用多元 Logistic 回归分析考察药性与中医症状的相关性。

（3）采用因子分析考察药性与中医症状的相关关系及相关程度。

2. 与药性相关的生理生化指标的数据挖掘方法

（1）通过配对 t 检验考察寒、热方药对生理生化指标的改善情况。

（2）通过成组 t 检验发现寒、热方药与生理生化指标的相关关系。

（3）通过因子分析考察寒、热方药与生理生化指标的相关关系及相关程度。

（4）通过治疗前后数据变化情况，发现寒、热方药对指标的影响方向。

（5）综合分析因子分析与 t 检验（主要是成组 t 检验的）结果，初步明确了药性的生理生化相关指标及相关程度（显著相关、有相关性、可能相关）。

3. 中医症状与生理生化指标的相关性研究方法

（1）通过对中医症状的探索性因子分析（exploring factor analysis）初步确定中医症状分类模型。

（2）通过验证性因子分析（confirmatory factor analysis）证实中医症状分类（即证候）的科学性。

（3）通过典型相关分析考察中医症状与生理生化指标的相关性，推测中医证候的病理基础，探索证候的科学内涵。

（4）对于治疗后数据缺失的生理生化指标，根据寒、热方药显著改善的中医症状，及这些中医症状与生理生化指标的相关关系，推测与药性可能相关的生理生化指标[10~14]。

二、论证了慢性乙肝的寒热证候特征的客观真实性

构建了慢性乙肝证候分类模型，初步论证了其寒热证候特征的客观真实性。

本研究通过变量筛选发现，慢性乙肝的证候特征主要与 10 个中医症状相关：皮肤黄染、目黄、尿黄、口干口苦、大便干燥、胁痛、情志抑郁、肝区不适、腹部胀满、食欲不振。进一步通过探索性和验证性因子分析，初步构建了慢性乙肝的证候分类模型。该模型共提取出 4 个主要的公因子，累积贡献率 63.249%，分别与（目黄、尿黄、皮肤黄染），（肝区不适、胁痛、情志抑郁），（口干口苦、大便干结），（腹部胀满、食欲不振）具有较高的相关性。根据公因子与症状指标间的载荷，可将 4 个公因子解释为：黄疸、肝郁、实热、脾虚。黄疸和实热较明显地反映出了慢性乙肝总体上偏热性的证候特点，并且黄疸（第一公因子）的贡献率最高，与慢性乙肝湿热内蕴主导的临床表象吻合。肝郁和脾虚不能确定明显的寒热倾向，但客观反映了慢性乙型肝炎的疾病发展特征。由此，我们可以看出湿热内蕴是慢性乙肝的主导证候，具有明显的热证倾向。

对构建的模型进行拟合优度检验，$\chi^2/df = 2.414$，拟合优度指数（GFI）= 0.9523，比较拟合指数（CFI）= 0.9122，近似误差均方根（RMSEA Estimate）= 0.0631，各评价

参数均达到可靠性要求，提示该模型很好地拟合了实际数据。该研究从统计学的角度，展现了一种对慢性乙肝中医辨证分型的理解方式。为进一步分析寒热药性对慢性乙肝证候和症状的干预或改善情况，探索分析寒热药性与寒热证候的相关关系提供了基础[15~16]。

三、论证了慢性乙肝的治疗法则在临床中的客观性和科学性

通过对慢性乙肝临床症状、证候特点和中药干预规律分析，初步论证了"热者寒之"治疗法则在慢性乙肝临床诊疗中的客观性和科学性。

从337份慢性乙肝病例证候分布描述可见，慢性乙型肝炎中医证候以热证（湿热内蕴）为主，占45.40%。其次是肝郁脾虚证（占25.82%），而肝肾阴虚、脾肾阳虚和肝郁血瘀证较少见。湿热因素贯穿于慢性乙型肝炎患者的不同阶段，是该病长期存在的基本矛盾。湿热内蕴证可存在于慢性肝炎早期、中期和晚期，肝肾阴虚证、脾肾阳虚证、瘀血阻络证多见于慢性乙型肝炎向早期肝硬化、肝硬化腹水的发展阶段，这反映了慢性乙肝由浅入深的发展过程。

从337份慢性乙肝病例药性分布描述可见，临床治疗慢性乙肝的方药以寒性为主，占75.37%；而热性方药较少，只占16.91%。这是因为慢性乙肝的病因是湿热，针对湿热之邪而用清利之品大多属苦寒之性。

从慢性乙肝的中医证候和用药特点来看，临床治疗慢性乙肝是以"寒药"疗"热证"，从一个角度提示中医治疗法则"热者寒之"具有客观性和科学性。通过连续校正卡方检验和因子分析，我们发现寒性方药对湿热内蕴证和肝郁脾虚证均有疗效（公因子得分配对 t 检验 $P<0.01$）。其中，寒性方药对湿热内蕴证（实热证）疗效显著（公因子得分差近似 t 检验 $P<0.01$），而热性方药对湿热内蕴证无疗效。这符合中医用寒凉方药治疗热性疾病的治疗法则，即"热者寒之"。因此，本研究在一定程度上初步验证了"热者寒之"的客观真实性。

四、筛选了符合临床实际的寒热药性评价指标

通过前瞻性随机对照试验验证了"寒者热之、热者寒之"中医辨证论治的真实性和优效性，筛选了符合临床实际的寒热药性评价指标。

通过对ACLF患者的随机对照临床试验，发现遵循"寒者热之，热者寒之"的治疗原则，在西医基础治疗的基础上辨证加用寒、热方药后，寒证患者的临床总有效率提高了27.55%（$P<0.01$），死亡率降低15.30%（$P<0.05$），热证患者的临床总有效率提高了23.73%（$P<0.01$），死亡率降低了9.62%。无论是寒证还是热证患者在治疗结局评价、实验室指标、中医症状、中医证候疗效评价、MELD评分及并发症发生率等方面均有显著改善。以上研究结果，在一定程度上佐证了"寒者热之、热者寒之"的合理性和优效性。

本研究从循证医学角度初步表征了中药药性寒热差异，这些差异涉及自主神经系统、中枢神经系统、能量代谢、基础代谢、脂代谢、肌肉代谢、环核苷酸代谢、肝脏代谢、肝脏蛋白合成与储备、生物氧化、电解质、凝血功能、造血功能和免疫系统等。以上各类评价指标之间相互作用、相互联系为一个有机整体，共同表征了药性的寒热差异[11~13]。

参 考 文 献

[1] 侯家玉，方泰惠. 中药药理学. 北京：中国中医药出版社，2007：5

[2] 杨勇，梁月华，汪长中，等. 虚寒、虚热证大鼠神经、内分泌、免疫与血液流变学的时相性研究. 中国中医基础医学杂志，2002，8（2）：29~32

[3] Berke O. Exploratory disease mapping: kriging the spatial risk function from regional count data. Int J Health Geogr, 2004, 3 (1): 18~28

[4] Besa G J, York J, Moll I A. Bayesian image restoration with applications in spatial statistics. Ann In st StatMath, 1991, 43: 1~59

[5] Quinlan J R. C45: Programs for Machine Learning. San Mateo. California: Morgan Kaufmann, 1993: 1

[6] Liu Hong-yan, Chen Jian, Chen Guo-qin. Review of classification algorithms for data mining. Journal of Tsinghua University (Scienceand Technology), 2002, 42 (6): 727~730

[7] 刘建平. 循证医学与中医疗效评价. 中医杂志，2007，48（1）：26~28

[8] 中华医学会传染病与寄生虫病学会. 肝病学分会病毒性肝炎诊断标准. 中西医结合肝病杂志，2001，11（1）：56~60

[9] 陈国定. 药性学说的形成及其临床应用规律. 湖北中医学院学报，2004，6（1）：32~33

[10] van de Veerdonk FL, Kullberg BJ, van der Meer JW, et al. Host- microbe interactions: innate pattern recognition of fungal pathogens. Curr Opin Microbiol, 2008, 11: 305~312

[11] Robertson DG, Reily MD, Sigler RE, et al. Metabonomics: Evaluation of nuclear magnetic resonance (NMR) and pattern recognition technology for rapid in vitro screening of liver and kidney toxicants. Toxicol Sci, 2000, 57: 326~337

[12] 克劳斯·巴克豪斯. 多元统计分析方法. 上海：上海人民出版社，2009：245

[13] AP Lu, SS Zhang, QL Zha, et al. Relationship among gastric mucosa CD4, CD8 cells infiltration, HP infection and symptoms in patients with chronic gastritis. World J Gastroenterol, 2005, 11 (16): 2486~2490

[14] 侯杰泰，温忠麟，成子娟. 结构方程模型及其应用. 北京：教育科学出版社，2004：45

[15] 王凤云，唐旭东，刘燕玲，等. 慢性乙型肝炎患者中医证型特点及分布差异. 世界华人消化杂志，2008，16（7）：716~720

[16] 刘绍能，陶夏平，王融冰，等. 慢性乙型肝炎中医证候演变规律研究. 中国中医药科技，2008，15（3）：161

[17] 肖小河，王永炎. 从热力学角度审视和研究中医药. 国际生物信息与中医药论丛. 新加坡：新加坡医药卫生出版社，2004

[18] 肖小河. 中药药性研究概论. 中草药，2008，39（4）：481~484

[19] 胡良平. 实用统计分析教程. 北京：军事医学科学出版社，2001：528

第五篇

中药寒热
药性评价研究总结与展望

中药药性理论一直是中医药基础研究的难点和热点，但至今尚未取得重要突破。寒热药性是中药的主要药性，寒热辨证为是中医主要辨证，"寒者热之，热者寒之"是中医主要治则，但是究竟寒热药性是否客观存在？能否/如何建立一套客观可行的寒热药性评价方法体系？如何以寒热药性理论及其研究成果指导中医药实践？中医药学是具有中国特色的传统的生命科学；热力学是源于西方的现代的物理学科，二者一古一今、一中一西，分属两大学科门类，乍看起来，毫无关联，但是仔细分析不难发现，二者在思维方式、解决问题的着眼点和研究手法等方面，有着广泛的共性和相关性。据此，近年来课题组独辟蹊径，主要从热力学角度对中药寒热药性进行了一系列探索和研究，首次提出并论证了"中药药性热力学观"，创建了一套可用于中药寒热药性评价的方法体系（包括冷热板示差法、微量量热法和药性循证医学分析法），从体外到体内、从实验到临床，较系统地考察了机体新陈代谢过程中的能量（热）变化即热活性及其不同寒热药性中药的干预效果，初步揭示了中药寒热药性差异的客观性以及"寒者热之，热者寒之"的科学性，为审视和研究中药药性理论提供了新的视角和方法，为中医药现代化发展提供了新的科技支持。

应该注意到，中药药性理论应该是源于临床、在临床中检验和提升的。为此，本团队创建了"假说构建—实验求证—临床验证—实践应用"的中药寒热药性研究模式和路径，将寒热药性理论研究、实验研究与临床研究有机贯通起来（详见本书第一篇第四章）。该方法体系是以冷热板示差法为主，生物热动力学法为辅，循证医学分析为临床佐证，三者各有优势，相互补充，相互验证。其中，冷热板示差法主要用于动物整体试验，重在构建寒热药性评价基本手段；微量量热法主要用于组织细胞和微生物试验，重在药性科学内涵和机制探讨；循证医学分析用于临床患者研究，重在药性评价方法的佐证及实践应用，实现了宏观与微观、整体与局部、基础与临床的"三结合"，对于深刻认识寒热药性的本质，理解寒热药性理论指导中药临床应用的科学规律，提供了可供参考的研究思路和方法学范例。

第十三章　中药寒热药性评价研究阶段性总结

第一节　在不同生物层次的中药寒热药性评价研究结果

寒热药性研究首要解决的关键科学问题即是：建立一套中药寒热药性评价方法体系，阐明中药寒热药性差异的客观真实性。为此，本团队独辟蹊径，从热力学角度，创建了一套基于生物热动力学表征的中药寒热药性评价方法体系（包括冷热板示差法和生物热动力学法），为科学地表征和评价中药寒热药性差异提供了直观且客观、定性且定量的技术手段。该方法体系包括如下三个生物水平。

（1）整体动物水平：冷热板示差法，重在构建寒热药性评价基本手段。

（2）细胞微生物水平：生物热动力学法，重在药性科学内涵和机制探讨。

（3）临床（人体）水平：循证医学分析，重在药性评价方法的佐证及实践应用。

上述三种方法可分别从不同生物水平刻画中药寒热药性差异的客观真实性，三者着眼点和视角不同，各有优势，相互补充、又相互验证。

综合来看：

（1）在整体动物水平上，冷热板示差法可较好地区分不同寒热药性中药的差异。以人参与西洋参为例，一般认为西洋参为凉性，生晒参（人参）为凉或平性，而红参（人参炮制品）是温性的，通过冷热板示差试验发现，红参可减弱小鼠的趋热性（即在高温区停留比例下降），增加小鼠耗氧量、饮水量等，与传统记载的"温"性相符；而西洋参则可增强小鼠的趋热性，表现出"凉"性的特点；但未经炮制的生晒参以及参花对小鼠趋热性的影响则不显著（图13-1）。

通过对冷热板示差法进行系统的方法学考察和验证，本团队建立了其实验操作技术规范，可较好地保证结果的重现性和客观性。该方法具有实时、在线、连续、无扰、直观且客观、定性且定量的优点，特别适用于寒热药性差异比较明显的方药评价，可作为一种较为客观的中药寒热药性评价方法。

（2）在微生物水平，生物热动力学法可以灵敏地区分不同寒热药性中药的细微差异。如图13-1所示，冷热板示差法不能区分生晒参、参花和西洋参的差异，但通过生物热动力学法则可以很好地区分开来，评价指标有生长速率常数 K、热焓变 ΔH 等热动力学参数。

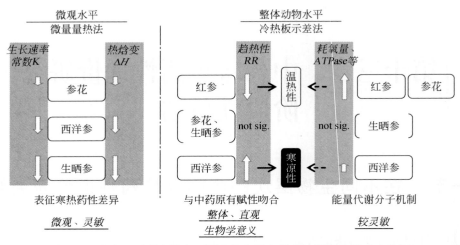

图 13-1　人参、西洋参等在不同生物水平寒热药性研究结果对比分析

（3）临床循证医学分析发现（图 13-2），慢性乙肝在临床上以热证（湿热内蕴）为主（占 45.4%），而治疗方药以寒性为主（占 75.4%），通过因子分析也证明寒性药对热证的疗效最好，体现了"热者寒之"治疗法则的科学合理性。同样的，在动物水平也论证了"寒者热之，热者寒之"的客观科学性：寒证小鼠（如限食＋冰水游泳复制的模型）比正常小鼠的趋热性明显增强，表现为"寒"性体质的特点，而经热性药物干预后，可恢复其温度趋向性，即体现了"寒者热之"；热证小鼠和寒性药的作用正好相反，体现了"热者寒之"；此外，寒性药可使寒证小鼠的趋热性进一步增强，热性

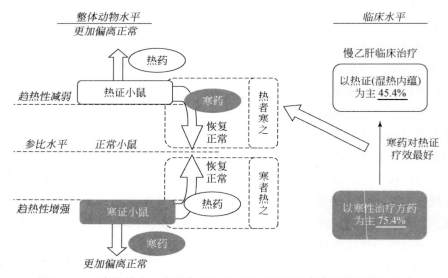

图 13-2　"寒者热之，热者寒之"在动物试验和临床水平的科学性检验

药可使热证小鼠的趋热性进一步降低，均更加偏离正常，与中医对寒热偏性的认识相符。

综合上述不同生物水平的研究，本研究实验揭示了中药寒热药性差异的客观性及"寒者热之，热者寒之"的科学性；建立了一套包括上述三种方法的中药寒热药性生物热动力学表征与评价方法体系，以及包括动物温度趋向比例、跨温区频数及活动度、基础代谢率、最大热输出功率 P_m、生长速率常数 K、热焓变化 ΔH 等热动力学参数的综合评价指标体系，为科学地表征和评价中药寒热药性差异提供了新的可靠技术手段。

第二节　在不同化学层次的中药寒热药性评价研究结果

为与中药寒热药性传统理论相契合，并突出中药整体作用的特点，本研究遵照中药传统用药方式，即主要采用水煎煮提取供试药物，主要在药材粗提物水平开展寒热药性研究。同时，本研究针对物质基础较为明确的中药如黄连，在不同物质水平（包括复方配伍水平、药材粗提物水平、化合物单体水平）进行了对比研究，探讨中药寒热药性的物质基础及成分配伍机制。由于不同配伍间的差异较小，本研究采用灵敏度较高的生物热动力学法进行研究。

通过对黄连与吴茱萸配伍的左金丸及其类方研究表明，左金丸及类方对大肠杆菌的抑制作用强弱顺序为：左金丸>甘露散>茱萸丸>反左金丸，即黄连所占比例越高，抑制作用越强。进一步地，通过 HPLC 建立左金丸及类方的化学指纹图谱，定性定量地表征方中主要物质的含量差异，并与类方作用于大肠杆菌的主要生物热动力学参数进行"谱-效"相关研究，发现四方中主要生物碱吴茱萸次碱、盐酸巴马汀、盐酸小檗碱的含量差异变化是其生物活性和主治病症不同的主要原因，初步表征了左金丸及类方的生物活性及寒热药性差异的物质基础。

将黄连中主要生物碱单体按照药材粗提物中的含量配比制得"模拟方"，与黄连药材水提物、单用同剂量的单组分生物碱比较，发现黄连药材对痢疾杆菌的抑菌作用最强，小檗碱、药根碱及巴马汀都有抑制作用，三种生物碱的配伍模拟方抑菌作用总体趋势有所增强，但抑菌作用远低于黄连药材。巴马汀+药根碱的配伍，及三种单组分生物碱的配伍抑菌作用增强相对不显著，可能与巴马汀和药根碱配伍后，二者的 R_2、R_3、R_4 结构相似而产生竞争性拮抗作用有关。上述研究结果表明，黄连单体成分组合不能达到粗提物的作用，提示中药的特色是多部位，多靶点的协同作用，研究思路中应多关注将有效成分重新"还原整合"研究（图 13-3）。

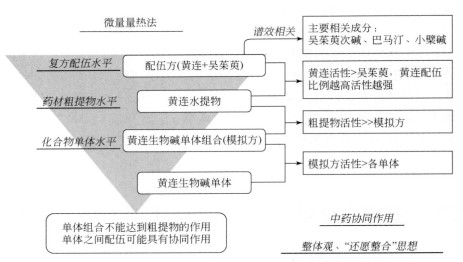

图 13-3　基于生物热动力学法的黄连及其生物碱配伍研究结果对比分析

第三节　炮制对中药寒热药性改变的影响分析

炮制是中药临床合理制用的重要手段和特色，药材通过炮制改变其性味功能，从而达到调整药物治疗作用的目的。如生黄连苦寒之性颇强，善清心火；经反制即以热制寒，药性偏温；酒制黄连借酒力引药上行，缓其寒性，善清头目之火；姜制黄连能缓和过于苦寒之性，并增强其止呕作用；吴萸黄连抑制其苦寒之性，散肝胆郁火；经从制即寒者益寒，药性更寒；醋炒或胆汁炒黄连使其寒性增加，则去肝胆之火。本研究以黄连为例，分别在整体动物水平和细胞微生物水平，探讨炮制对中药寒热药性的影响规律。

采用微量量热法，分析黄连不同炮制品对大肠杆菌代谢产热的影响，结果较为灵敏地区分出不同炮制品间差异，与生黄连比较，酒制、萸制和醋制黄连使大肠杆菌的热熵变 ΔH 增加，而胆制和姜制黄连则降低，变化规律大致为：反制—热熵高，从制—热熵低，但姜制和醋制例外。

采用冷热板示差法，在整体动物水平的研究发现，胆制（从制）黄连使动物的趋热性和 ATP 酶活力相对于生黄连显著降低；姜制（反制）黄连对动物趋热性和 ATP 酶活力指标略有提高，而对抗氧化活力指标的改变有显著性差异。

综合来看，整体动物水平的研究结果与传统炮制理论中"反制"与"从制"对寒热药性的认识较吻合，即反制以热制寒，减弱或缓和黄连的寒性，而从制寒者益寒，进一步强化黄连的寒性（图 13-4）。

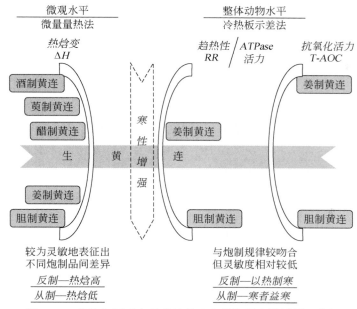

图 13-4　黄连炮制后寒热药性的改变规律研究结果对比分析

第四节　配伍对方药寒热药性改变的影响分析

　　中医临床诊疗强调辨证而施治，如八纲辨证、脏腑辨证等，其中寒热辨证是中医主要辨证之一，正如陶弘景所言："药物甘苦之味可略，唯冷热须明"。医生根据疾病辨证之寒热调整方药配伍，从而使方药的寒热属性与疾病契合，即所谓"寒者热之，热者寒之"，从而实现更好的临床收益。但是，方剂配伍变化对方药寒热属性有何影响？如何表征与评价？目前尚没有成熟的方法可循。为此，本研究以组方近似而寒热属性迥异的中医经典类方—左金丸及类方、麻黄汤与麻杏石甘汤为切入点，在保证研究对象背景近同的基础上，凸显方药寒热属性的差异。

　　研究表明，不同配伍方药寒热属性的差异是客观存在的。如左金丸中寒性药黄连比例较高，而反左金丸中热性药吴茱萸比例较高，二者在微观水平和整体动物水平均表现出显著差异。在整体动物水平，黄连具有使动物能量代谢减弱，并代偿性地趋向温暖环境，表现出寒性的特征；而吴茱萸则相反地表现出热性的特征，这些都与传统药性理论中对其寒热赋性一致；随二者配伍比例的变化，左金丸及其类方的寒热属性发生相应改变，表现为动物在冷热板高温区停留比例（RR）随黄连比例提高而增加，反映出方药寒热的属性增强，其他指标如耗氧量、饮水量和 ATP 酶活力也发生规律性的显著变化。在微观水平，左金丸及其类方寒热属性的差异可以得到更灵敏的区分，其中生长速率常数

（K）、发热量（Q）、最大发热功率（P_m）等生物热动力学指标较为灵敏。

　　在胃寒和胃热证动物上的研究发现，左金丸和反左金丸分别随从与黄连和吴茱萸剂量的变化而表现为寒性的清热之剂和热性的温里之剂，前者对胃热证疗效较好，而后者对胃寒证疗效较好，表明中药药性也是方剂性能的基础，通过对方剂中药物的配伍及剂量等关系的调控，可以使药物的寒热之性得到更灵敏、充分的发挥和制用。

　　综上可以看出，配伍对方剂寒热属性的影响是客观存在的，通过配伍调整方药的寒热属性使之与疾病契合，可以得到更好的疗效，验证了所谓"寒者热之，热者寒之"中医治疗法则；冷热板示差法和生物热动力学法可作为评价方药寒热属性差异的客观方法。本研究对于理解方剂配伍理论尤其是寒热配伍具有参考意义（图13-5）。

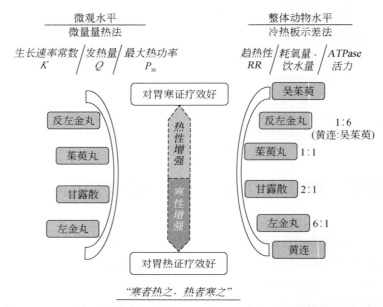

图13-5　左金丸及其类方的寒热属性比较及配伍规律研究结果对比分析

第五节　基于循证医学证据的中药寒热药性评价研究小结

　　中药药性理论研究最终将落脚于临床用药的疗效和安全性，无论从宏观或微观角度，动物或人体水平，生物学效应或物质基础方面，采用何种现代科学技术方法和手段（化学、物理学、药理学、分子生物学等）研究中药药性理论，最终都要回归于临床实践的检验。因此，中药药性的临床研究是中药药性理论研究不可或缺的重要组成部分，是指导实验研究开展和验证实验研究结论的重要途径。

　　临床研究表明，按照"寒者热之、热者寒之"的治疗法则对CHB进行辨证施治，临床症状体征、生理生化指标及生存质量均有明显改善，临床有效率显著提高；药性寒热差异涉及植物神经系统、中枢神经系统、能量代谢、基础代谢、脂代谢、肌肉代谢、环核苷酸代谢、肝脏代谢、肝脏蛋白合成与储备、生物氧化、电解质、凝血功能、造血功能和免疫系统等多种评价指标，各指标间相互关联、有机结合，共同表征了药性的寒热差异。

　　借助循证医学的思路和方法，有助于为中药（方药）药性寒热差异寻找到客观表征和评价方法，为临床实践提供第一手证据。通过回顾性研究和前瞻性临床研究的药性研究方法的探索，为从临床角度评价中药药性提供可供参考的研究思路和范例；初步表征了中药药性的寒热差异，考察并论证了"寒者热之，热者寒之"的合理性及优效性，为建立中药寒热药性的评价指标体系奠定基础。

第十四章 中药寒热药性热动力学 分析检测规程

第一节 冷热板示差法实验操作规程

冷热板示差法是通过比较正常/给药动物对不同温区（如可耐受高温/最适温/可耐受低温）的趋向性变化来客观表征不同中药寒热药性差异的实验方法。该方法能在整体水平上，实时、在线、连续、无扰地监测实验动物的寒热趋向性，具有直观且客观、定性且定量等特点。是对中药寒热药性进行客观表征的一种新视角和方法。其实验过程的主要技术规范如下。

一、仪器调试及实验准备

1. 仪器调试

冷热板示差装置由自动温控系统、智能监测系统、远程传输系统、数据处理系统四部分组成。在试验正式开始前必须按照具体实验要求进行逐个调试。保证不同温度区域的实际温度与预设的温度相一致，且能够保持稳定；调整监测装置的光源系统，保证摄像头能够实时、客观的跟踪小鼠的活动情况；并可将监测到的数据准确传入计算机接受系统；同时确保数据处理系统运行顺，能够对监测到得数据及时准确的进行分析。

2. 实验准备

为确保实验的准确可靠和数据的可重复性，实验动物应在封闭式清洁级动物房内饲养，采用人工光源12h∶12h明暗交替，室内温度控制在（20±2）℃，湿度在60%～80%，保持安静，并定时通风排气。

为冷热板智能系统摄像系统提供充足稳定的光源，保证检测效果，建议选用OSRAM公司生产FH14W/965HE，LUMILUX型高显色性日光灯及镇流器，以尽可能模拟自然光。

为了保证该监测系统能够准确获取小鼠活动的实时信号，实验前需将小鼠用苦味酸涂为黄色。在试验正式开始之前，根据实验设计完成动物给药及造模等相关操作，并保证在动物放入监测系统的通道之前有合理的时间让药物发挥作用或造模效果的显现。

二、供试动物的选择原则

不同种类、不同品系动物对热反应以及不同温度趋向性存在差异，因此在进行冷热板示差实验之前，需根据具体的待测药物和实验要求筛选出对温度趋向性最为敏感且变化稳定的鼠种。即：动物在不同温区停留比例的差异较大，且对不同温度区域的选择性较高。

三、实验操作规范

1. 动物分组

根据冷热板智能系统监测系统的特点，且能够满足统计学分析的要求，每个测试组的受试动物尽可能保持相等。在试验开始之前，剔除温度差异较大的动物。

2. 适宜动物模型复制

参考《药理试验方法学》、《中药药理试验方法学》、《中医药动物实验方法学》等文献，结合待测药物特点，复制宜于冷热板示差实验的动物模型。

（1）寒热体质病理模型：体虚模型的制备采用控制饮食+游泳的方法，即每天喂普通饲料 0.1g/g，正常饮水；每天进行温度趋向性测试前 1h 让其游泳至自然沉降，记录游泳时间；水温（20±2）℃，水深 10 cm。体盛模型的制备采用饲喂高蛋白饲料的方法，自由摄食，正常饮水。

（2）肾阴虚、肾阳虚动物模型：肾阳虚模型，皮下注射氢化可的松 25mg/kg，造模时间 10 天；肾阴虚模型，皮下注射氢化可的松 50mg/kg，造模时间 5 天。

（3）胃寒证、胃热证动物模型：胃寒证模型：小鼠自由饮食 3 天，同时按 20 ml/kg 灌服 4 ℃冷水 3 次（隔 6 h 一次），共灌胃 3 天。造模前小鼠禁食不禁水 24 h，然后给小鼠灌胃 4 ℃ 0.3 mol/L 的 NaOH 溶液 10 ml/kg。

胃热证模型：小鼠自由饮食 3 天，造模前小鼠禁食不禁水 24 h，然后按 0.2 ml/10 g 给小鼠灌胃 10 ％乙醇的辣椒汁，每天一次，造模 3 天。

除以上模型之外，在用冷热板示差法对不同中药寒热药性差异进行客观评判时，亦可根据文献和药物性能的需要复制其他宜于冷热板示差实验的动物模型。

模型复制成功与否主要以冷热板示差试验中智能监测系统获得的动物在一个相对固定的时间段内的指标（跨区次数、运动距离、不同温区的停留比例等），通过统计学分析后进行评价，同时辅以传统中药药理试验方法进行佐证。

3. 动物对不同温度趋向行为学监测

（1）冷热板示差系统不同温区温度设置的考察：冷热板示差实验通常选取动物可耐受的最低温度区域；动物可耐受的最高温度区域；动物最适宜停留的常温区域三个温区。根据实验的具体要求亦可选择高温区、低温区两个温区。

对于不同温区具体温度的设定可通过预实验确定，即首先以 5℃ 温差设定 n 个不同的温度梯度，如：① 10 ~ 15 ~ 20；② 15 ~ 20 ~ 25；③ 20 ~ 25 ~ 30；④ 25 ~ 30 ~ 35；⑤ 30 ~ 35 ~ 40；……，依温度带梯度顺序，每个温度梯度考察一组动物，1 只/通道，远程监测动物在温度控制板上 1h 内的温度趋向性活动。用过动物在不同温度区域停留比例是筛选最适宜的温度。

（2）受试动物在智能监测系统不同温度区域的学习记忆：冷热板示差试验正式开始之前，将受试待观察动物分别放置在冷热板各个通道内，让其熟悉不同温度环境的位置。

（3）实验过程中时间节点的控制：为了避免各组实验动物一个实验周期中因观察时间不同而产生的影响，同组动物的温度趋向性必须在试验周期内每天相同的时间段内监测。

（4）每组动物在智能监测系统上观察的时间：为了保证待观察动物有足够的熟悉不同温区冷热温度区域的时间，同时又不致时间过长使动物产生惰性而停留在某个温区，每组实验动物与冷热板上的观察时间以 30min 为宜。

四、数据处理方法

冷热板示差法实验采用用智能监测系统，获取的海量数据只有借助于计算机软件才能科学快速的分析，通过对监测时间内所获得的所有海量数据进行科学处理后得到动物在监测单位时间内的运动距离、跨区次数以及不同温区的停留比例。对所得数据再进行统计学处理。根据具体的实验需要可将得到的数据做直方图、散点图、折线图、统计表、频数表等形式，以利于结果的直观显示和方便规律的总结。

五、实验结果分析方法

由于该冷热板示差系统是主要运用于中药寒热药性的评价，受寒热药性本身复杂性和高度抽象性以及受试动物不可控制环节较多等多种因素的影响，得到的海量数据并不一定完全符合统计学的显著性检验或者实验数据的误差较大，甚至从如此大量的数据中总结出动物在某一个时间段内的变化规律也并不是十分稳定。因此在对结果进行分析的时候应该充分考虑到中医药自身的特点，同时借鉴现代模糊数学理论、概率理论，综合多元统计分析、相关性分析、层次分析、因子分析、主成分分析等统计方法对实验结果进行客观的总结分析。

六、其他注意事项

（1）温度的控制：包括饲养动物实验室温度和冷热板不同温区的温度控制。其中实验室温度应能够保证动物正常的生理需要，以（20±2）℃为宜；冷热板不同温区的温度应该恒定、可控，温度梯度的设计应科学合理。

（2）光源的控制：为了保证智能监测系统的最佳效果，应该确保冷热板智能监测系统各个实验通道的管线均一、稳定，并尽可能接近自然光。

（3）给药时间：根据文献资料或预实验结果，应保证实验监测的时间在待测药物发挥药效的时间段之内。

（4）数据处理：对于系统监测到的数万条海量数据，可借助于计算机分析，并通过统计学处理。

总之，冷热板示差法能够在整体行外学水平，直观且客观地区分不同寒热药性中药的差异，具有实时在线、无扰地直观且客观、定性且定量的特点，研究结果与中药原有赋性有较高的吻合度，特别适宜于寒热药性差异较大的方药药性研究，可作为客观评价中药寒热药性差异的重要方法之一。但是受到实验药物样本量的限制以及实验过程中难以避免的误差，其结果的可靠性和实验的可行性还有待进一步完善。相信通过进一步更加系统化、规范化的试验研究，同时增加待测药物的数量，逐渐抽提信息并总结规律，有望为当前部分中药寒热药性存在争议/寒热药性不甚明确的中药寒热药性的评价提供一种新的方法和视角。

第二节　微量量热法实验操作规程

微量量热法，系在一定条件下对被测物质引发的生物化学反应所产生的热效应进行静态（恒温式的）连续跟踪测定，并利用适宜的数学处理方法提取特征信息后，对被测物质的生物热活性进行定性、定量分析的一种分析方法。该法可通过量热测定某一变化过程的热功率随时间变化的函数反映其变化过程的动力学信息，它不需要直接测量物质量的变化，对反应体系的溶剂性、光谱性质、电学性质等没有任何限制。尽管生物热动力学法缺乏特异性，但研究对象本身有其固有的新陈代谢特异性，所以用这种非特异的方法可以得到特异性方法所得不到的结果，有助于对被测物质进行定性、定量分析。

一、应　用　范　围

生物热动力学法具有专属性强、灵敏度高的特性，可提供实时在线的定性、定量分析结果，广泛地应用于药物的生物化学反应过程的分析。

1）药物的活性、稳定性、水合、热危害性、储藏期限、分解反应、水合结晶、赋形剂适用性。

2）表面化学的润湿溶质吸附、表面积、酸/碱、光化学。

3）细胞、微生物、组织器官等的生长代谢、生长速度，以及药物与之的相互作用。

4）其他材料/反应，如辅料、聚合物等。

二、仪器和主要性能评价指标

1. 仪器

量热仪种类繁多，依不同情况下的测量而设计制造的，大致可分为以下几类。

1）按量热对象的不同可分为两类。一类是测量单纯 PVT 变化过程热效应的量热仪；另一类是测量有化学反应或生物代谢过程热效应的量热仪。

2）按热传递的特点分，有绝热量热仪、等温量热仪等。

3）按量热仪的操作类型分为三类。第一类为等温量热仪，测量过程中量热体系与环境的温度都相同，依据相转变时热电效应产生的热流来补偿达到等温。第二类为环境等温量热仪，用恒温夹套使环境保持温度恒定，量热仪本体与环境间具有较大的热阻，热漏一般不大，但要适当较正。第三类为热导式量热仪，量热仪本体与环境之间用性能良好的热导体相连接，用热电堆检测温度的变化，从而获知热效应。

4）按测量原理分，可分为补偿式量热仪和测量温度差的量热仪两类。补偿式量热仪是对过程发生的热效应进行补偿，使温度维持不变，所补偿的能量等于被研究过程所吸收或放出的能量。补偿方式有相变补偿和电补偿。测量温度差的理热仪又可分为两类，一类是测量体系温度随时间的变化；另一类是测量体系在不同位置的温度差，再利用电能或标准物质、标准化学反应，测量引起体系同样温度差所需的能量，从而获知体系的热效应。

量热仪一般可由量热块外部热循环交换系统、金属热块、热电堆、试样与参比池、外部液体（气体）引入热稳定装置、控温系统等组成。常用的控温方式有水浴控温、油浴控温和循环恒温空气控温等。

2. 仪器主要性能评价指标

1）恒温装置的温度波动范围。

2）检测限。

3）短期噪声。

4）超过 24h 的基线漂移。

5）周围环境温度范围及稳定性。

三、测 量 方 法

根据测量体系状态的不同，或实验过程检测要求的不同可以选择不同的测量方式。

（1）安培法：适用于固体、半固体和液体样品。

（2）流通法（包括停流法）：适用于液体和悬浮液样品。

（3）混合流通法（包括混合停流法）：适用于只有测量时才能混合的两种不同的液体样品。

（4）滴定法：适用于测定过程中一种液体样品需按一定数量（间隔）滴加入另一样品中的测量要求。

四、影响微量量热法测定的主要因素

影响微量量热法测定的主要因素有样品温度、环境温度、生物化学反应环境状态、样品均一性等。

五、应用微量量热法进行定性、定量分析的基本要求

1. 定性分析

首先建立参考谱库，然后进行数据预处理和数据评估，最后对数据库的专属性和耐用性进行验证。

（1）参考谱库的建立：记录适宜数量批数的待测对象的热谱图，这批待测对象及相应物料必须按照建立好的质量标准已进行了全面的测试，并有合法稳定来源、具有可溯源性。该套热谱图包括了各种鉴别信息（如热动力学特征参数和相似度要求等），据此可用该谱库对被测对象进行鉴别。

（2）数据预处理：建立一个分类或校正模型前，必须对热谱图进行某种数学预处

理，典型的方法有对数变换、聚类分析、主成分分析等。做任何数学转换时必须防止基础信息丢失或人为信息的引入，因此在所有情况下使用数学处理的合理性必须用文件阐明。

（3）数据评估：数据评估是将被测对象的热谱图在数学相关性或其他相应的算法基础上直接与谱库中单一或平均参考谱图比较。有多种不同的计算方法：主成分分析与聚类分析样联用、SIMCA（soft independent modeling class analogy）、相似度分析等。

（4）数据库的验证：

1）专属性，专属性的验证系指利用数据库鉴别阳性对照时能给出正确的结果，并足以区分阴性化合物。应使用一些与谱库中的对象来源上相近的进行桃战性验证，验证结果应能将这些对象与谱库中的物质区分。对谱库中有代表性而未用于建库（如不同批次、混合样）的同类样品，进行验证时应能给出阳性结果。

2）耐用性，在预处理和校正算法的参数没有改变的情况下，考查分析中正常操作条件有微小变化的影响：a. 不同操作者，环境条件（如实验室中的温度、湿度）变化的影响。b. 样品温度、样品处于的不同测定通道、生物化学反应环境的影响。c. 仪器部件或进样装置的更换。

2. 定量分析

首先建立一个校正模型的参考谱库，然后进行数据的预处理，最后进行方法学验证。

（1）校正模型的参考谱库的建立：首先记录适宜数量的某阳性对照物质的热谱图，建立参考谱库的校正模型（包括特征参数信息和谱图等）。

（2）数据的预处理：寻找其热动力学特征参数评价指标，以在建立拟合模型前增强热谱图特征和（或）去除（或降低）不需要的变异源，并与其浓度建立经过校正、能够清楚而确切地由数学表达的定量校正方法，常用的方法有多元线性回归法、主成分回归法和偏最小二乘法等。

（3）方法学验证：生物热动力学法的方法学验证与其他分析方法的要求相似。对于每一个被验证的参数，其可被接受的限度范围必须与该方法应用的目的一致。通常应考虑专属性、线性范围、精密度、重复性、重现性、耐用性等。

六、微量量热法研究模型的经常性评价

当被测对象来源，或引发物理化学反应的环境发生改变时均有必要对已建立的定性、定量模型进行再验证。当被测物质组成发生变化、生产工艺发生改变及原料的来源（或级别）发生改变时，则需要对已建立的定性、定量模型进行再验证。

七、微量量热法研究模型的传递

当生物热动力学研究模型传递到另一台仪器上时，必须用有代表性的样品在建立模型仪器和另一台仪器上分别测定其热谱图，对两台仪器测定结果进行统计检验，以确证该模型在另一仪器上是否有效，否则另一台仪器所使用的模型应予重建。

第十五章　中药药性理论研究展望

中药药性理论研究是中医药基础研究的重大课题，也是制约中药现代化国际化发展的重要瓶颈，长期以来一直是困扰着广大中医药学人的科学难题[1~3]。中药药性现代研究的关键科学问题众多，概括起来主要有三个方面：①如何用现代科技语言"翻译"和表征中药药性理论的科学内涵？②如何建立一套可为多方认可的中药药性评价方法和指标体系？③如何构建现代中药药性理论并以之指导中医临床辨证论治与合理用药？这些问题的有效解决，将对促进中医药现代科学化，推动中医药转化医学发展，进一步提高中医临床诊疗水平，加快具有中医药内涵和特色的新药研发与产业化发展，推动中医药走出国门走向国际，更好地满足人们日益增长的医疗保健需求，具有重要的战略和现实意义。

第一节　中药药性理论研究新进展

中药药性理论研究始于 20 世纪 60 年代，70 ~ 80 年代中药药性研究日趋活跃，国内外著名学者分别从不同角度对中药药性特别是寒热药性进行了一系列探索和研究，取得了一些重要进展。20 世纪 80 年代末至 90 年代，中药药性研究则处于较为迟滞的状态。近年来，肖小河[4]、乔延江[5]、李梢[6]等分别将生物热力学、数据挖掘、网络药理学等现代科学技术和理念引入传统药性理论研究，针对四气、五味、归经、有毒无毒等药性，在文献整理和信息挖掘、动物实验研究和临床试验等方面取得了阶段性进展，引发了新一轮的中药药性研究热潮。

1. 数据挖掘在药性研究中的应用

中药药性文献的信息挖掘研究的主旨是通过对海量古今文献的搜集和整理，抽提出中药药性规律性认识与结论。通过中药药性文献的信息挖掘，可总结归纳传统药性认知以及现代药性研究对于中药药性的研究基础和理论核心，有利于引导药性理论研究的深入发展。

乔延江[5]、王振国[7]、陈蔚文[8]等课题组针对古代典籍和教科书进行了一系列数据库挖掘研究，探讨了中药药性的理论渊源、研究发展。随着网络药理学（network pharmacology）等学科方法的提出和日渐成熟，中药药性的信息挖掘研究增添了新的手段。

李梢[6]及其研究团队，以寒热为切入点和突破口，在国际上首次构建寒、热证生物分子网络，发现寒热方剂对寒热证患者的治疗作用的生物学基础在于逆转神经内分泌免疫分子介导的能量代谢、免疫应答网络失衡，也即调控机体物质流—能量流—信息流转换（代谢）平衡，为揭示寒热证内在机制提供重要依据。

2. 药性辨识的实验研究

从 20 世纪 60 年代以来，各方学者对中药药性开展了大量实验研究，不一而足。但从总体趋势来看，研究层次从"整体动物—组织—细胞—分子"愈见微观，关注指标从"功效作用—药理药效作用—生物效应—生物响应—生物扰动"愈见细微，研究对象从"复方—单味药—有效部位—单体成分"愈见纯化，研究着眼点和归宿点多数处在分子水平的化学和生物学层面[9~15]。这种研究模式与中医药的整体观和系统观尚未实现良好的圆融[16]。

在系统观思想的指导下，肖小河[17~20]的团队独辟蹊径，从系统热力学的角度审视和研究中药寒热药性，创建了基于热动力学表征的中药寒热药性辨识模式和方法（冷热板示差法和微量量热法），揭示了中药药性寒热差异的客观性及中医治则"寒者热之，热者寒之"的客观性。研究建立的辨识方法可用于验证已知方药的寒热药性属性、预测未知或有争议方药的寒热药性属性。中药全球化联盟主席、"台湾中央科学院"院士、美国耶鲁大学终身教授郑永齐先生对该方法给予充分肯定及较高评价。

3. 药性理论的临床实践

药性理论是为指导临床实践服务的，因此药性理论研究的最终出口必须回归临床。然而，由于临床研究的局限性，尤其在指标测定、病例数、病种多样性和试验结果重复性上的难度，使中药药性理论的临床研究十分薄弱[21~26]。已开展的药性临床研究主要是回顾性调查和疗效观察，真正以药性为目标的临床研究几乎为空白。方证相应是中医药临床治疗的基本原则[27]。因此，中药药性的临床研究应与中医证候的本质研究相结合。然而，目前人们还未曾找到异病同证的特异指标，或是同病异证的不同特异指标。如何建立中药药性的临床评价指标体系，是中药药性研究重要关键科学问题，也是难点问题。应该注意的是，药性临床研究不等同于一般的药物临床研究。一般的药物临床研究主要目的是评价供试药物针对某一具体病证的有效性和安全性，以及与其他药物或治疗方案的优劣。而药性临床研究并非是局限于某一药物和病证，而是为了反映和体现其"共性"规律。

肖小河及其团队[28]，以慢性乙型肝炎为载体，采用循证医学方法（回顾性病例分析，多中心随机对照临床试验），探讨慢乙肝中医寒热证候特征和用药规律，体现"寒者热之、热者寒之"的方证相应理论，初步构建了慢乙肝治疗中药的寒热药性临床评价指标体系。

4. 药性理论的学说创新

近年来，国内外学者们对中药药性理论进行了较深入的思考和探索，提出了一系列新假说和新思路。肖小河研究员与王永炎院士[29~30]共同提出的中药药性热力学观，张冰[31]教授提出的"药性三要素"假说，李梢[32]教授提出的药性"网络靶标"假说，盛良[33]教授提出的寒热药性与电子得失相关学说，欧阳兵[34]教授提出"性-效-物质三元论"，匡海学[35]教授提出的药性可拆分学说等[36~39]。其中，药性热力学观首次提出从能量转换（代谢）角度审视和研究中药药性理论，机体作为开放热力学系统的平衡状态，以及中药干预调节机体能量—信息—物质转化动态平衡的内在机制，药性热力学相关研究是近年来寒热药性研究文献中引用率较高、影响较广泛的新学说新方向之一。针对机体与中药两个复杂系统的相互作用，罗国安[40]提出的化学物质组学（chemomics）方法，首次提出从"系统—系统"的视角研究外部干预系统（中药）与生物应答系统（人体）之间的相互作用，有助于全面、系统地理解和揭示中药（方剂）的药效物质基础和作用机制，更好地传承和发展中药药性等中医药基础理论。俞梦孙[41]院士课题组从系统观角度，提出了自组织热力学思想指导下的人体疾病调控模型，并自主创建了一整套人体生理动态监测系统，用于表征中药调节机体内部紊乱度、恢复系统自组织能力（自我修复）的过程。

这些药性相关研究领域新思维的思索，为中药药性现代研究的深入开展提供了坚实的理论基础和思维方法学支撑。

第二节　中药药性理论研究展望

近年来，中药药性研究已得到各方面高度关注和重视，经过全国性协同攻关，已取得一些阶段性重要进展，但是距离揭示药性的客观表征及科学本质尚有距离。目前主要存在 2 个方面问题：一是在选题方向和研究内容方面，如：①大多是针对药性的一方面如寒热属性进行孤立的研究，对药性理论进行系统考量和研究较少。②大多是就药性研究药性，与传统功用关联不紧密。③基于实验室的研究多，结合临床的研究少。二是在科研设计与实验分析方面，如欠科学、欠严谨和欠规范，先入为主、循环论证、瞎子摸象、自圆其说等现象比较严重，研究结果和结论的可靠性不强，难以得到业内外认可。

当今，中药药性研究已进入了非常关键的攻坚阶段。为了尽快实现中药药性研究的重大突破，科学揭示药性理论的客观本质和科学内涵，中药药性研究必须从更新的视角去认识和把握药性理论，同时也应有更加科学严谨、求真务实的态度来研究药性。

一、系统热力学视角下的中药药性理论思考

中医学与热力学"神交"已久，二者均以系统观、整体观和平衡观为理论基础，热力学理论和方法为中医药基本理论研究提供了新的思路和手段。为此，肖小河研究员提出了中药药性热力学观，为科学审视和研究中药药性理论提供了新的视角和方法。

随着系统生物学的兴起，从系统观的角度刻画、认知与调控人体功能，已成为全世界科学家的基本共识[42~44]。生命有机体是一个复杂的自组织性系统或开放的热力学系统（天人合一）。机体在新陈代谢中，不断地与外界进行物质、能量和信息的交换。物质、能量和信息三个要素相互依存、相互转换、相互影响。其中，物质是生命活动的基础，能量是生命活动的动力，信息是生命活动的纽带，起着调控物质和能量代谢的作用。哈佛大学安瑟尼·G. 欧廷格教授把物质、能量和信息三者的关系生动地描述为"没有物质，什么东西也不存在；没有能量，什么事情也不会发生；没有信息，什么事物也没有意义"。

机体与环境之间通过物质-能量-信息交换，使机体整个生命轨迹成为从环境不断汲取负熵（negentropy）、并消除必定会产生的全部熵增的过程（薛定谔）。根据耗散结构论（普利高津），当系统内有序能达到一定程度时，系统会"自发地"走向结构和功能有序度很高的稳定状态。

生命有机体就是一个复杂的自组织性系统或开放的热力学稳态系统，当系统内部发生紊乱或无序、并最终偏离稳态平衡时，机体发生疾病。此时，人体需要从外界获取额外的有序能（如药物、针灸等），使系统恢复新的有序稳定状态。从中药药性角度来看，中医防病治病主要就是利用药物的偏性来调节机体的自组织系统，干预系统的物质-能量-信息交换与代谢调控网络，使之恢复自组织力达到新的有序平衡的过程。如清热—燥湿，可能主要是干预能量与物质交换；散寒—止痛，可能主要是干预能量与信息交换；养血—安神，可能主要是干预物质与信息交换；活血—化瘀，可能主要是干预物质与物质交换。正所谓"谨察阴阳所在而调之，以平为期"。简而言之：中药系统干预人体系统，人体系统应答中药系统（图15-1）。

二、基于传统功效和网络药理学的中药药性理论认知

中药药性是在功效作用上的高度概括和抽象。1个药性往往包含 n 个功能，1个功能又往往包含 n 个药理作用。进一步地，药理作用又包括整体、器官、组织细胞和分子4个药理水平。因此，仅从微观药理作用的水平难以在宏观水平理解和描述药性规律和内涵，也不符合临床医生的思维习惯，因此难以真正解释中医药临床经验和指导临床医生辨证用药。反过来，如果忽视最基本的药理作用，仅从功能主治层面逻辑推

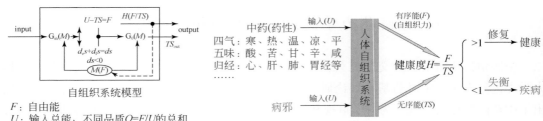

图 15-1　人体自组织系统与药性干预的简化模型

理，又陷入古代药性理论的发展误区，将使药性理论远离现代科学体系，成为自我封闭的知识系统。

因此，根据现代系统论对复杂科学认知体系的研究思路，提出基于传统功效和现代药理学的药性理论认知系统框架，对传统药性理论给予药物作用内部机制的补充解析，将形成药性理论认知的新思想：依循传统功效认知，凭借现代药理学和系统生物学证据，借助网络药理学研究方法，从药效、功效、药性不同尺度去认知和解析中药（系统）对人体系统平衡调节作用，构建传统功效和网络药理学的现代中药药性理论框架。

根据这一思想，构建现代药性理论的关键，是要将基于现代生物学、医学知识的药理作用和传统药性认知有机地上下贯通、融合起来，也即实现从药效认知→功能认知→药性认知的逐层抽象和整合。其中，药效认知是表征某个药物与机体相互作用过程中可被人脑认知的基本作用单元，是小尺度的（small-scale）、用于描述药物基本作用规律的思维认知。功能认知是在药效认知上的概括，是中尺度（middle-scale）、表征某一类药物对机体作用的基本功能（功效作用）；而药性认知是大尺度（large-scale）的、在功能认知上的进一步概括和抽象，体现的是某一类或几类药物对机体作用的高度抽象化的思维认知，即药性作用。

上述三个认知层级，尺度越小，精度越高，有利于认识药物作用的内在机制，但却不符合人思维的认知模式；而尺度越大，则抽象度越高，符合传统中医药理论的思维模式，也更符合临床辨证论治的基本规律；三个认知层级中，功能认知具有承上启下的作用，向下关联现代药理作用机制，向上抽提药性认知模型，同时与传统功效认知对比分析，还可以深入理解中药功效原理。该理论模型既符合临床医生认知习惯，可指导临床应用，同时可以阐明药性作用的药理机制和科学内涵，从而实现微观和宏观的有机整合，基础和临床的关联互释（图 15-2）。

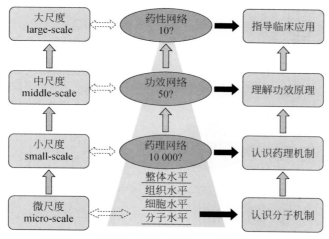

图 15-2 "药效-功能-药性"三层次认知模型

三、中药药性"组分-靶标-效应"三元假说及研究思路

基于对原有认知的剖析与突破，本团队提出了中药药性"组分-靶标-效应"三元假说：药性是中药的特征组分作用于机体的共性靶标而产生的生物效应的高度概括。也就是说，任何药物都有生物效应、物质基础和作用靶标；中药药效、功能和药性是基于不同尺度表征的生物效应；药性是中药功效的高度概括，其生物学本质可以用基于大尺度表征的生物效应、物质基础和作用靶标来加以科学阐释。

具体来说，中药药性的传统功效包括生物效应、物质基础和网络靶标三大要素，构成一个统一的有机整体。中药药性是通过特定的生物效应来体现的，任何药物的生物效应都有其特定的物质基础；药物生物效应的发挥是受机体生物网络调控的，生物网络中的关键共性节点可能是药性作用的靶标；药性物质通过作用于这些特定的靶标，表现为特定的生物效应（图 15-3）。

假说主张以中药传统功效作为研究切入点，融合现代多学科方法构建中药药性内涵的合理表征方法，揭示药性"效应·物质·靶标"三要素的现代科学本质，构建现代中药药性理论，提高药性理论对临床组方选药、合理用药与新药开发的指导能力（图 15-4）。

根据上述学术假说，将以清热泻火药物为研究的模式药物，从物质、能量和信息三个维度，探讨基于传统功用的药性本质（物质基础，生物效应和作用靶标）及其表征方法。研究遵循"网络药理学预测—经典药理学、生物热力学和代谢组学分析实证—人体试验验证"研究路径；更大胆创新了一套"同类比较—旁类佐证—异类反证"的研究策略（图 15-5）。

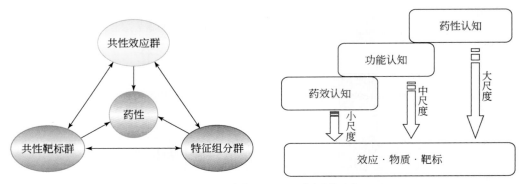

图 15-3　现代药性理论基本假说示意

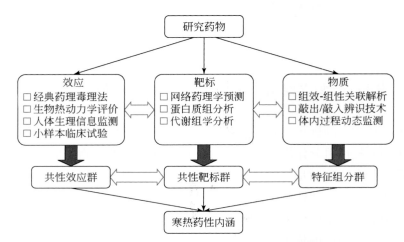

图 15-4　药性"效应-物质-靶标"表征示意图

　　所谓"初筛预测—实验室实证—人体试验验证",就是利用网络药理学进行初筛并预测,初步确定与药性相关的效应、物质和靶标,然后采用经典药理学、生物热力学和代谢组学分析等大量试验进行实证,基本确定与药性密切相关的效应、物质和靶标,最后采用人体(包括健康人和患者)试验进行验证,基本确定相关药性的生物效应、物质基础和网络靶标。网络药理学筛选、示踪和预测,有助于使整个试验研究更有导向性和目的性,以达多快好省之效。

　　所谓"同类比较—旁类佐证—异类反证",以模式药物清热泻火药为例,就是从清热泻火类中药中筛选寒性药物共性生物效应、生物靶标和物质基础,继而采用清热燥湿、清热解毒、清热凉血、清虚热药中选取寒性药物进行旁类佐证,从具有温里散寒的典型热性中药中筛查热性药物效应和靶标进行异类反证,再通过临床试验验证,从正反两方面科学求证,从基础到临床全面验证。

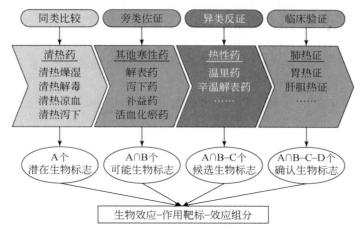

图15-5　基于药性"效应-物质-靶标"假说的寒热药性研究策略示例

四、小　结

本团队根据现代系统论对复杂科学认知体系的研究思路，依循传统功效认知，凭借现代药理学和系统生物学证据，阐明基于传统功效的中药药性的生物效应、物质基础和作用靶标，揭示中药药性的客观本质和科学内涵，探索建立一套基于传统功效且可为多方认可的中药相关药性辨识方法和指标体系，构建中药药性（物质-效应-靶标-临床）数据库，阐明药性知识本体，创新和发展中药药性理论，从而促进中药现代化国际化发展。同时，依托中药现代药性研究的开展实施，将带动一支具有较强国际竞争力的研究团队，建立多学科交叉、临床科研一体化的研究平台，在国内乃至国际上形成较稳定的中药药性研究方向。

参 考 文 献

[1] 邓文龙. 中药药理学研究的现状与问题讨论. 中药药理与临床, 2010, 26（5）: 1~3

[2] 张德芹, 高学敏等. 中药药性理论研究的现状、问题和对策. 中国中药杂志, 2009, 34（18）: 2400~2404

[3] 黄璐琦. 论中药药性理论的研究方向. 中药与临床, 2011, 2（2）: 1~3

[4] 周韶华, 肖小河, 赵艳玲, 等. 中药四性的热动力学研究——黄连不同炮制品药性的微量热学比较. 中草药, 2004, 35（11）: 1230~1232

[5] 姚美村, 乔延江, 袁月梅, 等. 基于人工神经网络的中药功效分类方法研究. 中国中药杂志, 2003, 28（7）: 689~691

[6] X Wu, R Jiang, MQ Zhang, S Li. Network-based global inference of human disease genes. Molecular Systems Biology, 2008, 4（189）: 1~11

［7］ 付先军，王鹏，王振国．从中药"性-构关系"探索构建寒热药性成分要素表征体系的研究构想．世界科学技术-中医药现代化，2011，13（5）：919～924

［8］ 李广曦，陈蔚文．中医药类数据库建设的回顾与分析．医学信息，2005，18（6）：557～560

［9］ 隋峰，张畅斌，姜廷良，等．寒热性中药的成分对 $TRPV_1$ 通道蛋白功能的影响．中药药理与临床，2009，25（5）：18～20

［10］ 李良，刘国贞，梁月华．寒凉和温热药对大鼠脑、垂体和肾上腺内5-羟色胺及去甲肾上腺素神经元和纤维的影响．中国中药杂志，1999，24（6）：360～362

［11］ 黄俊山，白介辰，黄国良，等．从检测血中 FT_3、FT_4、T、E_2 及皮质醇等指标探讨寒证热证的本质．中国中西医结合杂志，2002，22（2）：113～115

［12］ 陈群，刘亚梅，徐志伟，等．实热证、虚热证模型大鼠肝细胞琥珀酸脱氢酶活性研究．北京中医药大学学报，2000，23（5）：48～49

［13］ 杨勇，梁月华，汪长中，等．虚寒、虚热证大鼠神经、内分泌、免疫与血液流变学的时相性研究．中国中医基础医学杂志，2002，8（2）：29～32

［14］ 翁为良．中药临床药理学．北京：人民卫生出版社，2002

［15］ 高学敏．中药学．北京：中国中医药出版社，2002：9

［16］ 郭建生，胡还甫，李钟文，等．论中药基本理论的研究思维．中华中医药学刊，2008，26（10）：2087～2088

［17］ Yanling Zhao, Jiabo Wang, Xiaohe Xiao, et al. Study on the *COLD* and *HOT* properties of medicinal herbs by thermotropism in mice behavior. J Ethnopharmacol, 2011, 133（3）：980～985

［18］ 周灿平，王伽伯，赵艳玲，等．基于动物温度趋向行为学评价的黄连及其炮制品寒热药性差异研究．中国科学C辑：生命科学，2009，39（7）：669～676

［19］ 张学儒，赵艳玲，王伽伯，等．基于小鼠温度趋向行为学表征的红参和西洋参寒热药性差异研究．中华医学杂志，2009，89（28）：1994～1998

［20］ Weijun Kong, Yanling Zhao, Xiaohe Xiao, et al. Action of palmatine on Tetrahymena thermophila BF_5 growth investigated by microcalorimetry. J Hazard Mater, 2009, 168：609～613

［21］ 刘亚梅．实热证、虚热证患者T淋巴细胞亚群的对比性研究．中医杂志，2005，46（4）：289～290

［22］ 王米渠，冯韧，严石林．等．基因表达谱芯片与中医寒证的7类相关基因．中医杂志，2003，44（4）：288～289

［23］ 朱明，李宇航，林亭秀．关于中药寒热药性试验的红外成像观测．中国体视学与图像分析，2007，12（1）：53～54

［24］ 翟双庆，陈子杰．从589例古今医案考察五脏与神志活动的对应关系．中华中医药杂志，2005，20（9）：521～524

［25］ 黄武，王桂环．麻黄附子细辛汤加味治疗心动过缓100例的临床观察．中国中医基础医学杂志，2002，8（4）：61

［26］ 陈启后，周国兰．热证患者血液流变学的初步研究．湖南中医杂志，1989，5（4）：49～51

［27］ 李丰衣，李筠，张琳，等．中药药性的临床研究进展．中华中医药杂志，2009，24（9）：1109～1112

[28] 张琳，李丰衣，王伽伯，等．基于慢性乙型肝炎的中医治则"热者寒之"的循证医学初步研究．中华中医药杂志，2010，25（12）：2194～2198

[29] 肖小河，王永炎．从热力学角度审视和研究中医药．国际生物信息与中医药论丛．新加坡：新加坡医药卫生出版社，2004

[30] 肖小河，王伽伯，赵艳玲，等．药性热力学观及实践．中国中药杂志，2010，35（16）：2207～2213

[31] 罗国安，梁琼麟，刘清飞，等．整合化学物质组学的整体系统生物学——中药复方配伍和作用机理研究的整体方法论．世界科学技术-中医药现代化，2007，9（1）：10～15

[32] 周玉彬，俞梦孙．用无电极的方法测量人体生理信号．北京生物医学工程，2001，20（2）：91～94

[33] 张冰，翟华强，林志健，等．从"三要素"理念探讨中药药性之核心构成．北京中医药大学学报，2007，30（100）：656～657

[34] 李梢．网络靶标：中药方剂网络药理学研究的一个切入点．中国中药杂志，2011，36（15）：2017～2020

[35] 盛良．论中药矿物药四性与无机化学的结合．中国中医基础医学杂志，2004，10（3）：184～186

[36] 欧阳兵，王振国，李峰，等．中药四性"性-效-物质三元论"假说及其论证．山东中医药大学学报，2008，32（3）：172～183

[37] 匡海学，程伟．中药性味的可拆分性、可组合性研究——中药性味理论新假说与研究方法的探索．世界科学技术-中医药现代化，2009，11（6）：768～771

[38] 李爱秀．中药"药效团药性假说"的提出．天津药学，2007，19（2）：41～44

[39] 张廷模，王建．浅析中药药性"一药二气"说．时珍国医国药，2005，16（11）：1153～1154

[40] 臧梓因．中药化学成分与其药性关系浅析．中国中医药信息杂志，2003，10（11）：75

[41] 金日光，牟雪雁．中药阴阳性的量子（群子）统计力学参数的界定．世界科学技术-中医药现代化，2003，5（6）：40～45

[42] 张伯礼．系统生物学将推动中药复杂体系的深入研究．中国天然药物，2009，7（4）：241

[43] 王喜军．传统中医学与现代系统生物学的有效碰撞．中医药中青年科技创新与成果展示论坛论文集，2009，207～213

[44] 严诗楷，赵静，张卫东，等．基于系统生物学与网络生物学的现代中药复方研究体系．中国天然药物，2009，7（4）：249～259

附录 本课题组发表的中药药性
相关研究论文及专利

发表文章

[1] 肖培根，肖小河．21世纪与中药现代化．中国中药杂志，2000，25（2）：67~70

[2] 余惠旻，肖小河，刘塔斯，赵艳玲，袁海龙，谭安民，高晓山．中药四性的生物热动力学研究（Ⅱ）参叶和参花药性的微量量热学比较．中草药，2001，32（10）：910~913

[3] 余惠旻，刘塔斯，肖小河，赵艳玲，袁海龙，谭安民，高晓山．中药四性的生物热动力学研究——人参和西洋参药性的微量量热学比较．中国中医基础医学杂志，2001，7（11）：60~64

[4] 余惠旻，周红祖，肖小河，刘塔斯，袁海龙，赵艳玲，高晓山．中药四性的研究进展与展望．中国中医基础医学杂志，2001，7（8）：61~64

[5] 余惠旻，肖小河，刘塔斯，赵艳玲，谭安民，高晓山．中药四性的生物热动力学研究Ⅰ．生晒参和红参药性的微量量热学比较．中国中药杂志，2002，27（5）：393~396

[6] 周韶华，潘五九，肖小河，赵艳玲，刘义．中药四性的生物热动力学研究——黄连不同炮制品药性的微量热学比较．中草药，2004，35（11）：1230~1232

[7] 周韶华，肖小河，赵艳玲，代春美，朱军成，刘义．中药四性的生物热动力学研究——左金丸与反左金寒热药性的微量热学比较．中国中药杂志，2004，29（12）：1183~1186

[8] 代春美，肖小河，王迪，赵艳玲，山丽梅．基于生物热动力学的中药四性研究．锦州医学院学报，2004，25（3）：48~51

[9] 肖小河，王永炎．从热力学角度审视和研究中医药．国际生物信息与中医药论丛，新加坡：新加坡医药卫生出版社，2004，69~74

[10] 赵艳玲，肖小河，刘义．热力学理论在中医药研究中的应用与发展．解放军药学学报，2005，21（4）：291~293

[11] Yanwen Wu, Wenyuan Gao, Xiahe Xiao, 等. Calorimetric investigation of the effect of hydroxyanthraquinones in Rheum officinale Baill on Staphylococcus aureus growth. Thermochimica Acta, 2005, 429: 167~170

[12] 廖庆文，樊冬丽，肖小河，罗杰英，刘绍贵，代春美．从生物热力学角度探讨炮制对中药药性的影响．中国药房，2006，17（13）：1031~1033

[13] 肖小河，金城，赵艳玲，王永炎．中药药性的生物热力学表达及其应用．美中医学，2006，3（1）：1~6

[14] Yanwen Wu, Yangjie Ou, Xiaoje Xiao, Wenyuan Gao, Yi Liu. Antimicrobial Properties and Toxicity of Anthraquinones by Microcalorimetric Bioassay. Chinese Journal of Chemistry, 2006, 24: 45~50

[15] 樊冬丽，廖庆文，鄢丹，马小军，肖小河，赵艳玲．基于生物热力学表达的麻黄汤和麻杏石甘汤

的寒热药性比较. 中国中药杂志, 2007, 32 (5): 421~424

[16] 李远, 金城, 肖小河. 从热力学角度审视和研究亚健康. 医学与哲学, 2007, 28 (4): 59~60

[17] 肖小河. 中药药性研究概论. 中草药, 2008, 39 (4): 481~484

[18] 鄢丹, 肖小河, 金城, 董小萍. 微量量热法研究黄连中小檗碱类生物碱对金黄色葡萄球菌生长代谢的影响. 中国科学 B 辑: 化学, 2008, 51 (6): 487~491

[19] 鄢丹, 魏丽, 肖小河, 周丹蕾, 韩玉梅. 微量量热法研究黄连中小檗碱类成分对肠道特征菌群生长代谢的影响. 科学通报, 2008, 53 (24): 3075~3079

[20] 孔维军, 赵艳玲, 山丽梅, 肖小河, 郭伟英. 左金丸及类方 HPLC 指纹图谱与生物热活性的"谱-效"关系研究. 化学学报, 2008, 66 (22): 2533~2538

[21] 孔维军, 赵艳玲, 山丽梅, 肖小河, 郭伟英, 刘军. 左金丸及类方药性差异的生物热动力学研究. 中成药, 2008, 30 (12): 1762~1767

[22] 王伽伯, 金城, 肖小河, 赵艳玲. 中药药性研究回顾与思考. 中华中医药杂志, 2008, 23 (7): 572~576

[23] 任永申, 王伽伯, 赵艳玲, 张萍, 赵海平, 张学儒, 周灿平, 肖小河, 金城. 小鼠限食/低温游泳模型评价黄连、吴茱萸及其复方寒热药性. 药学学报, 2008, 44 (11): 1221~1227

[24] Weijun Kong, Yanling Zhao, Limei Shan, Xiaohe Xiao, Weiying Guo. Investigation on the spectrum-effect relationships of EtOAc extract from Radix Isatidis based on HPLC fingerprints and microcalorimetry. Journal of Chromatography B, 2008, 871: 109~114

[25] 李丰衣, 李筠, 张琳, 赵艳玲, 张晓峰, 肖小河. 中药药性的现代研究概况. 中医杂志, 2009, 50 (6): 562~564

[26] 李丰衣, 李筠, 张琳, 赵艳玲, 张晓峰, 肖小河. 中药药性的临床研究进展. 中华中医药杂志, 2009, 24 (9): 72~74

[27] 肖小河, 肖培根, 王永炎. 中药科学研究的几个关键问题. 中国中药杂志, 2009, 34 (2): 119~123

[28] 赵海平, 赵艳玲, 王伽伯, 李寒冰, 任永申, 周灿平, 鄢丹, 肖小河. 基于冷热板示差法的中药大黄和附子寒热药性差异的表征. 中国科学 C 辑: 生命科学, 2009, 39 (8): 803~808

[29] 周灿平, 王伽伯, 张学儒, 赵艳玲, 夏新华, 赵海平, 任永申, 肖小河. 基于动物温度趋向行为学评价的黄连及其炮制品寒热药性差异考察. 中国科学 C 辑: 生命科学, 2009, 39 (7): 669~676

[30] 张学儒, 赵艳玲, 王伽伯, 周灿平, 刘塔斯, 赵海平, 任永申, 鄢丹, 肖小河. 基于小鼠温度趋向行为学表征的红参和西洋参寒热药性差异考察. 中华医学杂志, 2009, 89 (28): 1994~1998

[31] 任永申, 王伽伯, 赵艳玲, 张萍, 赵海平, 张学儒, 周灿平, 肖小河. 小鼠限食/低温游泳模型评价黄连、吴茱萸及其复方寒热药性. 药学学报, 2009, 44 (1): 1221~1227

[32] 赵艳玲, 史文丽, 山丽梅, 王伽伯, 赵海平, 肖小河. 左金丸及其类方对胃寒证大鼠的影响 (Ⅱ). 中国实验方剂学杂志, 2009, 15 (12): 74~77

[33] Weijun Kong, Yanling Zhao, Xiaohe Xiao, Jiabo Wang, Hanbing Li, Zulun Li, Jina Cheng, Yi Liu. Spectrum-effect relationships between ultra performance liquid chromatography fingerprints and antibacterial activities of Rhizoma coptidis. Analytica Chimica Acta, 2009, 634: 279~285

[34] Haiping Zhao, Yanling Zhao, Jiabo Wang, Li Hanbing, Ren Yongshen, Zhou Canping, Yan Dan, Xiao Xiaohe. Expression of the difference between the Cold (Han) and Hot (Re) natures of traditional Chinese medicines (Strobal and Rhubarb) based on the cold/hot plate differentiating assay. Sci China Ser C-Life Sci, 2009, 52 (12): 1192~1197

[35] Canping Zhou, Jiabo Wang, Xueru Zhang, Yanling Zhao, Xinhua Xia, Haiping Zhao, Yongshen Ren, Xiaohe Xiao. Investigation of the differences between the "COLD" and "HOT" nature of Coptis chinensis Franch and its processed materials based on animal's temperature tropism. Sci China Ser C-Life Sci, 2009, 52 (11): 1073~1080

[36] Dan Yan, Li Wei, Xiaohe Xiao, Danlei Zhou, Yumei Han. Microcalorimetric investigation of effect of berberine alkaloids from Coptis chinensis Franch on intestinal diagnostic flora growth. Chinese Science Bulletin, 2009, 54 (3): 369~373

[37] Weijun Kong, Yanling Zhao, Xiaohe Xiao, Jin Cheng, Liu Yi, Zulun Li. Comparison of Anti-bacterial Activity of Four Kinds of Alkaloids in Rhizoma Coptidis Based on Microcalorimetry. Chinese Journal of Chemistry, 2009, 27: 1186~1190

[38] WJ Kong, YL Zhao, XH Xiao, ZL Li, C Jin and HB Li. Investigation of the anti-fungal activity of coptisine on Candida albicans growth by microcalorimetry combined with principal component analysis. Journal of Applied Microbiology, 2009, 1072~1080

[39] Weijun Kong, Jiabo Wang, Cheng Jin, Yanling Zhao, Chunmei Dai, Xiaohe Xiao, Zulun. Effect of emodin on Candida albicans growth investigated by microcalorimetry combined with chemometric analysis. Applied Microbiology Biotechnology, 2009, 83: 1183~1190

[40] Weijun Kong, Yanling Zhao, Xiaohe Xiao, Zulun Li, Yongshen Ren. Action of palmatine on Tetrahymena thermophila BF$_5$ growth investigated by microcalorimetry. Journal of Hazardous Materials, 2009, 168: 609~613

[41] Yanling Zhao, Wenli Shi, Limei Shan, Jiabo Wang, Haiping Zhao, Xiaohe Xiao. Differences in Effects of Zuojin Pills and Its Similar Formulaes on Wei Cold Model in Rats. Chinese Journal of Integrative Medicine, 2009, 15 (4): 293~298

[42] 杨宏博, 赵艳玲, 李宝才, 王伽伯, 李瑞生, 贾雷, 程丹红, 肖小河. 基于小鼠温度趋向行为学表征的左金丸及反左金丸寒热属性. 药学学报, 2010, 45 (6): 791~796

[43] 代春美, 王伽伯, 孔维军, 彭成, 金城, 赵艳玲, 肖小河. 微量热法研究黄连及其主要组分配伍的抑菌作用. 化学学报, 2010, 68 (10): 936~940

[44] 周灿平, 赵艳玲, 王伽伯, 夏新华, 金城, 张学儒, 赵海平, 任永申, 肖小河. 基于动物温度趋向行为学评价初步建立中药寒热体质病理模型. 中医杂志, 2010, 51 (10): 937~940, 949

[45] 任永申, 赵艳玲, 王伽伯, 张萍, 赵海平, 张学儒, 周灿平, 肖小河. 肾阴虚/肾阳虚模型动物对环境温度趋向性的冷热板示差法研究. 中国实验方剂学杂志, 2010, 26 (12): 94~97

[46] 贾雷, 赵艳玲, 邢小燕, 王伽伯, 邹文俊, 李瑞生, 杨宏博, 程丹红, 肖小河. 基于冷热板示差法研究麻黄汤与麻杏石甘汤寒热药性差异. 中国中药杂志, 2010, 35 (20): 2741~2744

[47] 任永申, 鄢丹, 张萍, 李寒冰, 冯雪, 张雅铭, 罗云, 肖小河. 基于微量量热法检测板蓝根的血红细胞凝集活性的评价研究. 药学学报, 2010, 45 (8): 1028~1034

［48］ 张琳，李丰衣，王伽伯，赵艳玲，李筠，肖小河. 基于慢性乙型肝炎的中医治则"热者寒之"的循证医学初步研究. 中华中医药杂志，2010，25（12）：2194～2198

［49］ 肖小河，王伽伯，赵艳玲，王永炎，肖培根. 药性热力学观及实践. 中国中药杂志，2010，35（16）：2207～2213

［50］ Shaofeng Zhang, Dan Yan, Huiying Tang, Ming Yang, Yuesheng Wang, Xiaohe Xiao. The toxic effect of solubilizing excipients on *Tetrahymena thermophila* BF$_5$ growth investigated by microcalorimetry. Chinese Science Bulletin, 2010, 55（18）：1870～1876

［51］ Dan Yan, Yumei Han, Jiaoyang Luo, Ping Zhang, Huiying Tang, Cheng Peng & Xiaohe Xiao. Characterization of Action of Medicine Animal Horns on *Escherichia coli* Growth Investigated by Microcalorimetry and Chemometric Analysis. Chinese Science Bulletin, 2010, 55（26）：2945～2950

［52］ Jiabo Wang, Yanling Zhao, Xueru Zhang, Canping Zhou, Tasi Liu, Haiping Zhao, Yongshen Ren, Xiaohe Xiao. Different Effects of Mahuang Decoction and Maxing Shigan Decoction on Animal Temperature Tropism and Correlation to Differences of *Cold* and *Hot* Nature of Chinese Materia Medica. Chinese Herbal Medicines（CHM），2010，2（3）：211～215

［53］ 赵海平，赵艳玲，王伽伯，鄢丹，金城，张萍，王永炎，肖小河. 基于动物热活性检测系统分析动物热活性影响因素. 中医杂志，2011，52（9）：770～772

［54］ Yanling Zhao, Jiabo Wang, Xiaohe Xiao, Haiping Zhao, Canping Zhou, Xueru Zhang, Yongshen Ren, Lei Jia. Study on the *COLD* and *HOT* properties of medicinal herbs by thermotropism in mice behavior. J Ethnopharmacol, 2011, 133（3）：980～985

［55］ Lei Jia, Yanling Zhao, JiaboWang, Wenjun Zou, Ruisheng Li, Hongbo Yang, Danhong Cheng, Xiaohe Xiao. Study on the complex prescription compatibility law of the*Cold* and *HOT* nature of Mahuang Decoction and its categorized formulae based on the cold-hot pad differentiating assay. Chin J Integr Med, 2011, 17（4）：290～295

［56］ 张琳，李丰衣，王伽伯，赵艳玲，肖小河，李筠. 基于慢性乙型肝炎的中药寒热药性研究. 中华中医药杂志，2012，27（6）：1515～1518

［57］ 张琳，李筠，庄永龙，李丰衣. 中药寒热药性循证医学数据库的建立及应用. 世界中西医结合杂志，2012，7（3）：215～218

［58］ ZhiyongSun, Yanling Zhao, Jiabo Wang, Ruisheng Li, Sisi Wei, Fengjuan Jiang, Xiaohe Xiao. Study on *Hot* Property of *Aconiti Lateralis Radix Praeparata* and its Compatibility with *Zingiberis Rhizoma*. Chinese Herbal Medicines, 2012, 4（4）：294～300

［59］ Zhiyong Sun, Yanling Zhao, Jiabo Wang, Lin Zhang, Sisi Wei, Fengjuan Jiang, Lei Jia, Danhong Cheng, Xiaohe Xiao. Research on Fuzi based on animal thermotropism behavior to discover if it has fewer "hot" characteristics without Ganjiang. Journal of Traditional Chinese Medicine, 2012, 32（2）：208～214

［60］ 肖小河，郭玉明，王伽伯，赵艳玲，鄢丹，罗国安，李梢，张冰. 基于传统功效的中药寒热药性研究策论. 世界科学技术-中医药现代化，2013，15（1）：9～15

［61］ Zhiyong Sun, Yanling Zhao, Tiantian Liu, Xiaojiao Sun, Ruisheng Li, Ping Zhang, Xiaohe Xiao. Spectrum-effect relationships between UPLC fingerprints and bioactivities of five Aconitum L. plants. Thermochimica Acta, 2013, 558: 61~66

[62] Tiantian Liu, Yanling Zhao, Jiabo Wang, Xu zhou, Zhiyong Sun, Quanfu Zheng, Ruisheng Li, Ping Zhang, Jianyu Li, Xueai Song, Xiaohe Xiao. Action of crude Radix Aconiti Lateralis (Fuzi) and its processed products on splenic lymphocytes growth investigated by microcalorimetry. Thermochimica Acta, 2013, 571: 1~7

[63] Xiaojiao Sun, Tiantian Liu, Yanling Zhao, Wenjun Zou, Jiabo Wang, Shuxian Liu, Zhiyong Sun, Ruisheng Li, Xu Zhou, Man Gong, Ruilin Wang. Toxicity of Five Herbs in *Aconitum* L. on *Tetrahymena thermophila* Based on Spectrum-effect Relationship. Chinese Herbal Medicines, 2014, 6 (1): 29~35

[64] Zhe Chen, Yanling Zhao, Shuxian Liu, Quanfu Zheng, Tiantian Liu, Xiao Ma, Ping Zhang, Ruisheng Li, Lifu Wang, Yonggang Li, Yaming Zhang, Xiaohe Xiao. Study on *HOT* property differences of *Aconiti Lateralis Radix Praeparata* and its compatibility with different ginger processed products based on bio-thermodynamics. J Therm Anal Calorim, 2014, 117 (3): 3~11

[65] Quanfu Zheng, Yanling Zhao, Jiabo Wang, Tiantian Liu, Bo Zhang, Man Gong, Jianyu Li, Honghong Liu, Bin Han, Yaming Zhang, Xueai Song, Yonggang Li, Xiaohe Xiao. Spectrum-effect relationships between UPLC fingerprints and bioactivities of crude secondary roots of *Aconitum carmichaelii Debeaux* (Fuzi) and its three processed products on mitochondrial growth coupled with canonical correlation analysis. Journal of Ethnopharmacology, 2014, 153 (3): 615~623

[66] Zhao Y, Wang J, Sun X, Jia L, Li J, Shan L, Li R, Liu H, Wang R, Song X, Li Y, Xiao X. Microcalorimetry coupled with chemometric techniques for toxicity evaluation of *Radix Aconiti Lateralis Preparata* (Fuzi) and its processed products on *Escherichia* coli. Appl Microbiol Biotechnol, 2014, 98 (1): 437~444

专利

[1] 肖小河, 赵艳玲, 山丽梅. 实用新型专利: 一种表征中药寒热药性的装置. 专利号: ZL200820004444.2.
[2] 肖小河, 赵艳玲, 王伽伯, 杨宏博. 外观设计专利: 动物热活性监测系统. 专利申请号: ZL201030037536.3.

软件著作权

肖小河, 王伽伯, 楚笑辉, 赵艳玲, 张学儒, 周灿平, 赵海平, 任永申. 动物热活性智能监测软件. 2010R11L013854.